FEB15

EL LIBRO ANTITÓXICO

EL LIBRO ANTITÓXICO

La guía definitiva para acabar con los agentes
químicos que nos rodean y nos intoxican

Laurent Chevallier

Traducción de Rosa Bertran Alcázar

GRUPO ZETA

Barcelona • Madrid • Bogotá • Buenos Aires • Caracas • México D.F. • Miami • Montevideo • Santiago de Chile

Título original: *Le livre anti toxique*
Traducción: Rosa Bertran Alcázar
1.ª edición: junio 2014

© Librairie Arthème Fayard 2013
© Ediciones B, S. A., 2014
     Consell de Cent, 425-427 - 08009 Barcelona (España)
     www.edicionesb.com

Nota: La información que aparece [entre corchetes] ha sido añadida por el Editor
para la presente edición española de la obra respecto a la versión original, con el fin de
incluir las ampliaciones o explicaciones oportunas.

Printed in Spain
ISBN: 978-84-666-5482-1
DL B 9705-2014

Impreso por LIBERDÚPLEX, S.L.
Ctra. BV 2249, km 7,4
Polígono Torrentfondo
08791 Sant Llorenç d'Hortons

*El autor da las gracias al doctor Aimé Julia
por sus ilustraciones
y al equipo del Réseau Environnement Santé
por sus estudios científicos.*

Prólogo

Si hay un adjetivo al que un investigador se aferre por encima de todo es el de creativo. No debe sorprendernos, por lo tanto, que muchos investigadores se sientan bastante incómodos con la noción de precaución: se pasan la jornada corriendo riesgos e intentando corresponder a esta imagen de pionero que tanto les gusta. Debe reconocerse que a primera vista, la precaución no remite a imágenes forzosamente prestigiosas, sino que evoca más bien una actitud timorata, conservadora e incluso oportunista. Pero hay otra manera de concebir la precaución y de integrarla en una gestión científica igual de noble y estimulante. El investigador innova cuando intenta comprender los mecanismos naturales, cuando fabrica nuevas herramientas, pero también cuando se asegura de que el objeto creado sea respetuoso con la salud de los humanos y del medio ambiente. Hay, sin duda, más creatividad en el hecho de fabricar un coche seguro y limpio que en el de hacer un vehículo dotado de más velocidad. Más allá de la dimensión puramente científica, existe también una motivación ética y humanista que debe guiarnos, y ambas no son contradictorias.

Al estudiar la toxicidad de los contaminantes químicos, que es el objeto de esta obra, observamos importantes desafíos científicos que no se han resuelto todavía. Tomemos el ejemplo de los «efectos cóctel». Nuestro universo químico es complejo y lo es cada vez más. Estamos rodeados, sin duda, de más de cien mil moléculas químicas y esto es solo el principio. Queda claro que después de la Revolución industrial y en especial desde mediados del siglo XX, ese universo químico se ha enriquecido o se ha hecho más complejo. Esta evolución fue buscada y, si ahora podemos aprovecharnos de nuevas innovaciones informáticas o terapéuticas, por ejemplo, es gracias a esos progresos. Pero esos avances tienen un coste. El ejemplo de los medicamentos ilustra bien tanto las ventajas del progreso como sus riesgos. Por otra parte, el desarrollo de un medicamento, cuando es óptimo, engloba estas dos dimensiones (eficacia y toxicidad) y el resultado final depende de la relación beneficio-riesgo. Debería poder aplicarse este principio a todos nuestros adelantos tecnológicos y a todo nuevo compuesto que se ofrezca al consumo (a menudo aparecen sin que seamos conscientes de ello y para una ventaja no siempre palpable). Pero el asunto no es tan sencillo. Pues si bien actualmente se puede estimar mal que bien la inocuidad de tal o cual molécula química de manera aislada, ¿qué podemos hacer para adivinar sus interacciones con los millares de moléculas químicas de nuestro entorno? Centenares de moléculas están presentes en una partícula de diésel, en el humo del tabaco, en las prendas de vestir o en los revestimientos, etc. Es necesaria una investigación innovadora de muy alto nivel para resolver estas cuestiones.

Tanto en este campo como en muchos otros, nos encontramos con frecuencia con un conjunto de argumentos incompleto. No es raro, por ejemplo, que pruebas experimentales en el laboratorio establezcan una relación entre un compuesto químico y un efecto tóxico. Sin embargo, a menudo carecemos de argumentos para afirmar que esos efectos nefastos se puedan encontrar en el hombre en las dosis a las cuales estamos expuestos. Puede ocurrir también que los razonamientos experimentales no sean todos coherentes. Si hay muchas sospechas, sería inaceptable que esperáramos a tener los argumentos completos (también en lo que afecta al hombre) antes de actuar, porque sería demasiado tarde y se podrían haber producido ya unas consecuencias sanitarias o medioambientales nocivas. Pero entonces, ¿cuándo hay que actuar? ¿En qué momento debemos decidir que los argumentos, aunque incompletos, son suficientes? Una parte de la respuesta puede venir de la investigación científica que, si dispone de medios suficientes, debería estar en condiciones de proporcionar unos criterios objetivos. La otra parte depende del tipo de sociedad en la que desearíamos vivir y, para todos los ejemplos, la decisión corresponde a los poderes públicos que representan a los ciudadanos. Pero el desafío científico es grande, y es en este sentido que la precaución y la ciencia van perfectamente ligadas.

Un enfoque científico de la precaución consiste forzosamente en intentar cuantificar los peligros y los riesgos, jerarquizarlos, lo que ya propone el doctor Laurent Chevallier en su práctica clínica. Está claro que si se dispone de pruebas suficientes, tanto experimentalmente como en el hombre, existen pocas dudas y se trata más bien de tomar medidas de prevención a tiempo. Este es el caso, por ejemplo, del amianto y de determinados pesticidas. En otros casos, bastante frecuentes, nos encontramos con unos argumentos experimentales bastante convincentes pero poco seguros por lo que se refiere a la transposición de los peligros en el hombre. Este es, por ejemplo, el caso del bisfenol A y de muchos perturbadores endocrinos, en especial cuando la exposición tiene lugar durante la época fetal y en la primera infancia. Se trata aquí de situaciones típicas en las que puede aplicarse el principio de precaución. Pero en muchos casos la incertidumbre es aún más grande y no disponemos de criterios suficientes (o considerados como tales) para poner en marcha unas medidas de protección estrictas. Muy a menudo son casos sujetos a controversia. Lo mínimo sería informar al público para que cada uno sea capaz de modificar o no su consumo, a la espera de las decisiones oficiales.

Por ello, el público necesita no solo una información rigurosa sobre los potenciales peligros y las incertidumbres, sino también unos sencillos consejos prácticos. Este es exactamente el objeto de esta obra de Laurent Chevallier: permitir a aquellos que no desean correr riesgos, o los mínimos posibles, adoptar una forma de consumo y una conducta acordes con el tipo de vida que han elegido. La ciencia, por supuesto, continúa avanzando y en el futuro algunas recomendaciones se revelarán pertinentes y otras superfluas; es el precio de la incertidumbre. Pero con un poco de conocimiento y de sentido común, es posible enfocar el consumo con prudencia y sin dejarse impresionar por el ruido publicitario.

ROBERT BAROUKI,
profesor de Bioquímica, Facultad de Medicina
París-Descartes,
director de la unidad INSERM-Universidad
París-Descartes
Toxicología, farmacología y señalización celular,
26 de enero de 2013

A mis hijos Hadrien y Stanislas

Como individuos, podéis actuar para vosotros y vuestra familia, seleccionando mejor los productos que consumís cotidianamente, y para la colectividad pensando en esta máxima tomada prestada del Dalái-Lama:

Si tienes la sensación de que eres demasiado pequeño para cambiar algo, pasa la noche con un mosquito en tu habitación y verás quién de los dos impide dormir al otro.

Introducción

No estamos programados para estar expuestos a una multitud de sustancias químicas de síntesis, aunque se trate de concentraciones infinitesimales. Su presencia en el medio ambiente explicaría en gran parte la explosión de ciertas enfermedades crónicas (diabetes, alergias, sobrepeso, cánceres). Ignoramos todavía con demasiada frecuencia hasta qué punto están contaminados nuestros organismos, igual que nuestros suelos y nuestras aguas. Está emergiendo una cierta toma de conciencia, pero curiosamente va acompañada de un grado bastante elevado de fatalismo. Como si se tratara del «precio a pagar» por todas las ventajas que nos han aportado los progresos técnico y científico... No podemos tolerar, sin embargo, que cada día se diagnostiquen mil nuevos casos de cáncer en Francia [en España, según datos de 2012, se diagnostican 208.268 casos al año, o 570 diarios] ni que el índice de cáncer infantil aumente de manera exponencial desde hace unas decenas de años. ¿Dónde buscar entonces las causas de ese aumento de cánceres, sino en los cambios radicales en el medio ambiente? ¿Cómo podemos aceptar ser las víctimas de un progreso mal controlado, asociado al marketing de ciertos fabricantes, y sufrir las debilidades de una normativa insuficiente? No es la química en sí misma lo que estamos cuestionando, sino la mala evaluación del impacto de los contaminantes químicos, especialmente en las viviendas y en los lugares de trabajo (formaldehído, benceno, productos antifuego...), y de los contaminantes en la alimentación (bisfenol A, ftalatos, aditivos alimentarios, pesticidas, metales...). Desde luego, la intrusión de agentes malignos que actúan sobre nuestra salud no es un fenómeno nuevo. Históricamente los «microbios» (bacterias, virus) ya representaron una amenaza que implicaba que se adoptaran medidas de protección. La química contribuyó a erradicarlas mejor. Pero, hoy en día, nos damos cuenta de que muchas sustancias químicas, inútiles en su mayoría, perturban de manera importante el desarrollo de los individuos y ocasionan múltiples alteraciones de los sistemas reproductores, nerviosos e inmunitarios, origen de numerosas enfermedades. Esos agentes químicos actúan en dosis ínfimas erróneamente consideradas como inofensivas, y sus asociaciones («efecto cóctel»), así como el periodo y el tiempo de la exposición, aumentan sus efectos nocivos.

Según el portavoz del Programa de las Naciones Unidas para el Medio Ambiente (PNUMA), «existe una relación muy estrecha entre la aparición de nuevas enfermedades y los cambios medioambientales». En su informe del año 2012, la Organización Mundial de la Salud (OMS) subraya que los productos químicos originaron 4,9 millones de muertes en 2011. Ahora bien, «esos fallecimientos son solo la punta del iceberg. Podrían evitarse con una gestión más saludable», estima María Neira, directora del Departamento de Sanidad Pública y Medio Ambiente de la OMS. Achim Steiner, director ejecutivo del PNUMA, da en el clavo al afirmar que los países «dependen cada vez más de los productos químicos, partiendo de los fertilizantes y pasando por los productos de plástico y electrónicos», y que su mala gestión, desde la producción hasta los residuos, originan múltiples enfermedades, esterilidad, sobrepeso, diabetes y cánceres, entre otras.

¿Cómo se ha llegado a esta situación? Al final de su vida, el antropólogo Claude Lévi-Strauss hacía este diagnóstico inapelable sobre nuestro mundo: «Desde hace aproximadamente dos siglos, la civilización occidental se define a sí misma como la civilización del progreso. Sumándose al mismo ideal, otras civilizaciones creyeron tener que tomarla como modelo. Todas compartieron la convicción de que la ciencia y las técnicas avanzarían sin cesar, procurando a los hombres más poder y felicidad. [...] Las ciencias y las técnicas ampliaron prodigiosamente nuestro conocimiento del mundo físico y biológico. Nos dieron un poder sobre la naturaleza que nadie habría podido imaginar hace solo un siglo. Empezamos, no obstante, a medir el precio que se ha debido pagar para obtenerlo. De manera creciente, se plantea la pregunta de saber si esas conquistas no han tenido efectos nocivos.»[1] El núcleo de las críticas de Lévi-Strauss, con el que coinciden muchos filósofos y actores del mundo político y asociativo actual, es una cierta forma de progreso ciego y sin moral, destinado a hacer funcionar una sociedad hiperconsumista. Ese desarrollo es la coartada de poderosas fuerzas económicas que intentan instrumentalizar los resultados de la ciencia con fines puramente mercantiles. Podríamos citar muchos ejemplos de desviaciones del «progreso» en la industria armamentística o en la química. Pero nosotros nos interesamos especialmente por la invasión de la química de síntesis en nuestras vidas: en nuestras viviendas, en nuestros platos, en nuestras prendas de vestir, en los productos cosméticos. A principios del siglo XX, se producían cada año en el mundo decenas de toneladas de productos químicos de síntesis contra varios centenares de miles de toneladas ochenta años más tarde. Aunque hay más de cien mil sustancias químicas distintas en el mercado europeo, solo treinta mil de ellas son visadas por un programa de evaluación REACH.[2] Las informaciones sobre la toxicidad de esas sustancias son aún fragmentarias, ya que para un 21% de esas moléculas no disponemos de ningún dato, para el 65% de muy pocos, para el 11% de unas informaciones mínimas, ¡y solo el 3% ha sido totalmente probado![3] Cuando se sabe que unos pocos microgramos (10^{-6}), incluso menos (10^{-9}), por litro, lo que equivale aproximadamente a un grano

1. Claude Lévi-Strauss, *L'Anthropologie face aux problèmes du monde moderne*, Seuil, 2011.
2. REACH: acrónimo inglés de Registro, Evaluación y Autorización de las Sustancias Químicas.
3. Informe parlamentario núm. 652 de la oficina parlamentaria de evaluación de las opciones científicas, Roland Courteau.

de sal en una piscina olímpica, son suficientes para tener efectos nocivos, podemos estar razonablemente preocupados por esa contaminación masiva y en gran parte invisible del planeta. Nadie se salva: incluso en las islas más recónditas y poco industrializadas del Pacífico o en Tasmania, al sur de Australia, se observan contaminaciones químicas preocupantes en los animales examinados. Así, el famoso diablo de Tasmania padece de tumores (trastornos inmunitarios) de un modo anormal. Las extracciones revelan, entre otras cosas, una importante concentración de contaminación por los hexa- y los decabromobifenilos, unos retardantes de llama, productos ignífugos de nefastos efectos.

¿Y qué hacen los gobiernos? El informe de la OMS indica que «el ritmo de los progresos [para controlar mejor esta química] ha sido lento y los resultados [son] con demasiada frecuencia insuficientes». Efectivamente, solo se evalúa realmente una parte muy pequeña de los productos químicos en términos de efectos sobre la salud y el medio ambiente. No obstante, desde los años sesenta, al alba de esta invasión química, algunos habían encendido la luz de alarma sin ser sin embargo entendidos. No se trataba de *hippies* o de adeptos a un regreso a la naturaleza, sino del ministro de Sanidad de los Estados Unidos, A. W. Willcox, que en junio de 1963 declaraba: «Cuando pienso en la responsabilidad del gobierno en la reglamentación de los alimentos y los medicamentos, a veces me siento aterrorizado... Si exceptuamos las grandes decisiones que conducen a la paz o a la guerra, es difícil pensar en algo que tenga consecuencias sobre tantos seres vivos durante un futuro tan largo y de manera tan importante...»[4] A él le había impresionado la lectura de un libro de Rachel Carson del que se habló mucho en la época, *Primavera silenciosa*, que denunciaba las desviaciones y los peligros de los pesticidas para la salud y la naturaleza. El presidente John Fitzgerald Kennedy, por su parte, dio buen ejemplo: fue probablemente

4. Recogido por Robert Courtine, *L'Assassin est à votre table*, La Table Ronde, 1969.

el primer jefe de Estado que abordó de manera clara los derechos de los consumidores en un célebre discurso el 15 de marzo de 1962. En él denunció la influencia de la publicidad que orientaba las elecciones de los consumidores no necesariamente en la buena dirección. Y añadió que los derechos de los consumidores debían incluir:

• *El derecho a la seguridad* para estar protegido contra la venta de artículos que ponen en peligro la salud.
• *El derecho a ser informado* para estar protegido contra una publicidad o un etiquetado de carácter fraudulento o engañoso; el derecho a obtener suficiente información para hacer una buena elección.
• *El derecho a asegurar* una calidad y un servicio satisfactorios al precio justo.
• *El derecho a ser escuchado* a efectos de que los intereses de los consumidores sean total y favorablemente tomados en cuenta y de que los tribunales proporcionen un trato equitativo y rápido.

Desde entonces, por una curiosa inversión, los poderes públicos de todo el mundo se pusieron sobre todo en guardia, no contra lo que era malo, o potencialmente malo, para la salud, sino contra aquellos que denunciaban los riesgos. La sumisión de los poderes públicos al *lobby* de la industria es consternadora y en muchos casos parece que hace pasar a un segundo plano la protección de los individuos. ¿Y qué decir de los altos responsables que emigran del sector público al privado y que con frecuencia han favorecido a sus futuros patronos? ¿Y de los fabricantes que se declaran los máximos defensores de los consumidores a la vez que trabajan activamente, a partir de la enérgica actividad de los grupos de presión, especialmente en Bruselas, para que las normativas continúen siendo minimalistas? Cuando se examinan de cerca la trayectoria y los móviles de aquellos que deciden el contenido de nuestros platos y de nuestro entorno hay motivos para estremecerse.

Sin embargo, la solución está en las manos de cada uno de nosotros: si se informa en las fuentes más fiables y objetivas posible, el consumidor tiene un poder de regulación: el de la sabia elección de sus adquisiciones. El boicot es un arma fatal. Que además hay que manejar correctamente con una información independiente, lo que intentamos facilitar en este libro. La ciencia tiene el deber de garantizar la protección de los individuos. Frente a los obstáculos, las denegaciones y los intereses financieros, los gobernantes son demasiado timoratos: cuando el 52% de los franceses coloca los vínculos entre salud y medio ambiente a la cabeza de sus preocupaciones, la lentitud de las decisiones para limitar nuestra exposición a los contaminantes químicos es inaceptable. [El 88,7% de la población española de dieciocho o más años percibe como muy elevada la influencia del medio ambiente sobre la salud, según la encuesta Mapfre de noviembre de 2010.] Afortunadamente, los datos científicos se acumulan y es del todo posible actuar, individual y colectivamente. No obstante, la información independiente no es siempre fácil de encontrar, por lo muy confusos que son (voluntariamente) los mensajes.

Este libro tiene como finalidad ayudaros a beber, comer, respirar incluso, sin miedo y con seguridad, limitando el riesgo de caer enfermo o de agravar un trastorno actual. Se sitúa en el punto de vista de la ciencia, de la buena ciencia, aquella que protege. ¡A vosotros os toca aceptar el reto, y cambiar quizás algunos hábitos para adquirir un mayor bienestar!

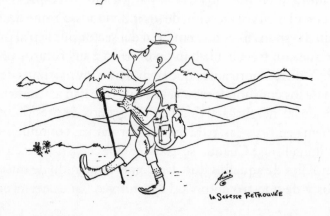

la Sagesse Retrouvée

1

Referencias

Con el fin de disponer de las claves necesarias para comprender mejor los efectos vinculados con la exposición a los contaminantes y a los contaminantes químicos, es útil conocer algunas definiciones.[5] Efectivamente, dominar el vocabulario os permitirá interpretar mejor determinadas nociones y saber de este modo cuándo y cómo protegeros. Además, más allá de este libro, os será más fácil abordar otros artículos científicos, que de entrada podríais considerar algo técnicos, para ahondar en vuestros conocimientos.

¿QUÉ ES UN PRODUCTO QUÍMICO?

Un producto químico puede ser natural o de síntesis (fabricado *de novo*). Se trata de una entidad específica que tiene una masa y posee generalmente una atracción por uno u otros varios compuestos o elementos.[6] Y busca por lo tanto espon-

---

5. Cuando aparezcan en el texto otros términos químicos, serán definidos bien *in situ*, bien a pie de página.

6. La entidad más sencilla de un producto químico es bien conocida por todos: se trata del átomo. El más pequeño de esos átomos se denomina hidrógeno, cuya masa atómica se fijó en una unidad. Por el contrario, uno de los más pesados es el uranio, que inspira la obsesión por la radioactividad. Entre estos dos átomos hay un centenar de elementos químicos que un gran sabio ruso, Mendeléiev, en el siglo XIX, había clasificado en una «tabla

táneamente asociarse a ellos: los químicos llaman «afinidad» a ese fenómeno, y lo definen como una reactividad química capaz de modificarse según las variaciones de temperatura, de presión, a veces incluso después de una irradiación luminosa. Muy a menudo, la afinidad se materializa por un simple contacto con un socio, lo que permite transformar las propiedades. Ese es precisamente el interés de los productos de síntesis, la combinación de los cuales se provoca sin ninguna relación con las conexiones naturales.

Un término que encontramos cada vez con mayor frecuencia es el de xenobiótico. Esta denominación designa cualquier sustancia extraña al organismo a la cual pueden estar expuestos los humanos, en especial los productos químicos de síntesis.

¿QUÉ ES LA TOXICIDAD?

Tenemos derecho a esperar una respuesta clara a esta pregunta. Pero vivimos en un universo complejo. Espontáneamente, contestaríais de manera bastante lógica que se trata de un veneno con efecto tóxico que, en un ser vivo, tiene acceso a uno o varios órganos, dando lugar a un desarreglo de las funciones biológicas; en los casos extremos, el efecto tóxico puede desembocar en la muerte: se trata de la toxicidad letal.

Durante mucho tiempo se consideró que la dosis de sustancias introducidas en el organismo, una o varias veces, era el elemento principal que provocaba los efectos nocivos, y fue, por lo tanto, el criterio de la toxicología desde el siglo XVI. Paracelso, médico, boticario, pero también alquimista, que oficiaba en una región que más tarde se convertiría en Suiza, declaraba: «Es la dosis la que hace el veneno.» Esto significa que cualquier producto químico puede volverse tóxico para un organismo vivo según la dosis absorbida o el grado de ex-

---

periódica», que sigue siendo vigente y se enriquece con algunos elementos con los avances de la ciencia.

posición. El hecho de que cualquier producto sea potencialmente tóxico puede parecer paradójico a primera vista. Pero esto es exactamente así, incluso para moléculas indispensables para la vida.

Tomemos el ejemplo del agua (H_2O), que constituye la molécula más abundante en los organismos vivos (75% de promedio en los seres humanos). La absorción en un solo día por parte de un hombre adulto de una quincena de litros de agua puede llevarle a la muerte, mientras que un consumo diario de un promedio de 2,4 litros (1,5 litros por el agua bebida, el resto por las frutas y verduras) es indispensable para mantenerle con vida. ¿Cómo es posible? El exceso de agua absorbida comporta un desequilibrio interno, debido a la modificación de concentración entre la célula y su medio, constituido por unas pequeñas unidades llamadas iones —en este caso el sodio (Na^+) y el potasio (K^+)—. Pero, aunque mínimo, un desequilibrio puede provocar un paro cardiaco ya que el ritmo del corazón es muy sensible a las variaciones de potasio.

Este sencillo ejemplo, fundamentado en la observación de productos naturales, pone en evidencia la complejidad de la situación. Con más razón los productos químicos de síntesis, creados por el hombre desde el siglo XX a partir de materias como el petróleo, plantean múltiples problemas, agudos y crónicos a la vez. Son unos xenobióticos contaminantes, en el sentido de que esas sustancias de la química de síntesis industrial no se encuentran de forma natural en el medio ambiente y pueden actuar negativamente en la salud de los seres humanos, provocando alergias, cánceres, infertilidad, alteraciones del metabolismo... Las vías de penetración son la respiración (inhalación de las sustancias químicas presentes en el aire), la ingestión por la alimentación y el contacto con la piel (es la vía cutánea).

La contaminación de los alimentos puede ser directa, al depositarse los contaminantes en los alimentos, o indirecta, consecutiva a la incorporación de productos absorbidos por las plantas, luego por los animales, y estos consumidos después por los hombres. Simplemente presentes en estado de huellas al principio, estas sustancias se concentran a lo largo de la cadena alimentaria: se trata del proceso denominado de **bioamplificación.** Así, los policlorobifenoles, o PCB, antiguos productos aislantes antifuego, presentes en el agua de mar en muy baja cantidad, vuelven a encontrarse en los planctons, luego en los peces que los consumen, para acabar en concentraciones bien elevadas en aquellos que comen ese pescado. ¡Se pasa así de 0,0000005 ppm (parte por millón) en el agua a unas concentraciones finales de 124 ppm![7] Este fenómeno de bioconcentración explicaría muchas enfermedades.

Más allá de la exposición involuntaria, pero muy presente, como la relacionada con los PCB, con las dioxinas, con los residuos de pesticidas, con las emanaciones de formaldehído, de benceno, etc., existe también para el ser humano la exposición «voluntaria» a los productos químicos, como el añadido de diversos aditivos alimentarios de síntesis a los alimentos (colorantes, conservantes...). A priori, esos añadidos permanecen bajo control puesto que están legalmente enmarcados por las ingestas diarias admisibles (IDA, ver *infra*), pero hay que confiar moderadamente en la elaboración de normas que no tienen en cuenta los efectos de asociaciones (efecto cóctel).

Finalmente, es indispensable insistir también en una toxicidad evidenciada estos últimos tiempos y que modifica solapadamente nuestro organismo: los **perturbadores endocrinos,** a los que otorgaremos una relevancia especial en este libro. Lo que aquí está en juego reside en el hecho de que ya no es la dosis la que hace el veneno, sino el **momento de la exposición,** y de que una dosis baja puede ser, según la ocasión, más nociva que una dosis alta. Se han considerado como tales numerosas moléculas, el bisfenol A, por ejemplo, o los

7. Estudio realizado en Norteamérica: B. Quémarais, C. Lemieux, L. R. Lum, «Temporal variation of PCB concentrations in the St Lawrence river (Canada) and four of its tributies», *Chemosphere*, vol. 28, núm. 5, págs. 947-959, 1994.

ftalatos, entre cuyas consecuencias se encuentran especialmente la infertilidad, el sobrepeso y la diabetes.

Llegados a este punto debemos distinguir muy bien dos tipos de toxicidad: la primera, inmediata (la toxicidad aguda), la otra, diferida en el tiempo, que corresponde a una toxicidad a más o menos largo plazo con múltiples consecuencias que se manifiestan a nivel de diferentes órganos (como el hígado o los riñones), pero también a nivel de los sistemas organizados (el sistema nervioso, las glándulas endocrinas, el sistema inmunitario o la médula ósea). Las repercusiones de la exposición a los productos químicos son, pues, muy variables tanto en intensidad como en el tiempo.

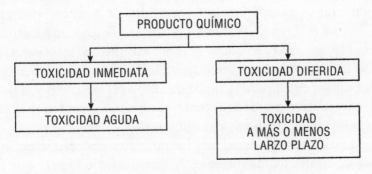

Esquema 1.
De la toxicidad aguda a la toxicidad a más o menos largo plazo

LA APORTACIÓN DE LOS ESTUDIOS CIENTÍFICOS

Para definir la toxicidad o la inocuidad de un producto, nos basamos en estudios científicos. Estos análisis no siempre aportan pruebas irrefutables, pero sí pueden proporcionar elementos suficientemente significativos, a partir de los cuales las autoridades sanitarias pueden o bien autorizar un producto sin temor por el estado de los conocimientos científicos, o bien, por el contrario, dar unas consignas de precaución o de prudencia en la exposición. No obstante, en cuanto a las recomendaciones no hay nada fijo: un producto que inicialmente parecía no tener consecuencias para la salud y el medio ambiente puede plantear múltiples problemas secundarios. Ahora bien, cuando ya se ha puesto en el mercado, resulta a menudo un proceso muy largo inducir a las autoridades sanitarias a modificar sus recomendaciones, o incluso a que prohíban el producto. ¿Cuántas catástrofes humanas y económicas se hubieran podido evitar si se hubieran tomado antes en consideración los efectos del amianto o de los pesticidas como el clordecone, o el del percloroetileno en las tintorerías? Hubo que esperar hasta el año 2012 para que se reconociera oficialmente la relación entre la enfermedad de Parkinson y los pesticidas, cuando hacía más de un decenio que esto ya se sospechaba con certeza. Según Nicolas Hulot, «sería importante modificar en profundidad la Academia de las Ciencias en Francia. Sobre los temas ecológicos, esta institución se ha mostrado como mínimo escéptica y reaccionaria. Las ciencias humanas y sociales y la biodiversidad deben tener cabida en ella con el fin de que el poder ejecutivo y el poder legislativo puedan sustentarse en una autoridad más en armonía con la realidad científica de hoy en día».[8]

Los científicos, igual que los políticos, padecen situaciones de conflictos de intereses, y sería ilusorio pensar que el mundo de la ciencia y el de la industria son herméticos. Muy al contrario, entre los industriales y los científicos existen vínculos cordiales, profesionales y económicos; los primeros tienen todo el interés en instrumentalizar a los segundos. Con la ayuda de poderosas agencias de comunicación, los fabricantes han logrado crear una cultura de la negación, sembrando la duda cada vez que se anuncia el riesgo de un impacto negativo de algunos de sus compuestos químicos de síntesis. Es por esto que vemos proliferar personas a quienes podríamos denominar como «investigadores financieramente modificados». Estos investigadores hostigan a los medios de comunicación para proteger a sus patronos tan pronto como se publica un estudio molesto. Con frecuencia utilizan argumentos de la

8. *Le Monde*, 12 de septiembre de 2012.

más perfecta mala fe. Paralelamente, el fraude científico se desarrolla de forma vertiginosa. Un artículo que analizaba el fenómeno[9] señalaba que el 43% de los artículos publicados y luego discutidos lo son por fraude, el 14% por publicación repetida y el 10% por plagio.

Por ello, tanto para el ciudadano como para el consumidor no siempre es fácil encontrar una información fiable y objetiva. Por suerte, gracias a otros científicos, en especial del INSERM (Instituto Nacional de Salud e Investigación Médica), del INRA (Instituto Nacional de Investigación Agrónoma), del CNRS (Centro Nacional de Investigación Científica), a lanzadores de alarma, a algunas ONG y a una parte de los académicos, el legislador introdujo el principio de precaución en la Constitución. [En España, según el Real Decreto 1801/2003: «Se ha desarrollado en la legislación y actuación administrativa sanitaria que ahora encuentra anclaje en el artículo 43 de la Constitución Española, cuyo apartado 2 atribuye a los poderes públicos la tutela de la salud pública. Uno de los ámbitos en los que es más importante aquel deber general y, consecuentemente, las correlativas potestades de las Administraciones públicas es el de la producción y comercialización de bienes y servicios en el mercado En cuanto esto afecta a los consumidores y usuarios, encuentra un nuevo fundamento en el artículo 51 que, entre otras cosas, ordena a los poderes públicos la protección, mediante procedimientos eficaces, de la seguridad y salud de aquellos [...]. En cualquier caso, sí es importante observar que, incluso la conformidad con todas esas normas, no excluye por completo la posibilidad de comprobar que un producto es peligroso y la necesidad de actuar en consecuencia.»]

No se trata de ninguna manera de paralizar el sistema, ni de perseguir el riesgo cero, sino sencillamente de tomar unas

9. Ferric C. Fanga, R. Grant Steenc, y Arturo Casadevall, «Misconduct accounts for the majority of retracted scientific publications», Thomas Shenk (ed.), Princeton University, Princeton, NJ, aprobado el 6 de septiembre de 2012.

precauciones frente a un riesgo potencial, de evaluarlo en el mejor de los casos para actuar de la mejor manera posible para proteger nuestra salud: vigilancia no es inacción.

ESTUDIOS EPIDEMIOLÓGICO, EXPERIMENTAL Y CITOLÓGICO

Existen esquemáticamente dos grandes categorías de estudios. En primer lugar, los **estudios epidemiológicos** que analizan el estado de salud de los seres humanos en función de diferentes determinantes como la exposición a una sustancia química. Esta disciplina, la epidemiología, no tiene nada que ver con el estudio de las epidemias (frecuencia de una enfermedad en un momento dado). La otra categoría está representada por los **estudios experimentales**, que se efectúan sobre los animales. Muchos análisis no pueden hacerse con seres humanos por razones éticas, a menos que se los quiera transformar en cobayas. Se expone, por ejemplo, a un roedor (ratón o rata) a un compuesto químico, y luego se analizan las consecuencias de dicha exposición en su salud. Incluso sin que haya una correlación directa entre los efectos en el animal y en el hombre, un producto que es tóxico para un animal lo es generalmente también para el hombre. Por supuesto que existen excepciones a la regla, pero hay una base común para la biología de lo vivo con unas especificidades según las especies. De esta manera, si el producto se sospecha o se considera como tóxico en determinadas dosis, por extrapolación y adoptando importantes márgenes de seguridad, se define una exposición máxima tolerada en el hombre o bien se prohíbe. Los límites de la mayoría de los análisis clásicos de la exposición a un producto residen más bien en el hecho de que no tienen en cuenta, o lo hacen insuficientemente, la complejidad de los factores como la edad, el estado fisiológico y el momento de la exposición. De todas maneras, permiten definir **factores de riesgo**, es decir unos elementos que pueden aumentar la probabilidad de la aparición de trastornos de la salud, y de enfermedades incluso. La evaluación de los riesgos corresponde a la síntesis de los conocimientos destinados a calificar la naturaleza y los factores de riesgo.

Según las recomendaciones europeas, en el futuro los científicos deberían abandonar los estudios experimentales para desarrollar cada vez más el uso de cultivo de células, siendo el objetivo, claro está, el de limitar la experimentación animal. Para esos cultivos de células sometidas a diversos tóxicos, los tests de **citotoxicidad**, poseemos ya de ahora en adelante unos medios de análisis extremadamente precisos, aunque por ahora atañen únicamente a los efectos inmediatos, es decir a la toxicidad aguda. La determinación de los efectos a largo plazo se basa todavía en el uso de modelos animales.

Todo estudio tiene sus límites y, como destacaron los historiadores de la ciencia estadounidenses Naomi Oreskes y Erik M. Conway en su libro de *Merchants of Doubt*: «Ningún estudio es perfecto, pero cada uno puede proporcionar una información útil. Para determinar, por ejemplo, si una correlación observada en los humanos es causal o debida al azar, se pueden exponer deliberadamente a unos animales a un entorno controlado. Si en los animales se observa el mismo efecto, y si ese efecto obedece a una relación dosis-efecto, entonces la correlación no es probablemente una coincidencia.»[10] Sería indispensable que los poderes públicos franceses y europeos razonaran sistemáticamente de este modo, y, a partir de ahí, que extrajeran las consecuencias en términos de protección de los consumidores.

10. *Merchants of Doubt*, Nueva York, Bloomsbury Press, 2010.

CLASIFICAR Y MEDIR

En el lenguaje profesional, se denomina CMR a las sustancias cancerígenas, mutágenas y reprotóxicas.[11] Las sustan-

11. En Francia [también en España] se aplica la clasificación de la Unión Europea de los productos CMR. En el sentido del artículo R 4411-6 del código del trabajo, se consideran agentes CMR todas las sustancias o todas las preparaciones:

«Cancerígenas (C): sustancias y preparaciones que, por inhalación, ingestión o penetración cutánea, pueden producir un cáncer o aumentar su frecuencia. O/y mutágenas (M): sustancias y preparaciones que, por inhalación, ingestión o penetración cutánea, pueden producir defectos genéticos hereditarios o aumentar su frecuencia. O/y tóxicos para la reproducción (R): sustancias y preparaciones que, por inhalación, ingestión o penetración cutánea, pueden producir o aumentar la frecuencia de efectos nocivos no hereditarios en la progenitura o atacar las funciones o capacidades reproductoras.» (Fuente: Agencia Sanitaria.)

En España, el Real Decreto 665/1997 explica qué se entiende por agente cancerígeno o mutágeno:

a. Una sustancia que cumpla los criterios para su clasificación como cancerígeno de 1.ª o 2.ª categoría, o mutágeno de 1.ª o 2.ª categoría, establecidos en la normativa vigente relativa a notificación de sustancias nuevas y clasificación, envasado y etiquetado de sustancias peligrosas.

b. Un preparado que contenga alguna de las sustancias mencionadas en el apartado anterior, que cumpla los criterios para su clasificación como cancerígeno o mutágeno, establecidos en la normativa vigente sobre clasificación, envasado y etiquetado de preparados peligrosos.

2. También se entenderá como agente cancerígeno una sustancia, preparado o procedimiento de los mencionados en el anexo I de este real decreto, así como una sustancia o preparado que se produzca durante uno de los procedimientos mencionados en dicho anexo.

Anexo I: Lista de sustancias, preparados y procedimientos
Fabricación de auramina

Trabajos que supongan exposición a los hidrocarburos aromáticos policíclicos presentes en el hollín, el alquitrán o la brea de hulla.

Trabajos que supongan exposición al polvo, al humo o a las nieblas producidas durante la calcinación y el afinado eléctrico de las matas de níquel.

cias llamadas **cancerígenas** (susceptibles de provocar cánceres) han sido clasificadas según su grado, que va de la sospecha a la certeza, por el Centro Internacional de Investigación sobre el Cáncer (CIRC).[12] Una sustancia es **mutágena** si altera los genes de los cromosomas; es **reprotóxica** si provoca riesgos de infertilidad o de esterilidad. En cada situación, se definen tres niveles: cierto (1), importante presunción (2), preocupante (3). Al estar el hombre diariamente expuesto a una impresionante cantidad de sustancias químicas, se han definido unos umbrales de toxicidad, es decir unas dosis a no sobrepasar en función del producto. Para los aditivos alimentarios, por ejemplo, se habla de una **ingesta diaria admisible (IDA)**, que corresponde a la máxima cantidad de un producto químico autorizado en un producto alimenticio tomando como horizonte el consumo «de por vida» de un ser humano. Este concepto, comúnmente admitido por una parte de la comunidad científica, es muy discutible en sí mismo, pues la fisiología del hombre se modifica con la edad. El efecto de una sustancia difiere durante la embriogénesis, en un niño en pleno desarrollo o en una persona de sesenta años. Pero este aspecto no es tomado suficientemente en cuenta en el cálculo actual de las IDA. Por otra parte, en caso de trastornos o de enfermedad (y la ingesta de medicamentos que los acompañan) debería definirse una IDA específica, lo que no es el

---

Procedimiento con ácido fuerte en la fabricación de alcohol isopropílico.

Añadido por RD 349/2003:

Trabajos que supongan exposición a polvo de maderas duras.

Se entenderá por «valor límite», salvo que se especifique lo contrario, el límite de la media ponderada en el tiempo de la concentración de un agente cancerígeno o mutágeno en el aire dentro de la zona en que respira el trabajador, en relación con un periodo de referencia específico, tal como se establece en el anexo III de este real decreto.

12. Grupo 1: el agente es cancerígeno para el hombre; grupo 2A: el agente es probablemente cancerígeno para el hombre; grupo 2B: el agente es quizá cancerígeno para el hombre; grupo 3: el agente es inclasificable en cuanto a su cancerogenicidad para el hombre; grupo 4: el agente probablemente no es cancerígeno para el hombre.

caso. Finalmente, el cálculo de estas IDA no toma en consideración la asociación con otras sustancias químicas (aparte de los medicamentos) que pueden aumentar o potenciar los efectos tóxicos de la sustancia analizada. ¡No es necesariamente la dosis la que hace el veneno!

En lo referente a productos «fitosanitarios» como los pesticidas (que matan insectos, microhongos y «malas hierbas»), las autoridades definieron un **límite máximo de residuos (LMR)** autorizado. Estos LMR son igual de criticables, ya que no toman en consideración, tampoco en este caso, los efectos de la asociación de pesticidas. Por otro lado, no son reevaluados con suficiente regularidad. En diciembre de 2012, Europa (Dirección General de la Salud y de los Consumidores) propuso introducir una variabilidad para tener en cuenta la indeterminación analítica y las diferencias entre laboratorios. Resultado: los rebasamientos de LMR serán...60enos contabilizados, pues no serán los valores medidos los que se tomarán en cuenta, sino el intervalo de indeterminación, que alcanza hasta dos veces el valor medido (denunciado de entrada por la asociación Générations Futures). [En España existe un gran número de organizaciones similares, por ejemplo FODESAM (Fondo para la Defensa de la Salud Ambiental) y otras similares en las CC.AA.] De ahora en adelante podemos revisar artificialmente al alza los LMR con total legalidad, y nadie duda de que este cálculo permitirá anunciar una disminución de residuos de pesticidas en las frutas y las verduras en futuros controles y en los anuncios publicitarios. Lo vemos clarísimo, y volveremos a hablar de ello a lo largo del libro, ¡la toxicología necesita hacer su revolución!

Acabemos poniendo en relación la nocividad del producto en sí mismo y la exposición del hombre. La **biodisponibilidad** corresponde a la fracción de la sustancia que alcanzará la circulación sanguínea y actuará. Esta importante noción se evalúa en una escala de 0 a 100%, ya que la toxicidad de un producto depende de esta biodisponibilidad. En este marco, hay que diferenciar bien el peligro del riesgo. Un producto puede ser muy peligroso (las setas venenosas, por ejemplo), pero el riesgo es nulo si os mantenéis a distancia. Igualmente, para un producto químico de síntesis tóxico y peligroso, si el riesgo de exposición es prácticamente nulo, vuestra salud no será puesta en peligro.

NORMAS Y LEYES

Frente a las indeterminaciones y a los potenciales peligros, el legislador introdujo juiciosamente en la ley el **principio de precaución,** un principio de acción responsable que diversos *lobbies* intentan infructuosa y periódicamente cuestionar. Se trata de tomar unas medidas de prevención cuando un haz de presunciones suficientemente alto indique un **riesgo** para la salud. Se compara el riesgo en relación al **beneficio** de ser expuesto a una u otra sustancia. Pero esta interpretación tiene sus límites. Muy a menudo los nuevos productos científicos como las nanopartículas o los OGM se presentan como sin riesgo probado, a falta de «criterios estrictamente científicos» que demuestren su nocividad. Si estos productos se consumen a dosis muy bajas, responden algunos expertos, no pueden plantear problemas serios. Su impacto solo podrá ser débil, muy débil incluso. Pero, como ya hemos visto, el dogma de Paracelso según el cual «es la dosis la que hace el veneno» está superado.

ml	mililitro......................	0,001 litro
cl	centilitro......................	0,01 litro
dl	decilitro......................	0,1 litro

pg	picogramo.........	0,000000000001 gramo 10^{-12} g
ng	nanogramo	0,000000001 gramo 10^{-9} g
mcg (o µg)	microgramo.......	0,000001 gramo 10^{-6} g
mg	miligramo..........	0,001 gramo 10^{-3} g

En efecto, las normas para definir la concentración de los productos a partir de la cual se vuelven tóxicos están mal evaluadas, ya que la mayor parte de las sustancias químicas utilizadas ni tan solo han sido sometidas a tests toxicológicos completos que hayan tenido en cuenta los efectos cóctel, el momento de la exposición, el estado fisiológico y el hecho de tomar o no medicamentos. En el caso de los pesticidas, por ejemplo, son los metabolitos los que con mayor frecuencia plantean problemas, o bien los coadyuvantes destinados a favorecer la penetración del producto en la célula. Pero en nombre del secreto de fabricación, no siempre se divulga su composición y/o concentración.

Por otro lado, qué decir de la selección de las especies para evaluar la toxicidad de los pesticidas: se acepta que los tests se realicen con lombrices (*E. fetida*) que, por una parte, no están presentes en los suelos cultivados (sino más bien en el abono compuesto y el estiércol) y, por otra, son en torno a tres o cuatro veces menos sensibles que los gusanos que están realmente presentes en ellos (*A. caliginosa* y *Lumbricus terrestris*). Lo que obliga a decir a la investigadora de ecotoxicología del suelo del INRA Céline Pelosi que «sería más pertinente utilizar *A. caliginosa*»[13] y que los tests de homologación, y no únicamente aquellos destinados a los pesticidas, son en parte, y por desgracia, obsoletos. En ocasiones **estas normas están fundadas en criterios de hace varios decenios, y la seguridad que garantizan es falsa.** [En España existen diversos estudios críticos hacia la laxitud europea en relación con los controles a los residuos de pesticidas, entre ellos el de Antonio Valverde, del Grupo de Residuos de Plaguicidas de la Universidad de Almería.] A lo sumo se las puede considerar como una referencia, pero insistamos bien en el hecho de que, en su inmensa mayoría, no ofrecen garantías suficientes en términos de seguridad sanitaria.

13. *Le Figaro*, 27 de diciembre de 2012.

El principio de responsabilidad

Frente a los crecientes progresos tecnológicos y a sus consecuencias en la salud del hombre se desarrolló la noción de principio de responsabilidad, que preconiza no desarrollar tecnologías susceptibles de alterar la salud. Se trataba de una noción ética de autocontrol. Fue un fracaso, ya que los industriales no la pusieron en práctica, o lo hicieron de forma insuficiente, contentándose con seguir unas reglamentaciones que sabían, no obstante, que eran inadecuadas. Afortunadamente, se incluyó el principio de precaución en la Constitución Francesa el año 2005, lo que «permite reaccionar rápidamente frente a un posible peligro para la salud humana, animal o vegetal, o para la protección del medio ambiente. Efectivamente, en el caso de que los datos científicos no permitan una evaluación completa del riesgo, el recurso a este principio permite, por ejemplo, impedir la distribución o incluso retirar del mercado productos susceptibles de ser peligrosos» (Fuente: www.europa.eu, síntesis de la legislación de la Unión Europea)

[En España, la Ley General de Sanidad establece en su artículo 26 que en caso de que exista o se sospeche la existencia de riesgo inminente y extraordinario para la salud, las autoridades sanitarias adoptarán las medidas preventivas que estimen convenientes tales como la incautación o inmovilización de productos, suspensión del ejercicio de actividades, cierres de empresas y de sus instalaciones, intervención de medios materiales y personales y cuantas otras se consideren sanitariamente justificadas; la duración de estas medidas fijadas para cada caso no excederá de lo que exija la situación de riesgo inminente y extraordinario que la justificó. La Ley 11/2001 de creación de la Agencia de Seguridad Alimentaria, hace referencia al principio de precaución cuando establece principios de actuación del organismo, señalando que sus decisiones se basarán en conocimientos y datos objetivos de análisis de riesgos formalmente realizados y serán adoptadas de acuerdo con la protección de la salud, el interés público y el principio de precaución. También se refiere a este principio el Real Decreto1801/2003, sobre seguridad general de los productos y otros.]

☞ PARA SABER MÁS

El esquema inferior resume los diversos blancos posibles de un producto químico tóxico sintético.

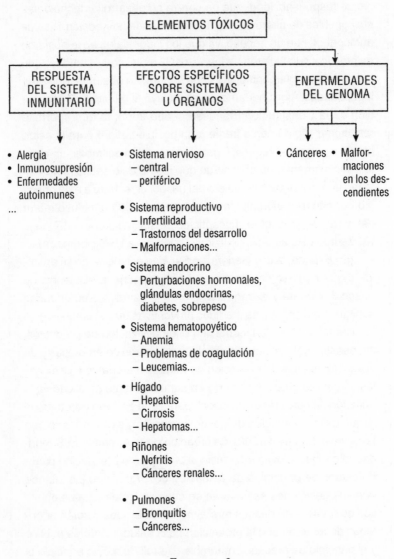

Esquema 2.
Principales blancos biológicos
de los elementos xenobióticos tóxicos (lista no exhaustiva)

2

Aditivos
y plásticos alimentarios

LOS NUEVOS PELIGROS A EVITAR

¿Debemos desconfiar de los aditivos alimentarios? Estos aditivos son sustancias sintéticas tanto minerales como orgánicas o naturales añadidas a los alimentos de manera intencionada: colorantes, conservantes, emulsionantes, edulcorantes... Históricamente, siempre se habían utilizado en diversos alimentos, por ejemplo para colorearlos (la cúrcuma, la remolacha...), para conservarlos (la sal), pero esos productos eran naturales. Si bien sirvieron para mejorar sensiblemente la conservación de los alimentos, su uso actual apunta a fines de puro marketing: modificación del aspecto y de la textura de los productos alimenticios para hacerlos más atractivos, pero también para reducir su coste de producción y facilitar su fabricación. Al final, esos aditivos perturban la fisiología de los seres humanos, creando a veces males diversos, tales como trastornos digestivos así como toda una serie de efectos secundarios a los que volveremos más adelante.

La mayoría de los aditivos empleados hoy en día son productos sintéticos, cuyos efectos, digan lo que digan los fabricantes, están insuficientemente estudiados en términos de impacto sobre la salud. No existe prácticamente ninguna publicación que evalúe sus interacciones, o sus reacciones con otras sustancias químicas como los medicamentos o los residuos de pesticidas.

Es cierto que cada uno de esos aditivos es sometido a unos tests de toxicidad, pero ¿las metodologías son las adecuadas? Los experimentos animales se sustentan solamente en periodos cortos (unas pocas semanas), que son insuficientes respecto a la exposición humana real a esos productos, en tanto que existen, recordémoslo, unos periodos de vulnerabilidad más importantes según la edad y la salud. Por ello, los efectos pueden revelarse especialmente nocivos durante la formación de los órganos (desarrollo embrionario) o bien, en la infancia, durante el periodo de crecimiento. Hay dosis que no se deben sobrepasar, las ingestas diarias admisibles (IDA) ya han sido fijadas, pero el análisis de su pertinencia científica es incompleto.

En lo referente al aspartamo (E951), por ejemplo, un edulcorante, la dosis diaria se basa, según los propios informes oficiales, en determinados resultados financiados por los fabricantes y que datan a veces de más de treinta años (antes de la puesta en funcionamiento de protocolos de buenas prácticas de laboratorio). Nunca fueron publicados, sobre todo, en revistas científicas, es decir que nunca fueron sometidos a la aprobación o la invalidación de un comité científico. Muy pronto, por otra parte, toxicólogos como Jacqueline Verrett (toxicóloga de la FDA, Food and Drug Administration de Estados Unidos) estimaron que no se hubieran debido tomar en consideración estos estudios. Verrett afirmó bajo juramento que no había «ningún protocolo escrito antes de que el estudio fuera puesto en marcha; los animales no estaban etiquetados de forma permanente; se extraían tumores y los animales volvían a entrar en el estudio; había animales registrados como muertos, pero registros ulteriores los clasificaban como vivos [...]. Tan solo una de esas aberraciones habría sido suficiente para anular ese estudio destinado a evaluar un aditivo alimentario [...]. Es impensable que un toxicólogo cualquiera, tras una evaluación objetiva de los datos resultantes de semejante estudio, pueda concluir otra cosa que el estudio era ininterpretable y sin valor y que debía rehacerse de nuevo».[14] Ahora bien, aún hoy, cualquier discusión sobre un producto tan controvertido como el aspartamo se hace sobre la base de esta IDA cuya base científica es discutible.

Europa solo ha previsto anticipar su reevaluación por la presión ejercida, en especial, por el Réseau Environnement Santé, pero por el momento no hace la distinción entre los estudios independientes y aquellos financiados por los fabricantes. Desde luego las autoridades sanitarias europeas han acabado reconociendo los límites de los conocimientos científicos actuales acerca de numerosas sustancias, y han lanzado un programa de reanálisis de los aditivos alimentarios, pero con lentitud. Algunos solo serán reevaluados dentro de varios años... ¡de aquí a 2020! Por desgracia las reevaluaciones se realizan esencialmente a partir de los datos facilitados por los fabricantes. Pero ¿acaso estos ofrecen todos los datos que poseen? ¿Los elementos presentados por los fabricantes a las autoridades sanitarias no serán sencillamente fragmentados y parciales? Además, ¡no debe subestimarse el peso de varios *lobbies* que intentan destejer algunas de las reglamentaciones puestas en funcionamiento con mucha dificultad! Frente a esta situación no debemos esperar para actuar individualmente. No se trata de desechar todos los aditivos —hay algunos que están incluso autorizados en los productos bio—, sino de limitar decisivamente su uso. Los poderes públicos deberían plantearse la cuestión de la utilidad de muchos de ellos. En cada caso, el beneficio en relación al riesgo debería evaluarse de manera más correcta y científica, y con más rigor, a efectos de reducir el uso de todos aquellos que no son esenciales.

14. En 1989 Jacqueline Verrett, de la FDA, testificó bajo juramento ante el Congreso estadounidense acerca de la calidad de los estudios sometidos; narrado especialmente por Devra Davis, *The Secret History of the War on Cancer*, Nueva York, Basic Books, 2007, pág. 421.

LAS NANOPARTÍCULAS

La revolución «nano»

Una de las novedades más importantes referentes a los aditivos alimentarios, y que nos ha sido impuesta sin ninguna concertación, reside en el uso masivo de las nanopartículas. Son unas partículas cuya unidad es una milmillonésima de metro (10^{-9}). Esta forma confiere a la materia unas nuevas propiedades cuyos efectos específicos sobre la salud están en la actualidad, también en este caso, imperfectamente evaluados. Esto es lo que se puede leer en un informe oficial: «Es conveniente señalar que existen sustancias que pueden haber sido autorizadas como aditivos o auxiliares tecnológicos bajo una forma convencional y ser luego desarrolladas, comercializadas y utilizadas en la alimentación en forma de nanopartícula sin que exista la obligación de nuevas notificaciones, evaluaciones o autorizaciones previas.»[15] Dicho de otro modo, los fabricantes utilizan nuevos compuestos que pueden modificar especialmente la textura de los alimentos, cuando ni tan siquiera han recurrido previamente a estudios indiscutibles de inocuidad, utilizando, además, unas denominaciones que no corresponden a la realidad del producto mencionado. ¿Es esto admisible? Como no es obligatorio etiquetar estas sustancias, no existen registros oficiales de los productos que las contienen, de ahí la dificultad de identificar su presencia. Es cierto que el decreto del 17 de febrero de 2012 estipula que a partir de 2013 los fabricantes y distribuidores de productos que contengan nanopartículas deberán declararlo a las autoridades a partir de un umbral determinado.

Pero si tenemos en cuenta que ciertas informaciones serán «confidenciales» gracias al secreto industrial, ¿podrán las autoridades controlar todos los productos? Según la revista *Food*

15. Agencia Francesa de Seguridad Sanitaria de los Alimentos (AFSSA), «Nanotechnologies et nanoparticules dans l'alimentation humaine et animale», marzo de 2009.

Policy de marzo de 2011 las inversiones en el desarrollo de las nanopartículas son colosales y se cifran en miles de millones de dólares. Las previsiones mencionan inversiones, en todos los sectores, ¡que superan el billón de dólares desde ahora hasta el 2020! Sin ninguna duda, después de la ley del silencio, se logrará que esta técnica sea aceptada gracias a un marketing sutil que asocie mediante un mecanismo bien engrasado a científicos que se presten a tranquilizar al público o a mantener la cacofonía si no logran presentar el procedimiento como libre de peligro. Todo ello asociado, por supuesto, a unos estudios orientados en el sentido deseado y a una avalancha de anuncios publicitarios más o menos honestos. Una vez más, si no reaccionan, los consumidores se encontrarán ante un hecho consumado.

Fijémonos, a título de ejemplo, en dos productos que pueden presentarse bajo forma de nanopartícula: el dióxido de titanio E171 (TiO_2) y el dióxido de silicio E551, más conocido bajo la denominación de sílice (SiO_2). El dióxido de titanio es un colorante blanco utilizado para blanquear diferentes productos como algunas vinagretas preparadas, productos cocidos industriales y diversas golosinas. Podemos encontrarlo también en productos cosméticos, en los que sirve para aumentar la brillantez. Bajo su clásica forma mineral, se trata de una molécula neutra «químicamente inerte», pero no ocurre lo mismo bajo otras formas, en especial la de nano. En el hombre esta última puede infiltrarse hasta las células y provocar ataques de tipo inflamatorio potencialmente graves (actividades catalíticas oxidantes). Por otra parte, según ciertos estudios experimentales, la difusión de los nanos puede atacar el hígado, los riñones y el cerebro. Deben realizarse estudios complementarios con la mayor rapidez posible. La sílice nanométrica, bajo su forma nano, tiene también unos efectos distintos de la forma mineral clásica. Como los demás nanos, actualmente tampoco se etiqueta en función de la forma física bajo la cual se presenta. ¿Dónde podemos encontrarla? En diversas salsas de condimento, pero también en múltiples polvos, por su efecto antiaglomerante, es decir para evitar que el producto se vuelva compacto y pegajoso.

Lista de los productos con importantes riesgos de contener nanopartículas

E171	Dióxido de titanio: colorante blanco
E551	Dióxido de silicio (sílice): antiaglomerante

En general, desconfiad de la mayor parte de antiaglomerantes ya que carecemos todavía de informaciones.

E535	Ferrocianuro de sodio
E536	Ferrocianuro de potasio
E538	Ferrocianuro de calcio
E552	Silicato de calcio
E553	Silicato de magnesio
E553b	Talco

Atención, por desgracia hoy en día es imposible daros una lista exhaustiva de los aditivos que puedan contener partículas nanométricas. Según G. Briand y A. Picot, hay salsas de tomate que, por ejemplo, pueden «contener licopeno nanométrico para colorearlas y sílice nanométrica para espesarlas». Los aditivos nanométricos se usan discretamente y a vuestras espaldas con una patente falta de información. Empezad por evitar aquellos que acabamos de citar, que pueden estar presentes en los productos convencionales. La fabricación de numerosos aditivos puede resultar de tecnologías nano.* En bio, se han adquirido compromisos para no utilizarlos.

* Marcel Lahmani, Catherine Bréchignac, Philippe Houdy, Les Nanosciences, t. 2: Nanomatériaux et nanochimie, Belin, 2006.

¿Un escándalo sanitario?

La Unión Europea ha autorizado «extender» el uso de diferentes tipos de antiaglomerantes a cantidades más elevadas que las actualmente utilizadas (reglamento UE núm. 1129/2011 de la Comisión del 11 de noviembre de 2011). De hecho, se supone que este reglamento se refiere solo a sus formas minerales, pero ¿por qué daría vía libre al uso de la forma nanométrica? Este problema sanitario es preocupante, dado que no se requiere ninguna precaución especial de uso para las mujeres embarazadas. Ahora bien, según toda verosimilitud, por lo visto en estudios experimentales en animales, estas nanopartículas pueden pasar la barrera placentaria y alcanzar el embrión. ¡Y las consecuencias sobre la salud del futuro bebé, niño y adulto no se evalúan en absoluto! A la espera de que se lleven a cabo estudios epidemiológicos serios sobre el tema, los industriales utilizan las nanopartículas con absoluta tranquilidad. A modo anecdótico, el director general de Salud y Protección de los Consumidores de la Comisión Europea, en el transcurso de una reunión con fabricantes el año 2007, había pedido que se levantaran aquellos que no utilizaban las nanotecnologías; todo el mundo permaneció sentado... Los fabricantes saben perfectamente lo que ponen en sus productos alimentarios. Si consideran que no hay ningún riesgo, ¿por qué no mencionan la presencia de nanopartículas o el uso de técnicas relacionadas con ellas?

Que quede claro, el uso de nanomateriales puede prestar grandes servicios en determinados campos, al permitir por ejemplo una mejor aplicación de las pinturas en la chapa de los coches, reduciendo el número de capas de pintura en los edificios, haciendo más sólido el acero de los puentes o la elasticidad de ciertos productos... Las nanopartículas de plata tienen, por su parte, virtudes antibacterianas. Pero el impacto sobre la salud y las consecuencias de la dispersión masiva de las nanopartículas manufacturadas de origen industrial en la naturaleza no han sido todavía suficientemente evaluadas. Parece, no obstante, que modifican la calidad del agua, del suelo o del aire y que tienen un impacto real en los ecosistemas. ¿Qué ocurre con la incineración de residuos que las contienen (como los envases alimentarios, al ser los nanomateriales cada vez más utilizados como agentes antiolor, captadores de humedad, impermeabilizantes...)? ¡Cuántos ámbitos escandalosamente dejados de lado!

Conviene también proteger mejor —y esto de manera urgente— a todos aquellos que trabajan en los talleres y manipulan directamente las partículas nanométricas. Esto es competencia de la medicina laboral. Existe, desde luego, una reglamentación, pero ¿es suficiente? En mayo de 2012 se lanzó esta asombrosa información en el ámbito europeo: el gobierno alemán anunció[16] que confiaba al «gigante de la química BASF un estudio sobre el impacto sanitario de las nanopartículas, un proyecto a lo largo de cuatro años que podría costar un total de cinco millones de euros» y que daría a Alemania «un papel dirigente en la investigación de la seguridad de los nanomateriales». ¿Por qué no son los poderes públicos del ámbito europeo los que realicen semejante proyecto con la ayuda de un financiamiento público? ¿Qué dirá la justicia sobre las nanopartículas si es apelada? Es evidente que si se confirma que, al penetrar en las células del organismo, determinadas nanopartículas industriales pueden provocar trastornos respiratorios (las nanopartículas de carbono), alteraciones de las defensas inmunitarias e incluso cánceres, la justicia solo podrá estimar que la protección de los consumidores no habrá sido suficientemente garantizada. Y qué decir de la inercia de los poderes públicos, además de su autorización para dejar en el mercado ciertos productos probablemente en nombre de intereses económicos, o del no intervencionismo de las aseguradoras, que podrían imponer reglamentaciones para protegerse de eventuales recursos...

16. Mencionado en el *Journal de l'environnement*.

LOS ADITIVOS:
SUS FUNCIONES, SUS INDESEABLES EFECTOS

Las posibles sustancias cancerígenas

Cuando estudiamos en serio esta cuestión, es impresionante ver hasta qué punto los aditivos están presentes en la alimentación procesada. Individualmente, la prudencia nos lleva a evitar al máximo los aditivos. Estas sustancias aparecen mencionadas en las etiquetas bajo sus formas convencionales. Os presentamos aquí algunas de emblemáticas que pueden causar problemas. La lista exhaustiva la encontraréis en la guía al final de la obra.

El BHA o antioxidante E320 (incluso si, como siempre, existen estudios contradictorios referentes a los efectos en términos de toxicología) está clasificado como posible cancerígeno para el hombre, es decir dentro del grupo 2B del Centro Internacional de Investigación sobre el Cáncer (véase pág.30). Se ha comprobado que este aditivo utilizado por los fabricantes para limitar los procesos de oxidación es un perturbador endocrino, que interfiere con la actividad hormonal estrogénica (véase pág. 277). Se sospecha también que agita aún más a los niños hiperactivos. ¿Dónde se encuentra ese BHA? En algunos chicles, por ejemplo, en purés, pero también en sopas industriales y otros productos alimentarios procesados listos para consumir, especialmente destinados a niños. Leed bien las etiquetas: es fácil de localizar y, por lo tanto, de evitar.

La misma actitud con su primo, el BHT E321 (aunque se incluye en el grupo 3, no clasificable). Se encuentra en diversos preparados a base de cuerpos grasos pero, teniendo en cuenta su inestabilidad a elevada temperatura, es menos utilizado que el BHA.

Hay muchos otros aditivos que plantean problemas. Como ya hemos explicado, hay que razonar siempre en términos de relación beneficio/riesgo. Para los nitritos códigos E249 a E252, por ejemplo, que son conservantes, una exposición muy débil no parece tener impacto en la salud, mientras que, si no se utilizan, el riesgo de botulismo aumenta, en especial en los embutidos. Los grandes consumidores de estos productos y de otras salazones y carnes de conserva deben saber, no obstante, que el Centro Internacional de Investigación sobre el Cáncer acaba de clasificar este aditivo en la categoría 2A, es decir que es probablemente cancerígeno para el ser humano. Su absorción regular comporta riesgos. ¡Su asociación con los E200 (ácido sórbico) a E203 (sorbato de calcio) potenciaría los efectos nocivos! Además, los embutidos contienen importantes concentraciones de ácidos grasos saturados no aconsejables para la salud y lo graso almacena contaminantes orgánicos persistentes que también tienen efectos negativos.

Aditivos y alteraciones de la conducta

Ciertos aditivos son sospechosos de acarrear o propiciar alteraciones de la conducta, especialmente en los niños hiperactivos. Hay elementos que justifican limitar la exposición de estos últimos a diversos colorantes, sobre todo asociados a conservantes de tipo ácido benzoico (E211) y sus derivados. El BHA (E320), como acabamos de mencionar, forma también parte de los aditivos sospechosos en este ámbito.

Colorantes sospechosos de agitar aún más a los niños hiperactivos

Tipos de aditivos	Colorantes
E102	Tartracina
E104	Amarillo de quinoleína
E110	Amarillo anaranjado S
E122	Carmoisina
E124	Amaranto
E129	Rojo allura AC

	Conservantes
E210 a E213	Ácidos benzoicos y sus derivados (benzoatos)
	Antioxidante
E320	BHA

Aunque los estudios merecen ser confirmados y/o profundizados, no vemos qué interés habría en exponer regularmente a los niños a unos productos sobre los que existen dudas.

Los parabenos

Los parabenos suscitan muchos comentarios contradictorios. Analicemos la situación. Se trata de conservantes cuyo origen es doble: sintético (mencionado de E214 a E219 en las etiquetas), pero también natural. Su función consiste en impedir la degradación oxidante de los productos en los cuales se incluyen. Están presentes en varias frutas, como las frambuesas. Naturalmente, en pequeña cantidad, en los frutos frescos posponen su podredumbre. Pero su muy generosa utilización en forma de añadido en la alimentación, los cosméticos y diversos productos higiénicos aumenta de forma singular el nivel de exposición. En el plano de su utilización industrial, en los alimentos procesados, aunque también en los cosméticos y los medicamentos, actúan prolongando su duración.

Existen pues dos fuentes de contacto con los parabenos: la vía oral (alimentos, medicamentos) y la piel (cosméticos). Por vía oral, son destruidos en gran parte por los jugos digestivos[17] y metabolizados. Por vía cutánea (aplicación de cosméticos), penetran fácilmente y pasan directamente a la sangre. Son, por lo tanto, perturbadores endocrinos (véase

17. Hidrólisis por las enzimas del estómago, que liberan el ácido parahidroxibenzoico que luego es eliminado con las heces.

pág. 278), cuyas propiedades estrógenas son de todos modos miles de veces inferiores a las del estradiol.[18] Pero, por simple prudencia, es razonable evitar los cosméticos que los contienen, y se recomienda reducir el consumo de alimentos con parabenos añadidos. Lo mismo vale para los medicamentos. Son fáciles de localizar, basta con leer las etiquetas y los prospectos.

E214	Etilparabeno, hidroxibenzoato de etilo
E215	Etilparabeno sódico, hidroxibenzoato de etilo sódico
E216	Propilparabeno, hidroxibenzoato de propilo
E217	Propilparabeno sódico, hidroxibenzoato de propilo sódico
E218	Metilparabeno, hidroxibenzoato de metilo
E219	Metilparabeno sódico, hidroxibenzoato de metilo sódico

El polémico aluminio

El aluminio es uno de los minerales que más se encuentran en la alimentación de tipo occidental entendida en un amplio sentido. Lo encontramos en concentraciones variables en el agua corriente. Las sales de aluminio se utilizan en efecto para tratar el agua del grifo contra las impurezas orgánicas y evitar de este modo que sea turbia.

El aluminio está también presente en una muy baja concentración en la alimentación sólida, ya que este mineral forma parte de la corteza terrestre que se desprende en los vegetales. En forma de añadido, lo encontramos, además de en diversas aguas, como aditivo alimentario y en algunos utensilios de cocina. Su excesiva exposición, inhabitual para la fisio-

18. Existen varias formas químicas para los parabenos; el metil- y el etilparabeno no suponen un riesgo a priori en las dosis que se usan habitualmente. Prosiguen las investigaciones para el propil- y el butilparabeno que, por el hecho de su mayor solubilidad en las grasas, parecen ser más activos como perturbadores endocrinos.

logía humana, aumenta de manera muy significativa desde hace varios decenios. Este aluminio absorbido en exceso está cada vez más incriminado en la aparición de diversos trastornos o enfermedades. Puede provocar, por ejemplo, inflamaciones de los intestinos al alterar su pared interna.[19] En el plano digestivo, se sospecha también que puede modificar la composición de las bacterias normalmente presentes en el intestino.

A las autoridades sanitarias europeas les preocupa el impacto del aluminio, en las neuronas sobre todo, ya que llegan en gran cantidad al cerebro. En el terreno experimental (en animales), propicia la aparición de enfermedades neurológicas llamadas degenerativas con pérdida de memoria y trastornos de concentración. La toxicidad del aluminio no es una ilusión, y algunos toxicólogos como Henri Pézerat han tomado postura de forma muy crítica en su contra. La toxicidad puede ser muy real, en especial por su presencia en el agua, pero todo depende de la forma y del grado de exposición. Actualmente, las autoridades europeas consideran que «la principal vía de exposición al aluminio para la población en general es la de la alimentación», pero, para estas, «el aluminio en el agua de beber representa una (otra) fuente menor de exposición». Este tipo de afirmación, a priori tranquilizadora, parece omitir el hecho de que diversos elementos presentes en el agua, como la sílice,[20] juegan un papel no desdeñable en su grado de asimilación. Además, en la controversia sobre los efectos del aluminio, siempre hay que analizar bien el conjun-

19. «L'aluminium: implication d'un facteur environnemental dans la physiopathologie des maladies inflammatoires intestinales», G. Pineton de Chambrun, C. Vignal, M. Body-Malapel, M. Djouina, F. Altare, A. Cortot, J.-F. Colombel, C. Neut, P. Desreumaux, Congreso de las Jornadas Francófonas de Hepato-gastroenterología y de Oncología Digestiva, 2010. Podría ser uno de los factores implicados en el desarrollo de las llamadas enfermedades «crónicas inflamatorias del intestino» (MICI), la enfermedad de Crohn.

20. En cantidad importante, esta induce la formación de silicato de aluminio, poco asimilable.

to de la composición del agua. En cuanto a los alimentos, se encuentra en forma de complejos orgánicos en una concentración habitual de menos de cinco miligramos por kilo de alimento;[21] algo más en las hojas de té, los productos a base de cacao o las especias, y los mejillones en determinadas zonas geográficas, que parece que fijan fácilmente este metal.

¿Cómo limitar la exposición al aluminio? Podemos, por supuesto, reducir la ingesta de los alimentos que acabamos de citar, pero tampoco los consumimos en gran cantidad, y los seres humanos siempre lo han absorbido. En primer lugar, debemos preocuparnos decididamente por ciertas aguas tratadas con aluminio, empezando por comprobar su presencia y su concentración en el agua de nuestra comunidad (estos datos son accesibles para todos, véase pág. 285).

Luego, hay que evitar, por una parte, los alimentos procesados a los que se añaden aditivos a base de aluminio y, por otra, limitar el contacto prolongado con utensilios de cocina que puedan propiciar la migración de dicho mineral, por mucho que las autoridades europeas pretendan ser tan tranquilizadoras. Según la agencia sanitaria europea, a pesar de que la brevedad del contacto con el papel de aluminio durante la cocción en *papillote* comporte una muy baja migración de este elemento en la mayoría de los alimentos, no ocurre lo mismo con las migraciones a partir de utensilios de cocina: «En presencia de ácidos y de sales, el uso de cacerolas y ensaladeras de aluminio y de papel de aluminio doméstico para alimentos como el ruibarbo, la salsa de tomate o los arenques salados, podría ocasionar un aumento de la concentración de aluminio en dichos alimentos. El uso de recipientes y de bandejas de aluminio para los platos cocinados y de comida rápida podría incrementar moderadamente las concentraciones de alumi-

21. Según las autoridades europeas (Autoridad Europea de Seguridad Alimentaria, 2010), la exposición humana al aluminio por la alimentación se estima entre 1,6 y 13 mg diarios, y recomiendan no superar una dosis semanal (DST: dosis semanal tolerable) de 1 mg de aluminio por kilo de peso corporal, o sea, 60 mg a la semana para una persona de 60 kg, por ejemplo.

nio, particularmente en aquellos que contienen tomate, diversos tipos de conservas con vinagre y el vinagre mismo.» El uso de películas con base de aluminio con los productos «ácidos» está, por lo tanto, especialmente desaconsejado. Para los demás, no parece que haya migraciones significativas, pero, de manera general, es preferible utilizar alternativas o sencillamente, de vez en cuando, papel sulfurizado.

En resumen, con el fin de limitar la exposición al aluminio de origen alimentario, es necesario evitar ante todo los siguientes aditivos, sabiendo que las tasas de asimilación por el organismo son variables:

E173	Aluminio, presente sobre todo en el envoltorio de diversos dulces o repostería industrial	Colorante gris
E520 a E523	Sulfato de aluminio, puede mezclarse con preparados industriales a base de huevo y con dulces diversos	Reafirmante
E541	Fosfato de aluminio, autorizado en algunos dulces; para los productos vendidos a granel resulta difícil conocer la composición exacta	Polvo para fermentar la masa
E554 a E559	Silicato de aluminio,* presente en muchos alimentos industriales	Antiaglomerante
E1452	Octenil succinato de almidón de aluminio	Emulsionante

* Asimilación baja en forma convencional. Algunos como el E558 (bentonita) y el E559 (caolín) están especialmente autorizados en los alimentos bio. Para los productos convencionales no parece haber impacto negativo mientras no estén presentes en forma de nanopartículas.

Existen también fuentes no alimentarias de exposición:

• Ciertos medicamentos pueden contener aluminio, los productos «antiácido» por ejemplo, en forma de sobres o de suspensiones bebibles que se dan en caso de dolores y de inflamaciones del estómago (gastritis). A largo plazo, estos productos pueden tener varios efectos, como disminuir la absorción de fosfatos, lo que no es deseable, en especial para los niños. Comentádselo a vuestro médico, ya que existen alternativas terapéuticas a estos productos.

• También podemos estar expuestos por los cosméticos y más en especial por los desodorantes (clorhidrato de aluminio). La mejor actitud consiste en elegir los cosméticos que no lo posean. Para ello basta con leer las etiquetas.

• En odontología hay cerámicas y cementos que también pueden contener aluminio (Al_2O_3), pero actualmente el grado de difusión solo se conoce de manera imperfecta.

• En lo referente a las vacunas, las autoridades sanitarias consideraron que el aluminio utilizado (coadyuvante en forma de hidróxido de aluminio o de fosfato) por vía subcutánea no suponía un peligro. Se observa, no obstante, la aparición de inflamaciones dolorosas y de las «miofascitis de macrófago»[22] o de nódulos inflamatorios en forma de granulomas (nódulos endurecidos bajo la piel) dolorosos en el lugar de inyección de las vacunas. [Un buen número de vacunas, especialmente las pediátricas, incorporan sales de aluminio como adyuvante. Al uso del aluminio, no obstante, se le atribuyen importantes problemas de salud. La publicación de estas informaciones, lejos de quitar valor a las vacunas, introducen la necesidad de revisar las rutinas de vacunación, especialmente en niños, y sobre todo verificar los umbrales tóxicos de los adyuvantes, algo que algunas fuentes consideran raramente al

22. Tras la lesión inflamatoria localizada en el punto de inyección, se han observado dolores musculares y articulares secundarios acompañados de fatiga crónica. Estos síntomas se han agrupado bajo el término de miofascitis de macrófago (MFM). Biopsias musculares a nivel de los puntos de inyección de las vacunas mostraron la presencia de aluminio en unas estructuras llamadas macrófagos entre las fibras musculares. De todos modos, aunque falta profundizar en la relación con las vacunaciones, es del todo incomprensible que no se haya lanzado antes una dinámica de investigaciones, teniendo en cuenta especialmente los trabajos del investigador del Instituto Nacional de Salud e Investigación Médica (INSERM) Romain Gherardi, ¡que lanzó la alerta en 1993!

no ser las vacunas «consideradas como un medicamento» y, por tanto, estar exentas de los rigurosos mecanismos de evaluación que se siguen antes de dar salida a cualquier fármaco. Desde la Agencia Española del Medicamento se puntualiza esta información: «Las vacunas son medicamentos desde hace bastantes años y su valoración, incluidos los adyuvantes en su composición, se evalúan de forma tan estricta como otros medicamentos, o incluso más, debido a que la población puntual es generalmente infantil y sana.» Fuente: http://www.madrimasd.org/ 2013]

Algunos proponen proceder a inyecciones más bien intramusculares, pero esto no haría más que acrecentar el riesgo de encontrar aluminio en mayor concentración en la sangre y aumentar también el contacto con el cerebro, que debe evitarse a cualquier precio. Además, la vía intramuscular parece asegurar una menor inmunidad que la vía subcutánea. Dicho esto, la mitad de las vacunas sencillamente no contiene aluminio como adyuvante sin que esto comprometa su eficacia. Pero su uso permite abaratar el coste de fabricación de la vacuna a los fabricantes. En otros tiempos se utilizaba fosfato de calcio en lugar de aluminio, pero los riesgos de absceso en los puntos de inyección eran mucho mayores. Podemos, por lo tanto, concebir perfectamente que sea posible en el plano tecnológico encontrar alternativas al aluminio. Sin embargo, los poderes públicos esperaron hasta diciembre de 2012 para pedir a la Agencia Nacional de Seguridad de los Medicamentos (ANSM) la financiación de un estudio independiente sobre las consecuencias de las sales de aluminio en las vacunas. El anuncio se hizo cuando miembros de la asociación E3M, apoyada por el Réseau Environnement Santé, mantenían una huelga de hambre, que solo terminó tras los compromisos adquiridos por el gabinete del ministro de Sanidad. [A pesar de que amplios sectores se oponen a la utilización del coadyuvante de aluminio en las vacunas, según el Ministerio de Sanidad, Servicios Sociales e Igualdad español: «Aunque las vacunas son generalmente efectivas y seguras, ninguna vacuna es totalmente segura para todos los receptores. En ocasiones, la vacunación puede producir ciertos efectos secundarios leves: reacción local, febrícula y otros síntomas sistémicos, que pueden desarrollarse como parte de la respuesta inmunitaria normal. Además, ciertos componentes de las vacunas (Ej. coadyuvante de aluminio, antibióticos o conservantes) producen reacciones ocasionales. Una vacuna eficaz reduce estas reacciones al mínimo, induciendo al mismo tiempo la máxima inmunidad. Las reacciones graves son raras.]

También en este caso resulta incomprensible que no se pusieran vacunas sin hidróxido de aluminio a disposición de las familias que lo desearan, cuando la duda existe desde hace ya veinte años. La vacunación es evidentemente un formidable medio de prevención contra diversas enfermedades, pero el principio *primum non nocere* («lo primero es no hacer daño») debe aplicarse en primer lugar en este ámbito con vacunas absolutamente seguras.

OGM en vuestro plato

Podéis encontrar productos OGM (organismos genéticamente modificados) en vuestro plato y en mucha mayor cantidad de lo que os imagináis. La reglamentación impone la mención de su presencia si representan más del 0,9% del producto acabado. Pero la mención «sin OGM» no quiere decir que el animal de donde procede el producto no haya sido alimentado con OGM. Sin embargo, algunos distribuidores optan por indicar claramente que sus productos no proceden indirectamente de una alimentación OGM con las menciones: «alimentado sin OGM» o «procedente de animales alimentados sin OGM».

En la guía del final de la obra (véase pág. 265) se reproduce la lista de los OGM autorizados en los aditivos y en la alimentación. ¡Asombroso!

Los aditivos no mencionados

En la directiva europea (2000/13/CE) operativa hasta el año 2014, las derogaciones al etiquetado de la composición de los productos alimentarios se refieren especialmente a «los alimentos que se presentan a la venta no envasados». Dicho de otro modo, sobre todo no penséis que en los productos alimentarios que compráis se mencionan todos los aditivos. Aquellos que se venden a granel, semigranel y no envasados individualmente (el pan, por ejemplo) pueden incluir un aluvión de aditivos: los frutos secos vendidos a granel y tratados con sulfitos; platos preparados como las pizzas, que son objeto de numerosas manipulaciones industriales siempre con la posibilidad de que algunos ingredientes procedan de cultivos OGM. ¿Y qué decir de los alimentos que sufren tratamientos mediante «auxiliares de tecnología», es decir compuestos utilizados en las diversas etapas de la transformación de un producto alimentario y en los que pueden persistir residuos? Esto va desde los decolorantes a los agentes antiespuma, pasando por diversos disolventes: «Su utilización puede tener como resultado la presencia no intencionada, pero técnicamente inevitable, de residuos de esa sustancia o de sus derivados en el producto acabado», según la agencia sanitaria francesa. En pocas palabras, en vuestro plato podéis encontrar residuos de auxiliares de tecnología, de pesticidas, de aditivos (autorizados, pero en dosis no siempre bien evaluadas científicamente), sin hablar de las moléculas de ciertos envases que migran a los alimentos, plásticos, tintas, etc.: y esto es mucho, ¡demasiado! Sobre todo si tenemos en cuenta que determinados productos añadidos ni tan solo se consideran aditivos, especialmente la gelatina, el cloruro de amonio... Por otra parte, no es porque a priori no tengan nefastos efectos toxicológicos que no sea indispensable un mejor etiquetado. Tomemos como ejemplo la gelatina. ¿Cómo saber si procede de cerdo, de buey o si es vegetal? ¿O si no reduce la asimilación de ciertas vitaminas y minerales presentes en los alimentos? En cuanto a los aromas,[23] sus menciones continúan siendo casi incomprensibles. Al final de la obra presentamos una tabla que os permitirá descifrarlos.

¿Han sido suficientemente estudiadas todas estas sustancias? ¿En qué concentración podemos encontrarlas? ¿Por qué los fabricantes no informan, o lo hacen tan poco, sobre las diferentes etapas de la transformación de los alimentos? Francia ha elaborado algunas medidas[24] que deben permitir evaluar mejor estos productos, pero el nivel de control de todos estos residuos posiblemente presentes es insuficiente a escala europea.

> Frente a los excesos en la transformación de los alimentos y a la evaluación solo parcial de sus efectos sobre la salud, la norma absoluta consiste en elegir alimentos sin refinar, lo menos transformados posible, sean frescos o congelados. Si a pesar de todo compráis un producto procesado listo para consumir, vigilad que no haya más de **tres aditivos**, medida evidentemente arbitraria, ya que no todos los aditivos deben considerarse de la misma manera, pero que tiene el mérito de evitar una exposición excesiva.

LA GUÍA DE LOS ADITIVOS QUE HABRÍA QUE EVITAR

Por lo que conocemos actualmente, algunos de los aditivos podrían y deberían incluso evitarse. La lista completa de los aditivos que pueden ser sospechosos en diferentes grados la encontraréis reproducida en la guía antitóxica del final de la obra. Deberíais llevarla encima en vuestras compras. Los estudios referidos a su impacto sobre la salud deben proseguirse, pero se plantea el problema de la financiación de estos aná-

23. Este aspecto fue desarrollado en nuestras anteriores obras *Impostures et vérités sur les aliments*, Fayard, 2007, y *Les 100 meilleurs aliments pour votre santé et la planète*, Fayard, 2009.
24. Especialmente en el marco del decreto núm. 2011-509 del 10 de mayo de 2011 y de la orden del 7 de marzo de 2011.

lisis. Frente al peligro de descubrir efectos negativos sobre la salud, los fabricantes son generalmente poco propensos a profundizar en ellos, y las autoridades públicas no siempre disponen de los medios para sacar adelante ciertos estudios, según propia confesión de los responsables de los organismos sanitarios de control.[25] [Los aditivos alimentarios (conservantes, colorantes, edulcorantes, antioxidantes, emulgentes, acidulantes, etc.) están presentes en casi todos los productos de la industria alimentaria. En España existen actualmente unos trescientos aditivos autorizados (*BOE* del 12-1-96 para los edulcorantes, *BOE* del 22-1-96 para los colorantes y *BOE* del 22-3-97 para todos los demás). Pese a la adaptación de nuestra legislación a la de la Europa comunitaria, aún son numerosos los aditivos alimentarios que se comercializan en España y que, según diversas organizaciones, pueden ocasionar serios trastornos por su toxicidad o cuyos efectos sobre el organismo no se conocen suficientemente.] Las evaluaciones de los aditivos se basan en diferentes parámetros, muy a menudo insuficientes, especialmente en términos de análisis de los efectos combinados entre distintas moléculas. Afortunadamente, bajo la presión de las asociaciones, de los alarmistas, de la prensa y del público, cada vez hay más fabricantes y distribuidores que limitan el uso de los aditivos alimentarios más controvertidos.

25. Comparecencia de los responsables de dichos organismos el 28 de julio de 2012 en la Asamblea Nacional.

Los aditivos más controvertidos
(lista completa en la guía al final de la obra, pág. 261)

Colorantes

Código	Nombre	Alimentos que pueden estar afectados	Efectos sospechosos
E102 y E104*	Tartracina y amarillo de quinoleína	Caramelos, chicles	Hiperactividad infantil, alergias, asma Cancerígenos y mutágenos*
E110*	Amarillo anaranjado S	Golosinas, dulces, bollería...	Alergias Sospechoso de ser cancerígeno, falta profundizar en los estudios
E122 y E124*	Rojo carmoisina, amaranto, cochinilla A	Golosinas, frutas en conserva, helados...	Hiperactividad infantil, alergias
E150d*	Marrón caramelo al sulfito de amonio	Bebidas de cola, sodas, vinagres llamados balsámicos	Alergias y trastornos gastrointestinales Cancerígeno en ciertos roedores en función de las dosis

* Experimentos realizados en animales.

Conservantes

Código	Nombre	Alimentos que pueden estar afectados	Efectos sospechosos
E221 a E228	Sulfito de sodio	Mostaza, vino...	Alergias, dolores de cabeza
E214 a E219	P-hidroxi-benzoato de etilo (parabenos)	Carnes transformadas, embutidos, pastas, caramelos...	Parabenos, perturbadores endocrinos
E210 a E213	Ácido benzoico y benzoatos	Productos lácteos, pastas para untar, caramelos, gomas de mascar, bebidas aromatizadas sin alcohol, platos preparados...	En algunas personas, liberación de histamina y reacciones pseudoalérgicas (urticaria, angioedema, broncoconstricción), hiperactividad infantil (E211)

Antioxidantes

Código	Nombre	Alimentos que pueden estar afectados	Efectos sospechosos
E320 y E321	Butilhi-droxianisol (BHA) y BHT	Algunos chicles, copos de patata, purés en sobres, platos transformados...	E320: según el CIRC, cancerígeno posible E321: insinuada hiperactividad infantil en asociación con ciertos colorantes, no clasificable

Potenciadores de sabor

Código	Nombre	Alimentos que pueden estar afectados	Efectos sospechosos
E621	Glutamato de sodio	Cubitos de caldo, bases de salsa, salsas, cocina asiática...	Alergias o posibles intolerancias, dolores de cabeza a veces avanzados, efecto sobre el vaciado gástrico (retención)

Aditivos que contienen aluminio

Código	Nombre	Alimentos que pueden estar afectados	Efectos sospechosos
E173	Aluminio	En numerosos productos alimentarios	Los compuestos a base de aluminio son sospechosos de propiciar las enfermedades de Alzheimer y de Parkinson. Riesgos para las personas afectadas de enfermedades óseas y renales. No obstante, el grado de asimilación por el organismo es muy variable, siendo el más bajo probablemente el de los silicatos de aluminio si están bajo una forma convencional, es decir no nano.
E520 a E523	Sulfatos de aluminio	Salmueras, frutas y verduras en conserva	
E541	Fosfato de aluminio	Polvo sintético para fermentar la masa	
E554 a E559	Silicato de aluminio	Antiaglomerantes en diferentes productos	
E1452	Octenil succinato de almidón y aluminio	Emulsionante	

Fosfatos

Código	Nombre	Alimentos que pueden estar afectados	Efectos sospechosos
E541	Fosfato de aluminio sódico ácido	En múltiples productos como espesantes, colorantes, acidificantes...	Trastornos digestivos Prudencia en caso de insuficiencia renal
E1412	Fosfato de dialmidón		
E1414	Fosfato de dialmidón acetilado		
E1442	Fosfato de dialmidón hidroxipropilado		
E1413	Fosfato de dialmidón fosfatado		
E1410	Fosfato de monoalmidón		
E101	Fosfato-5 de riboflavina		
E341	Fosfatos de calcio		
E343	Fosfatos de magnesio	En múltiples productos como espesantes, colorantes, acidificantes...	Trastornos digestivos Prudencia en caso de insuficiencia renal
E340	Fosfatos de potasio		
E339	Fosfatos de sodio		

Antiaglomerantes sintéticos y colorantes

(en algunos casos pueden estar presentes en forma «nano»)

Código	Nombre	Alimentos que pueden estar afectados	Efectos sospechosos
E535 a E538	Ferrocianuro	Para evitar que los alimentos no se adhieran entre ellos: sal, arroz a veces, tratamiento de superficie de múltiples productos	Impacto sobre la salud imperfectamente estudiado
E554 a E559	Silicato de aluminio		
E551 a E553b	Dióxido de silicio, silicato de calcio y silicato de magnesio de origen sintético		
E171	Dióxido de titanio	Para colorear de blanco los alimentos: golosinas, vinagreta...	

Edulcorantes

Código	Nombre	Alimentos que pueden estar afectados	Efectos sospechosos
E950 a E967	Acesulfamo K (E950), aspartamo (E951), ciclamatos (E952), sacarina (E954), stevia (glicósido de stevial E960)	Alimentos y bebidas *light*, postres, golosinas...	Ningún interés realmente demostrado en términos de control de peso. E951: aditivo polémico cuya ingesta diaria admisible está sujeta a controversia. Potencial cancerígeno en algunos animales (roedores). E952: experimentalmente migrañas y posible cancerígeno en determinadas situaciones (bajo la acción de bacterias o asociado al E954). E955 (sucralosa): datos a revisar a pesar de estar autorizado.

Un gran número de estos aditivos pueden encontrarse también en productos no alimentarios, básicamente en cosméticos y medicamentos.

ENVASES DE PLÁSTICO Y UTENSILIOS DE COCINA

Imposible escapar al plástico por su omnipresencia. Los plásticos representan una catástrofe para el planeta, ya que, reciclados de forma imperfecta, se acumulan por todas partes, y especialmente en los océanos. Aunque no todos los plásticos deben considerarse del mismo modo en términos de efectos sobre la salud, sobre todo en los envases de los alimentos debemos desconfiar globalmente, a la vista de las informaciones parciales y parceladas de las que disponemos. Sin embargo, un análisis más afinado es posible;[26] mencionaremos aquí las grandes líneas antes de que encontréis el cuadro de recapitulación en la guía del final de la obra (véase pág. 269).

Los envases alimentarios de plástico

La primera norma consiste en no calentar los plásticos alimentarios. Efectivamente, el calor propicia la migración de elementos del plástico hacia los alimentos, aunque unos resistan mejor que otros.

Segunda norma: no elegir alimentos que hayan pasado demasiado tiempo en el plástico, especialmente el que tapiza las latas de conserva. Claro está que se supervisan las dosis de migración toleradas. Pero cuando esos revestimientos son de una materia llamada «epoxi» pueden contener bisfenol A (BPA) (véase pág. 273) sin que haya ninguna información. Se impone, por lo tanto, la prudencia, puesto que las normas de migración admitidas hoy quizá ya no lo estarán mañana, a la

---

26. Tal como lo habíamos desarrollado en *Je maigris sain, je mange bien, op. cit.*

luz de nuevos trabajos científicos. La ley[27] que se votó prohibiendo el uso del bisfenol A en contacto con los alimentos no entrará en vigor hasta el año 2015 (2013 para los alimentos infantiles). El plazo puede parecer largo, tanto más cuanto los industriales fueron alertados desde 1994 de los posibles perjuicios de la sustancia (cuando fue prohibido para los biberones, raros fueron los fabricantes que en menos de tres meses no habían encontrado una solución sustitutiva). La selección de las conservas debe orientarse hacia los tarros de cristal, a pesar de que el problema de las tapaderas no se haya resuelto del todo y algunas, en particular, pueden contener ftalatos. [En España el bisfenol A está incluido en la lista de monómeros, otras sustancias de partida, macromoléculas obtenidas por fermentación microbiana, aditivos y auxiliares para la producción de polímeros, que figura en el anexo I del Reglamento 10/2011, con el número de referencia 13480, por lo que está autorizado su uso a nivel europeo para la fabricación de materiales y objetos plásticos destinados a entrar en contacto con alimentos. Como sucede en todos los materiales que entran en contacto con los alimentos, pequeñas cantidades de BPA pueden migrar del plástico o del recubrimiento de resina a los alimentos y bebidas. En este caso, el Reglamento 10/2011 establece un límite de migración específico de 0,6 mg/kg. En 2012 se prohibió en España la fabricación, importación y comercialización de biberones que contengan bisfenol A (conocido como BPA) debido a que esta sustancia puede causar efectos tóxicos en los lactantes.]

A los productos congelados este problema no les afecta, ya que el plástico muy frío no vuelve a desprender elementos en el contenido alimenticio (es el calentamiento el que propicia las migraciones). Como es evidente, ¡no hay que calentar los alimentos congelados en el plástico original!

¿Cómo aclararnos? Tenemos una pequeña ayuda: los plásticos están marcados con un triángulo en relieve (apenas visible) con una cifra en medio que corresponde al tipo de

27. Ley por iniciativa del diputado Gérard Bapt.

clase de reciclaje posible. Este da indicaciones sobre la naturaleza de los elementos que constituyen los plásticos. Aquellos que deben evitarse potencialmente llevan los números siguientes:

7. Policarbonatos. Pueden contener bisfenol A (BPA), es la peor de las clases, la de todos los plásticos «diversos».
6. Poliestireno y otros estirénicos. Los plásticos estirénicos pueden estar aliados a veces con policarbonato (fuente de BPA).
3. Policloruros de vinilo, PVC flexibles y rígidos. Aunque desde hace diez años los de origen francés y europeo ya no contienen bisfenol A, persisten las dudas sobre numerosos plásticos de importación, en especial los que proceden de Asia.

Films flexibles

Es bastante corriente envolver diversos preparados alimenticios con films de plástico flexible para conservarlos y, sobre todo, para calentarlos en el microondas, Estos films tienen como característica ser de PVC (cloruro de polivinilo) plastificado. Las moléculas destinadas a flexibilizar el PVC son ftalatos con efectos perturbadores endocrinos. También es posible encontrar rastros de otras sustancias sintéticas. Con el calentamiento, todas estas moléculas pueden migrar hacia el alimento en contacto con el film, un efecto que se incrementa en presencia de materias grasas. Varios fabricantes de este tipo de films recomiendan muy sencillamente «evitar el contacto con los cuerpos grasos y el calor». Para recalentar en el microondas, es sensato disponer siempre los alimentos entre dos platos o idealmente en un recipiente de cristal o de cerámica.

Silicona

¿De qué están compuestos estos moldes y *minicocottes*? Todos los materiales sintéticos de plástico tienen temperaturas de conformación del orden de 200 °C a 250 °C, no tan alejadas de las temperaturas que encontramos en la cocina, y especialmente en pastelería. Bernard Petit, químico e ingeniero de plásticos, nos indicó durante nuestros encuentros que «la composición de estos materiales es difícil de obtener, a pesar de que algunos fabricantes declaren que no utilizan plastificantes». No obstante, nos hace destacar que «cuando [nos] frotamos los dedos después de haber tocado un molde de silicona experimentamos muy a menudo una sensación "escurridiza", prueba de que se han desprendido moléculas del material». ¿Son suficientes los controles? Y en caso de saltarse la reglamentación ¿existen sanciones efectivas? [En España, el Real Decreto 847/2011, de 17 de junio, establece la lista positiva de sustancias permitidas para la fabricación de materiales poliméricos destinados a entrar en contacto con los alimentos. Reglamenta los materiales de base para la fabricación de aceites, resinas y elastómeros de silicona y establece los controles, ensayos y los límites de la migración El artículo 12 establece un régimen sancionador por incumplimiento de lo establecido.]

Utensilios de cocina

Utensilios como los boles, las tazas, los cucharones, las cucharas, las espátulas, o pequeños robots pueden contener policarbonatos, por lo tanto bisfenol A. Este se desprende en parte en los alimentos al calentarlos. Apartad pues todos esos utensilios y robots si no conocéis su composición exacta. Por otra parte, pueden encerrar también productos ignífugos del tipo perturbadores endocrinos (véase pág. 269). Además, un gran número de estos utensilios (como las espátulas irrompibles) han sido compuestos a partir de melanina y de formaldehído, que forman la resina sólida resultante de la polimerización de estas dos sustancias sintéticas. El calentamiento de estos utensilios acarrea una descomposición de las resinas, fuente potencial de toxicidad. Es por esta razón que los ministerios de Sanidad de diversos Estados miembros de la UE como Luxemburgo desaconsejan el uso de utensilios de cocina de resina de melanina a temperaturas de utilización superiores a 70 °C, debido al «riesgo para la salud humana».

Claro que existen límites de concentración fijados en términos de riesgo de migración a los alimentos,[28] pero nunca se está a salvo de fraudes. En julio de 2011, por ejemplo, los aduaneros de Toulouse decomisaron decenas de miles de utensilios de cocina (espumaderas, espátulas, cucharones) procedentes de Asia que presentaban una concentración de sustancias químicas hasta sesenta y seis veces superior al índice máximo autorizado por la reglamentación europea. Desde entonces, la Comisión Europea instiga a los Estados miembros a practicar una intensificada vigilancia de los artículos de plástico a base de melanina procedentes de China y de Hong Kong.

Para las sartenes, cacerolas y otros utensilios con revestimiento antiadherente politetrafluoroetileno (PTFE), que contiene también PFOA (ácido perfluorooctanoico), Bernard Petit comenta: «La polémica en torno a estas sartenes empezó con su lanzamiento, en los años cincuenta, ya que los gases de descomposición de este polímero son excesivamente tóxicos. En los años sesenta, las precauciones a tomar con este material cuando era calentado se daban ¡a los obreros que las fabricaban! A pesar de estas críticas, el famoso fabricante francés siempre se refugió detrás del hecho de que la temperatura de descomposición de este material se sitúa hacia los 300 °C, mucho más allá de las temperaturas que se encuentran en el fondo de una sartén. No obstante, aunque la descomposición se activa a 300 °C, ya empieza antes, puesto que las cadenas moleculares de una materia plástica no se degradan todas a la misma temperatura. Además, en un *wok* se alcanzarían temperaturas cercanas a los 250 °C, lo que se aproxima peligrosamente a las temperaturas medias de degradación del PTFE. Existe por lo tanto un riesgo, tanto más cuanto los repetidos calentamientos envejecen el material (fenómeno de termo-oxidación). Y, además, para la fabricación de este tipo de utensilios es necesario el empleo de moléculas comple-

28. Para la melanina: 30mg/kg, para el formaldehído: 15 mg/kg (reglamento UE núm. 10/2011).

mentarias como el PFOA. Esta molécula persiste en el medio ambiente y presenta también un efecto de perturbador endocrino. Curiosamente, uno de los fabricantes más importantes esperó hasta el año 2011 para anunciar el abandono de esta molécula, e hizo de ello una gran campaña publicitaria sobre sus embalajes anunciando "sin PFOA". Prueba de que ese tipo de revestimiento antiadherente no está libre de riesgos... Por otra parte, al preguntarle nosotros por los productos de sustitución utilizados, el fabricante se ha negado a responder hasta el día de hoy.»[29] [En España por Ley 11/86, de 20 de marzo, de patentes de invención y modelos de utilidad, recoge el NDA o derecho a la confidencialidad. Por otra parte, la Agencia Española de Consumo, Seguridad Alimentaria y Nutrición (AECOSAN) afirma que, basándose en los datos existentes, el Panel de Contaminantes (CONTAM) de la EFSA estableció Ingestas Diarias Admisibles (ADI) tanto para el PFOS como para el PFOA, y concluyó que es improbable que la población media en Europa sufra efectos negativos para la salud derivados de la exposición en la dieta a estos contaminantes (publicado el 24/02/2011 en la web de AECOSAN). Para algunos estudiosos, sin embargo (véase drlopezheras.com), el PFOA es cancerígeno.]

Por lo tanto debemos usar las sartenes antiadherentes de manera mucho más prudente. Contrariamente a lo que se pensaba en los años sesenta y setenta, su uso ya no se puede justificar por el beneficio dietético de no utilizar cuerpos grasos. Además, si en esa época se podían poner grasas animales (mantequilla, manteca de cerdo...), actualmente se opta por aceites de oliva o colza. Por otro lado, aparte del hecho de que estemos sensibilizados por la difusión de moléculas de esos revestimientos antiadherentes en los alimentos, sabemos que poner un pequeño chorrito de aceite distribuye mejor la transferencia térmica entre la sartén y el alimento y reduce los puntos de quemazón. La recuperada utilización de un poco

29. Si un industrial ha registrado una patente, puede ampararse en la confidencialidad.

de materias grasas —¡sin fritura!— resulta sensata y reduce el interés de estos revestimientos antiadherentes. Cualquier buen cocinero sabe también que un buen desglaseado con agua o con cualquier otro líquido sutil despega los jugos de las sartenes y permite a la vez preparar sabrosas salsas.

LO QUE SE ESTÁ PREPARANDO

Sin ánimo de difamar, en ocasiones la imaginación de algunos fabricantes no tiene límites. Curiosamente, sus representantes no tienen nada que decir en ocasión del lanzamiento en el mercado de productos como los quesos análogos, que nosotros fuimos los primeros en denunciar a través de las ondas. La denominación *queso* está protegida por un determinado pliego de condiciones pero, cuando no se hace queso, ¿se tiene derecho a utilizar el término para el *queso análogo*? ¿De qué está constituido? De un bloque de grasa (aceite de palma, por ejemplo), de colorantes, de aromas sintéticos para dar sabor a queso, de algunos subproductos lácteos (15% de proteínas lácticas), y ya tenemos una seudomozzarella que podéis encontrar sin saberlo en una pizza, en lasañas, etc., industriales o en el restaurante. Hay otros tipos de quesos análogos, con gelatinizantes diversos y menos grasa, sustituida por almidón o algas... ¡Estos productos promocionados por el marketing industrial se anuncian, incluso, como menos calóricos! A pesar de que algunas marcas se han especializado en estos productos vendidos esencialmente para la restauración o en forma de productos procesados, otras los ponen discretamente en el mercado, siendo entonces el problema que no estáis informados (o estáis mal informados) de su presencia. Para acabar de engañar a los consumidores puede haber también un poco de auténtico queso asociado que en este caso sí que aparecerá mencionado. Presentar productos de este tipo como lácteos o hacerlo creer roza la estafa. La palabra *queso*, incluso asociada a otro nombre, debería autorizarse solamente para auténticos productos lácteos.

Tomemos otro ejemplo: las salchichas. Podemos encontrar una impresionante amalgama de restos de recortes de carne (tendones, grasa...) procesados, coloreados y aromatizados artificialmente para dar un «buen» sabor de embutido. La lectura de las etiquetas es incomprensible y el etiquetado ni tan solo es obligatorio para aquello que se vende a granel, en el mercado, y en los restaurantes y las cantinas. En Estados Unidos hicieron incluso su aparición las *pink slim*, o salchichas procedentes de una especie de cola rosa. Están constituidas por subtrozos procesados con una consistencia de pasta (cola) coloreada en rosa. Esta se trata con amoníaco o alguna otra sustancia ya que las bacterias, como la *Escherichia coli*, pululan en ella si no se tiene cuidado. Los padres de alumnos se escandalizaron cuando se enteraron de que en las cantinas se servían estos alimentos a sus hijos. Ganaron el pleito y numerosas empresas de restauración, ante el temor de un boicot generalizado, se apresuraron a retirar esa cola ¡que se añadía incluso a la carne picada de famosas marcas de hamburguesas! Y qué decir de la carne sintética que están elaborando minuciosamente para vosotros: a base de células de músculos cuyo desarrollo se realiza en un líquido nutritivo compuesto de suero de feto de caballo. La coartada es extraordinaria, de tipo ecológico: para reducir el coste medioambiental de la producción de la carne (en agua, en gases con efecto invernadero...), ¡habría que consumir esta falsa carne de laboratorio! Y ante la observación según la cual la textura de la carne deriva también del hecho de que los músculos hayan sido contraídos con regularidad, ¡nos anuncian que podremos hacer contraer nuestras células en una probeta! El objetivo y la finalidad no son, por supuesto, de orden ecológico sino de orden financiero y comercial, con una «carne» patentada y menos cara de la cual algunos esperan sacar el máximo provecho. Con la crisis de la carne de caballo que sustituyó a la de buey en diversos platos preparados, los franceses descubrieron, en febrero de 2013, nuevas expresiones: «el mineral de carne», que es sencillamente una mezcla de tendón de despojos, de grasa, de huesos molidos, incorporado en diversos platos cocinados, el «reembalaje», que corresponde a la presentación en los puestos de productos frescos de alimentos previamente envasados pero luego desempaquetados ¡cuya fecha límite de consumo ha vencido! Finalmente, el consumidor se da cuenta, sencillamente, de que los poderes públicos controlan de manera muy insuficiente lo que llega a nuestros platos, lo mismo ocurre a escala europea. [También en 2013 hubo en España denuncias de la utilización de carne de caballo sin especificar su origen. Según el ministro del sector: «En cualquier caso, la presencia de ADN equino supone un caso de fraude en el etiquetado que no entraña ningún riesgo para la salud.» En este sentido, el ministro señaló en su momento que «no es necesario cambiar las normas de etiquetado y lo que hace falta es hacerlas cumplir».] Debemos recordar también que hace poco el Parlamento Europeo se negó a votar por un mejor etiquetado de los productos procesados. Según Corinne Lepage, «esta medida no fue adoptada porque los *lobbies* agroalimentarios hicieron lo que debían. Como de costumbre...».[30]¿Aquellos que reivindican todavía el secreto de sus fórmulas para los preparados alimentarios y las bebidas podrán continuar así indefinidamente? ¿Nos estamos orientando realmente hacia una mayor transparencia?

Debemos tener cuidado, por último, con numerosos productos transformados industrialmente que contienen a veces aditivos no considerados de azúcar o de materia grasa. Por lo que se refiere a esta última, en sus platos transformados, algunos fabricantes intentan hacernos creer que no tienen otra alternativa que la utilización de los ácidos grasos transgénicos o de aceite de palma, ¡productos que no se utilizaban en Europa cincuenta años atrás! Consumidos en exceso, estos productos alteran la salud. Pero su presencia y su concentración están generalmente poco o mal mencionadas.[31]

Desde la carne *in vitro* hasta el falso queso regado con múltiples aditivos, colorantes, aromas sintéticos, no os ahorra-

30. *Marianne*, 17 de febrero de 2013.
31. Ver *Je maigris sain, je mange bien, op. cit.*

réis nada si os dejáis manejar por una reglamentación inadecuada. ¡Algunos de esos fabricantes incluso reciben premios concedidos por sus desconcertantes (e incluso asquerosas) innovaciones! Les sorprenden luego las dudas que reinan respecto a ellos. En un impulso revelador, uno de los principales representantes de las industrias agroalimentarias replicó al micrófono de una radio pública, en noviembre de 2012: «Nosotros no envenenamos a nadie», cuando se le estaba preguntando acerca de otro tema.

Pero tranquilizaros, hay cosas peores en otras partes. Xie Yong, profesor de universidad y bloguero, reconstituyó la jornada alimentaria de un chino medio.[32] «Por la mañana, empieza bebiendo un buen bol de leche a la melanina, con dos pequeños panecillos al vapor blanqueados con sulfuro y una loncha de jamón procedente de cerdos de los promotores de crecimiento criados en la provincia de Henán (centro-este de China). Luego corta un huevo de pata cuya yema ha sido coloreada con rojo Sudán, que come con dos trozos de pan producido con levadura tóxica. Al mediodía, compra pescado alimentado con píldoras anticonceptivas, gérmenes de soja con urea, tomates con aceleradores de crecimiento, jengibre tóxico, una sopa salpimentada de antidiarreicos, sin olvidar una ración de falso buey teñido con pasta simili-buey (un aditivo tóxico). De vuelta a su casa de queso de soja (construida con materiales de mala calidad), abre una botella de alcohol adulterado con metanol y degusta unos panecillos con sulfuro. Terminada la cena, se desliza bajo un edredón relleno de residuos de algodón. Tanto de día como de noche, ¡bonita vida la de los chinos! Cuando tienen sed, pueden saborear una buena bebida con plastificantes y, cuando tienen hambre, pueden comer tabletas de calcio o leche en polvo también con plastificante.» Y como broche final, las autoridades chinas sospechan que los vendedores de verduras rocían las coles con formol para que conserven un buen aspecto. Los chinos

32. *Courrier international*, núm. 1098, 17-23 de noviembre de 2011, Pekín (extractos).

víctimas de estas bajezas empiezan a reaccionar enérgicamente, pero ¿son conscientes de todo lo que se prepara a sus espaldas?

Llegados a este punto, quizá sentís una gran «mieditis» y os decís que ya no se puede hacer nada, ni comer nada. No, es totalmente falso, ¡sí es posible evitar caer en esta sopa química y reaccionar! La mejor de las actitudes es evitar la alimentación, las prendas de vestir y los productos domésticos sospechosos o decididamente envenenados. Si queréis tener una vida lo más sana y lo menos contaminada posible, os invitamos a proseguir la lectura de este libro que evitará que abusen de vosotros.

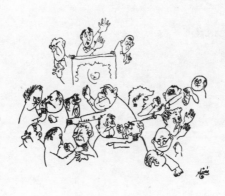

3

LOS TÓXICOS
Itinerarios de los venenos

LOS PESTICIDAS Y SUS RESIDUOS

Los pesticidas se utilizan para deshacernos de esos «destructores» de los cultivos que son los insectos (insecticidas), los roedores (rodenticidas) o los moluscos (moluscocidas), pero también de las «malas» hierbas (herbicidas) así como de los mohos y otros microhongos (fungicidas). La finalidad de estos productos es, pues, la de matar lo vivo. Se distinguen los pesticidas utilizados para la agricultura, que los fabricantes eligieron denominar impúdicamente «productos fitofarmacéuticos», y los productos llamados «biocidas»,[33] que «están

---

33. Informe parlamentario sobre pesticidas y salud de la Oficina Parlamentaria de Evaluación de las Decisiones Científicas y Tecnológicas francesa (OPECST). Claude Gatignol y Jean-Claude Étienne, 29 de abril de 2010. [La aparente pasividad de los Ministerios de Sanidad, Agricultura e Industria, sin importar el color político, ha llevado a la Sociedad Española de Salud Pública y Administración Sanitaria (SESPAS), que reúne doce sociedades científicas y a 3.800 médicos y científicos, a exigir a la ministra de Sanidad, Ana Mato, y a las autoridades de la Unión Europea que actúen contra el daño de los pesticidas en la población (4/2/2014 periódico económico *La Celosía*). En cuanto al bromuro de metilo, uno de los pesticidas más tóxicos del mundo, a pesar de estar prohibido su uso por el Protocolo de Montreal desde comienzos de 2014, España sigue solicitando prórrogas de exención para determinados usos agrícolas.]

destinados a destruir, repeler o volver inofensivos los organismos dañinos en los sectores no agrícolas relativos a la conservación del bosque, la desinfección de objetos y superficies en el medio hospitalario y determinados usos domésticos», según recuperamos los términos de un informe parlamentario. [Según la Nota Técnica de Prevención 595 del Instituto Nacional de Seguridad e Higiene en el Trabajo, de España, titulada *Plaguicidas: riesgos en las aplicaciones en interior de locales*, «existen circunstancias de tipo genérico a priori que en la práctica pueden favorecer las situaciones de riesgo en relación con el uso de plaguicidas [...]. En este sentido, es preciso recordar, una vez más, la especialísima característica esencial de este tipo de productos, que es su toxicidad: están especialmente diseñados para causar la muerte de otros organismos vivos (son biocidas), y esta es la única razón por la que están en el mercado, y si se dan las condiciones "adecuadas" afectarán también al hombre. No obstante, frecuentemente pasan o "se hacen pasar" por productos inocuos, aun cuando todos los plaguicidas son realmente agentes químicos peligrosos».]

Hoy todos sabemos que el empleo de estos productos no carece de riesgos y la toma de conciencia va aumentando. En el año 2008, los poderes públicos pusieron en marcha el plan Écophyto 2018 que pretendía disminuir a la mitad el uso de pesticidas en la agricultura en diez años. Era hora de actuar, puesto que Francia es uno de los primeros países consumidores de pesticidas del mundo, con aproximadamente setenta y ocho mil toneladas de pesticidas vendidas al año (49% fungicidas, 34% herbicidas, 3% insecticidas, 14% diversos). Pero en cinco años se dieron numerosos navajazos a este plan cuya culminación parece hoy en día muy incierta. Este retroceso no es por desgracia una cuestión del ministro de turno, ya que en agosto de 2012, el sucesor de aquel que lo había instituido aludió a «la incapacidad de alcanzar» dicha reducción... ¿Qué es lo que constatamos hoy en día? Francia continúa siendo el primer mercado europeo para los pesticidas, que representan una cifra de negocio de 1,8 millones de euros en constante aumento (+5% de la cifra total de negocio en 2011, incremento en volumen de la utilización del pesticidas de 1,3%;[34] 2,5% según el ministro de Ecología). Hay motivos para inquietarnos, aunque el uso de los productos más peligrosos para la naturaleza y para nuestra salud está en regresión gracias a ciertas prohibiciones. Dicho esto, muchos de los «devastadores» que están en la diana de los pesticidas acaban por adaptarse, y la selección natural beneficia a aquellos que mejor resisten a los pesticidas, de ahí la constante necesidad de o bien aumentar las dosis, o bien añadir nuevos pesticidas a los ya utilizados. ¡Es algo infinito! Frente a la insuficiente acción de los poderes públicos, es lógico que cada consumidor se informe y actúe, con el fin de estar lo menos expuesto posible a estas sustancias químicas. [En España, la producción de plaguicidas aumentó un 63% (de 100.568 a 163.602 toneladas) entre 1994 y 2004, y el consumo aparente lo hizo un 24% entre 2003 y 2004, que este año fue de 173.149 toneladas, incluidas las que se importaron. (Cortes Generales. Diario de Sesiones del Senado. Comisión Especial sobre la Manipulación Genética con fines de producción de alimentos. 4 de octubre de 1999.)]

Existen dos tipos de intoxicaciones; las agudas, que afectan ante todo a los agricultores, a los empleados de los fabricantes y a los niños por ingestas o contactos accidentales, y las crónicas, por una exposición repetida a bajas dosis. Estas, aunque menos documentadas, son reales. Existe efectivamente «un periodo de latencia más o menos largo entre la exposición a los productos y el desencadenamiento de la enfermedad propiamente dicha. Ocurre lo mismo con el cáncer o las enfermedades neurovegetativas. Por otra parte, se trata muy a menudo de enfermedades cuyas causas pueden ser múltiples...».[35] Esto no afecta solo al cáncer sino a múltiples enfer-

34. Cifras de los fabricantes de pesticidas, Union des Industries de la Protection des Plantes (UIPP).
35. Informe del Senado francés: «Pesticides: vers le risque zéro», presentado por Nicole Bonnefoy en nombre de la comisión de información sobre los pesticidas, 10 de octubre de 2012.

medades metabólicas y explicaría muchas causas de infertilidad. [Como parte de una investigación más amplia sobre intoxicaciones existe un estudio de Miguel Delgado Rodríguez, catedrático de Medicina Preventiva y Salud Pública de la Universidad de Jaén, sobre Efectos crónicos de los fitosanitarios que, entre otros procesos y enfermedades, describe ampliamente análisis realizados sobre su posible incidencia en distintos tipos de cáncer, alteraciones de la reproducción y los efectos neurológicos. Encuentra claras algunas relaciones y otras totalmente cuestionables y explica las grandes dificultades incluso éticas para realizar este tipo de estudios.]

Otra fuente de grandes preocupaciones, ocultada en gran parte hasta ahora, reside en la utilización de nanopartículas en los pesticidas sin un control real ni el impulso de un estudio de inocuidad ni tampoco de evaluación de sus consecuencias en el medio ambiente. Es cierto que el Parlamento Europeo votó una ley el año 2012 para un control más estricto de los productos biocidas, cuya aplicación se espera en 2013. De este modo, sustancias como la nano-plata deberán someterse a una autorización especial tras su evaluación, así como fijar un etiquetado específico. Si bien solo podemos acoger favorablemente esta decisión, debemos sin embargo ser prudentes ante la manera en que será realmente aplicada.

LA RESPUESTA: CONSUMIR BIO

Los pesticidas se seleccionan para que maten materia viva de manera eficaz. Pero no se limitan a eliminar a los destructores de los cultivos, sino que afectan a todo lo que habita los suelos: los microorganismos, las larvas, los gusanos que vuelven la tierra tan fecunda y que mantienen el humus. Así, el uso repetido tiende a volver la tierra inerte y obliga a verter en ella abonos en abundancia. Sin contar con que, a fuerza de ser regadas continuamente por estos productos y de ser tratadas en exceso, las plantas se vuelven o bien resistentes a los productos, o bien más vulnerables: necesitan por lo tanto más pesticidas y abonos. Y he aquí el absurdo círculo vicioso que se desencadena...

Absurdo, porque las bacterias, las lombrices y diversos pequeños insectos que pueblan nuestros suelos forman un indispensable complejo orgánico que los fertiliza de manera natural y adaptada a su naturaleza. La tierra es permanentemente removida y aireada gracias a los gusanos (¡pensad que cada lombriz remueve varias toneladas de tierra al año!). En pocas palabras, descuidar estos fenómenos esenciales demuestra un profundo desconocimiento de los mecanismos que rigen el ecosistema o una osadía inaceptable. Además del empobrecimiento de los suelos, su estancamiento los erosiona al dejar escapar el agua de lluvia, lo que contribuye a disminuir su fertilidad de forma dramática.

¿Cómo se las arregla entonces la agricultura bio, cuando los pesticidas sintéticos parecen tan indispensables para algunos? La rotación de los cultivos, el uso de insectos entomófagos, es decir que destruyen otras clases de insectos parásitos (igual que las mariquitas eliminan los pulgones), forman parte de las técnicas que permiten una agricultura más apropiada. Habría que recurrir también a métodos alternativos e inspirarse en prácticas «tradicionales», como el reciclaje de las malas hierbas que proporcionan el nitrógeno, la utilización del estiércol (el «estercolamiento») y del fósforo procedente no de los fosfatos industriales, sino de procesos de reciclaje de los residuos orgánicos (el famoso abono compuesto a base de mondaduras, por ejemplo).

Consumir bio permite respetar la vida de los suelos y los ciclos naturales, y limitar, sobre todo, la exposición de cada uno a los productos químicos. Desde luego, el cien por cien bio ya no existe desde hace tiempo. Las diversas sustancias químicas contaminantes indeseables como las dioxinas se depositan por todas partes, indistintamente sobre lo bio y lo no-bio, transportadas por la niebla, los vientos, etc. Por otra parte, determinados productos, como la papilla bordelesa a base de sulfato de cobre, son autorizados en la producción bio contra el mildiu, a pesar de que no dejan de tener consecuencias sobre el medio ambiente (sobre los microorganismos y sobre algunos animales). En fin, ciertos aspectos de lo bio deben mejorarse, pero el riesgo microbiológico (bacterias, virus...) no es más elevado, al contrario. Además, desde el punto de vista nutricional, los productos bio tienden a ser superiores en el plano cualitativo. Aunque una zanahoria siga siendo una zanahoria, sea bio o no, determinados estudios demuestran que la concentración de antioxidantes (protectores de las células) en los frutos y las verduras bio es superior a la de los productos llamados convencionales, igual que la concentración de ácidos grasos buenos (los ácidos grasos omega 3) en el caso de los productos lácteos.

A la vista de su evidente superioridad, podemos preguntarnos por qué el consumo de estos productos no es mayor. Según una encuesta,[36] el 11% de los franceses consume bio muy a menudo, el 36% de vez en cuando, el 33% raramente y el 20% nunca. Aquí podemos ver el resultado de la desinformación salvajemente practicada y bien alternada con la ayuda de argumentos seudocientíficos. A finales de 2012 aparecía un enésimo estudio, realizado por investigadores de la Universidad de Stanford,[37] que supuestamente demostraba que lo bio no tenía efectos positivos sobre la salud. Una vez más no habían sido analizados, o lo habían sido insuficientemente, los efectos a largo plazo, en especial los de la exposición durante la vida fetal; una vez más se afirmaba que el uso de los pesticidas en dosis por debajo de las normas no causaba ningún problema. Ahora bien, estas aseveraciones son falsas. En el caso de los niños, se considera incluso que un determinado número de leucemias y de tumores cerebrales estarían en parte relacionados con la exposición a los pesticidas desde la más tierna infancia, y sobre todo durante el periodo fetal. Es cierto

36. Estudio realizado por el Instituto Francés de Opinión Pública para el Fondo Mundial para la Naturaleza (WWF) y Vrai, junio de 2011.
37. «Are organic foods safer or healthier than conventional alternatives?: a systematic review», *Annals of Internal Medicine online*, 4 de septiembre de 2012, 157(5): págs. 348-366.

que son diversos los factores que originan estas enfermedades, pero, ante su significativo aumento, no se pueden descartar los factores medioambientales. Otra explicación para el limitado consumo de productos bio es su coste real o supuesto. Por suerte, los circuitos de comercialización de proximidad, pero también los distribuidores de las grandes superficies, están trabajando para una rebaja en el precio de un cierto número de estos productos, especialmente la leche y los huevos. Por desgracia se desarrollan a veces en paralelo «estafadores de lo bio». ¡Un lote único de verduras llegado de Asia puede ser dividido en dos de manera arbitraria con 1/3 bio y 2/3 convencional! Existen también fabricantes sin escrúpulos que ofrecen un dudoso bio *low cost*, normas que se flexibilizan de forma excesiva, etc. Lejos de cuestionar lo bio, los poderes públicos deberían reforzarlo, garantizar la existencia de más controles y potenciar la selección de productos según unos irreprochables criterios de proximidad y de trazabilidad.

[En el estudio realizado en España en noviembre de 2011 por GfK para el Ministerio de Medio Ambiente, un 26,1% consume productos ecológicos al menos una vez al mes. A una pregunta de identificación de alimentos ecólogicos, entre tres respuestas posibles solo el 35,3% responde correctamente. Según un estudio realizado por el MAPA sobre La agricultura ecológica en España, aunque un 72,5% de la población española ha oído hablar de los alimentos de origen ecológico, todavía existe un alto porcentaje (62,1%) de ciudadanos que no los consume. El desconocimiento es la causa principal (33,3%), seguida de otras razones como que no se encuentran con facilidad (31,3%) o tienen un precio superior (28,1%). Los principales motivos por los que se consumen radican en que son más saludables (62,7%), porque tienen mejor sabor (37,2%), por su calidad (26,2%) y por conciencia agroambiental (6,9%).]

La superioridad de lo bio

En Francia, según las autoridades,[38] entre un 4% y un 8% de los productos superan las normas reglamentarias de residuos de pesticidas y solo un 50% aproximadamente estarían totalmente exentos.

Consumiendo las tres frutas bio más corrientes (manzanas, peras, melocotones), la mayor parte de las verduras, los productos lácteos y los huevos, se limita el riesgo de exposición a los pesticidas en torno a un 80% a priori, lo que ya es muy satisfactorio. Por otra parte, es desaconsejable consumir la grasa de los animales (carnes grasas, embutidos...), ya que en ella se concentran algunos contaminantes por unos fenómenos llamados de bioacumulación.

LOS PESTICIDAS: UN PROBLEMA DE SALUD PÚBLICA

Los diferentes tipos de pesticidas

Es evidente que antes de que un pesticida sea autorizado, ha sido objeto de una investigación: se ha medido su impacto en el medio ambiente y se han elaborado unas recomendaciones de uso. Los estudios después de su comercialización pueden comportar también la prohibición de un cierto número de pesticidas o unas limitaciones de uso. La lista de los productos fitosanitarios que dejarán de ser autorizados está destinada a continuar alargándose en los años venideros. No obstante, algunos productos mejoran, ni que sea por una duración más corta; de este modo, al llegar al mercado, numerosas frutas y verduras ya no los tienen en absoluto o solo les quedan residuos.

38. Actualmente, según el informe de la Autoridad Europea de Seguridad Alimentaria (EFSA, marzo de 2013), el 98,4% de las muestras analizadas no superan el límite máximo de residuos (LMR).

Existen diferentes clases de pesticidas. Algunos toxicólogos[39] proponen la siguiente clasificación:

Los principales grupos de pesticidas, con algunos ejemplos de sustancias activas*

Insecticidas	Fungicidas
Organofosforados (paratión, malatión...)	Ditiocarbamatos (maneb, zineb...)
Organoclorados (DDT, ciclodienos clorados, HCH)	Pentaclorofenol
Carbamatos (carbaril, aldicarbo)	Hexaclorobenceno
Piretrinoides (cipermetrina, envalerato...)	
Herbicidas	**Rodenticidas**
Acetamidas (alacloro...)	Dicoumarines (warfarina, bromadiolona)
Clorofenoxiacetatos (2,4-D...)	
Derivados del bipiridinio (paraquat, diquat)	
Atrazina	

* Algunos de ellos están prohibidos.

Los pesticidas más peligrosos, como los **organoclorados**, que se acumulan en las grasas del cuerpo, están en su mayor parte prohibidos en Europa, pero pueden encontrarse todavía a veces en los suelos ya que son remanentes, es decir difícilmente biodegradables. Por desgracia algunos están todavía autorizados en distintos países, y pueden encontrarse también en productos de importación. Es más preocupante aún cuando los controles no aspiran tanto a buscar las sustancias prohibidas, que por definición no deberían encontrarse en ellos y cuya lista es bien larga, sino más bien a evaluar si el grado de concentración de los pesticidas autorizados es conforme a la reglamentación.

39. J. Diezie y Emanuela Falley-Bosco (dir.), *Précis de toxicologie*, Édition Médecin et Hygiène, 2008 (adaptación a nuestro cargo).

Los pesticidas **organofosforados**, aunque estos no se acumulan en el organismo, pueden causar serios estragos en caso de repetidas exposiciones: actúan de forma solapada, especialmente a la manera de los perturbadores endocrinos, contribuyendo a modificar el metabolismo. Entre las sustancias organofosforadas, en el aspecto puramente químico, algunos —por supuesto no los utilizados como pesticidas— son extremadamente tóxicos y han sido fabricados como gases de guerra (sarín, somán...).

Los pesticidas no solo son nocivos individualmente, sino también cuando se utilizan asociados entre ellos. Ahora bien, es forzoso constatar que este punto continúa estando imperfectamente estudiado en el aspecto sanitario. Los escasos estudios disponibles son preocupantes, como el realizado por Michael D. Coleman, de la Universidad de Aston, en Inglaterra, que alerta del hecho de que, asociados, ciertos productos son de veinte a treinta veces más tóxicos. «Sustancias que se han considerado sin efectos para la reproducción humana, no neurotóxicas y no cancerígenas, tienen, cuando se combinan, efectos insospechados», resume uno de los autores del estudio, el biólogo molecular Claude Reiss. «Observamos el agravamiento de tres tipos de impactos», detalla el investigador francés: «La viabilidad de las células se degrada; las mitocondrias, auténticas "baterías" celulares, ya no logran nutrirlas de energía, lo que provoca la apoptosis, es decir la autodestrucción de las células; finalmente, las células se ven sometidas a un estrés oxidativo muy potente, posiblemente cancerígeno, y susceptible de acarrear una cascada de efectos.»[40]

40. Resumen de las explicaciones facilitadas al público en *Le Monde*, 8 de octubre de 2012.

Las consecuencias de los pesticidas sobre la salud

No siempre es fácil identificar la molécula causante de la aparición de una enfermedad. Nos basamos antes que nada en datos experimentales, es decir en estudios realizados sobre animales. Los resultados de estos experimentos, que proporcionan indicaciones sobre la peligrosidad de los productos, no son extrapolables al ser humano, pero por lo general los datos son suficientes para tomar medidas y, en lo que se refiere a los pesticidas, para ir mucho más allá de lo que está actualmente legislado en materia de uso de estos productos.

Por otra parte, no dejamos de encontrarles nuevos efectos insospechados. Un estudio experimental de 2011,[41] por ejemplo, reveló que la exposición a ciertos pesticidas (clorpirifós, diazinon o paratión) en dosis desprovistas de cualquier toxicidad aguda, ¡podía modificar la conducta alimentaria! De este modo, la exposición durante el periodo neonatal en el roedor comportaba una atracción más pronunciada desde la infancia hacia los alimentos grasos ¡y podía así propiciar más tarde obesidad y diabetes!

De forma esquemática, los grandes trastornos y enfermedades que pueden generarse (de forma probada o sospechosa) por las exposiciones químicas a los pesticidas, aparte de las intoxicaciones agudas, son:

- **los trastornos neurológicos** como la enfermedad de Parkinson, posiblemente la enfermedad de Alzheimer, pero también las alteraciones del comportamiento como trastornos de la concentración y de la memoria, déficit de atención, irritabilidad, reflejos anormales,

41. «Does early-life exposure to organophosphate insecticides lead to prediabetes and obesity?»: Slotkin TA Department of Pharmacology and Cancer Biology, DUMC, Duke University Medical Center, Durham, NC, *Reprod Toxicol*, 31 de abril, 2011 (3): págs. 297-301. Epub 17 de septiembre, 2010.

disminución del cociente intelectual, trastornos de conducta, dificultades escolares en el niño;

- **los trastornos de reproducción** y de desarrollo con las infertilidades, las malformaciones congénitas (malformaciones de tipo hipospadias por ejemplo), las disminuciones del crecimiento fetal, los riesgos de mortalidad in útero;
- **la aparición de cánceres sanguíneos** (leucemia, linfoma), de próstata, de estómago, de piel, de cerebro;
- **los trastornos metabólicos** del tipo diabetes, ya que muchos de los pesticidas utilizados en la actualidad son en efecto perturbadores endocrinos;
- **los trastornos respiratorios:** asma y bronquitis en la edad adulta.

MEDIAS VERDADES Y AUTÉNTICAS MENTIRAS

Los pro pesticidas

Entre los agrónomos y científicos «pro pesticidas», debemos distinguir varias categorías de defensores. Hay aquellos que intervienen en la propaganda, guiados por intereses más o menos confesos, a menudo relacionados económicamente con los fabricantes. Publican fácilmente artículos en revistas científicas que pueden estar «esponsorizadas». Por ello siempre es indispensable saber quién ha financiado los estudios, lo que no siempre es sencillo, principalmente porque los fabricantes pueden garantizar la financiación de un laboratorio en vez de un estudio específico, lo que lo convierte en falsamente «independiente». Además, ciertos estudios proporcionan unos resultados acertados, pero sutilmente tendenciosos. Efectivamente, la mayoría de estos artículos «pro pesticidas» no abordan la cuestión en su globalidad y se contentan con hacer el panegírico de la destrucción de los devastadores que no solo estropean los cultivos, sino que, además, transmiten enfermedades —¡horror absoluto!—, de donde surge la necesidad de destruirlos de la manera más eficaz posible.[42] Cualquier estudio sobre los pesticidas debería librarse a un detenido análisis de las consecuencias de su uso en el ecosistema (modificación del humus de los suelos, contaminación de las capas freáticas...) y en la salud, y no contentarse solamente con aspectos de «eficacia» a corto plazo para justificar su utilización. Igual que tampoco debería omitirse jamás que se señalen los efectos secundarios directos o indirectos. Algunos científicos ingenuos pueden dejarse manipular. Al final, se recurre oficialmente a otros para evaluar los riesgos a largo y corto plazo. Estos deben definir límites máximos aceptables de residuos (LMR) de una NOAEL (dosis sin efecto), que luego se dividirá por un factor 100 para determinar la IDA (ingesta diaria admisible). Todo está calculado, argumentado, pero ¿acaso a menudo no se equivocan en lo que respecta a las dosis? Sin hablar de la difícil armonización a escala europea, por lo poderosos que son los *lobbies*. En un informe de finales de diciembre de 2011,[43] la agencia sanitaria francesa (ANSES) indicaba que la evaluación de un determinado número de sustancias no podía hacerse «debido a datos toxicológicos incompletos», y que para algunas los «expertos de las instancias de evaluación «no habían juzgado necesario fijar una IDA...». La agencia propone «mejorar los métodos analíticos» e indica que es «prioritario ampliar la investigación».En resumen, según la opinión de algunas agencias sanitarias, la evaluación es insuficiente e incompleta. Hay que decir que la tarea no es sencilla a causa de la gran diversidad de sustancias utilizadas. No es injuriar a los «evaluadores» el hecho de señalar que, a pesar de su trabajo, persisten zonas oscuras y son indispensables más transparencia y «cientificidad», sobre todo en los efectos a largo plazo. Por suerte en Francia existen

---

42. Jerry Cooper, Hans Dobson, «The benefits of pesticides to mankind and the environment», Natural Resources Institute, University of Greenwich, Chatham Maritime, Kent, 2007.

43. Anses-Saisine núm. 2011-SA-0203.

varios organismos de control, como el Observatorio de los Residuos de Pesticidas (ORP) que contribuye especialmente a inventariar los efectos secundarios declarados. [Hasta la fecha el gobierno español se ha limitado a trasladar las directrices comunitarias, por ejemplo, la relativa a la prohibición de comercialización de biberones fabricados con policarbonato (bisfenol A). El único avance importante en España ha sido la inclusión del AE (alterador endocrino) en la lista de valores límite de exposición profesional a agentes químicos que publica actualmente el Instituto Nacional de Seguridad e Higiene en el Trabajo. La notación AE especifica que «los valores límite asignados a estos agentes no se han establecido para prevenir los posibles efectos de alteración endocrina, lo cual justifica una vigilancia adecuada a la salud». Hasta la fecha, el Grupo de Trabajo sobre Valores Límite de la Comisión Nacional de Seguridad en el Trabajo solo ha tenido en cuenta el primer listado de posibles disruptores endocrinos, publicado en 2001 por la Comisión Europea en el primer informe sobre la aplicación de la estrategia comunitaria. [Véase, Dolores Romano Mozo, *Disruptores endocrinos: Nuevas respuestas para nuevos retos*, Instituto Sindical de Trabajo, Ambiente y Salud (ISTAS), España, 2012.]

El discurso dominante es que es más rentable y más racional utilizar los pesticidas (frutos más hermosos, que se conservarían mejor...), pero debemos saber que las empresas que distribuyen las semillas, los abonos y los pesticidas son con frecuencia aquellas que garantizan poco o mucho las cosechas. No solo el sistema está cerrado con cerrojo, impidiendo que cambie la situación, sino que sobre todo está dispuesto para frenar la democratización de las técnicas alternativas mucho menos lucrativas para las empresas del negocio agrícola.

QUÉ DICE LA JUSTICIA

En esta cadena infernal, las primeras víctimas de los pesticidas son los agricultores que los utilizan, ya que están expuestos a riesgos de intoxicación, especialmente relacionados con errores de manipulación, al ser a menudo mal entendidas o insuficientemente explícitas las precauciones de uso. Las alteraciones generadas por las intoxicaciones agudas son variables, y van desde trastornos respiratorios hasta convulsiones, pasando por vómitos o rampas abdominales. En cuanto a las intoxicaciones crónicas, las más numerosas, relacionadas con repetidas exposiciones a pequeñas dosis, aunque evolucionan sin hacer ruido, la situación es del todo preocupante. Según un informe de la ANSES, dos tercios de los tumores en agricultores están relacionados con una exposición laboral a los pesticidas, siendo recogidos todos los años los datos epidemiológicos por la Red Nacional de Vigilancia y de Prevención de Patologías Laborales. Entre los años 2001 y 2009 se observó una multiplicación por tres de los tumores de origen laboral en los agricultores.[44] Estamos rozando aquí un punto ético fundamental: «¿Tenemos moralmente derecho a consumir alimentos convencionales de los que sabemos que pueden hacer enfermar a los agricultores, cuando el consumo de productos bio podría protegerlos mejor?»[45]

A consecuencia del uso de un herbicida, el Lasso® de Monsanto, el agricultor Paul François sufrió una intoxicación aguda con secuelas neurológicas, particularmente de trastornos de concentración. El 13 de febrero de 2012 ganó su proceso contra Monsanto, el gigante de la agroalimentación, que fue condenado a indemnizar al agricultor. El carácter laboral de esta intoxicación fue reconocido, lo que es una primicia. La empresa apeló, ya veremos el resultado. La intoxicación aguda tuvo lugar el año 2004, cuando la víctima inhaló vapores de ese herbicida almacenado en una cuba. Enseguida tuvo náuseas, malestares y perdió el conocimiento; hubo de ser

44. Información en *Le Monde*, 8 de octubre de 2011, y *L'Express*, 7 de octubre de 2011: http://www.lexpress.fr/actualite/societe/tumeurs-des-agriculteurs-les-pesticides-en-cause_1038327.html
45. Esta es la pregunta que yo planteaba junto a Claude Aubert, ingeniero agrónomo, en un editorial publicado en *Le Monde* el año 2011.

hospitalizado. Entretanto, el Lasso® había sido prohibido en Francia, el año 2007, ¡cuando estaba ya prohibido en Canadá desde... 1985! [En España también hubo que esperar a 2007, cuando la UE prohibió la comercialización de este herbicida y de cualquier otro que incluyera alaclor en su composición.] En este caso particular, la labor de la justicia se apoyó en un informe científico que permitió demostrar que el clorobenceno era el responsable de esta intoxicación laboral. Pero, más generalmente, ¿cómo hacer reconocer que esos trastornos constituyen una enfermedad laboral? En muchísimos casos, las evaluaciones de los productos son imperfectas y no es cierto que los fabricantes proporcionen todos los datos toxicológicos que obran en su poder, sobre todo cuando estos elementos les son desfavorables. En nuestros consultorios médicos nos enfrentamos periódicamente a este tipo de preguntas.

En abril de 2012 un tribunal reconoció también el carácter laboral de la enfermedad de un agricultor, Dominique Marchal. Pero en esta ocasión, ¡es el Estado el que fue condenado! La falta de mención de las suficientes precauciones de uso en los envases constituía, según el tribunal, una infracción a una obligación de seguridad y también una falta. El tribunal estableció un vínculo de causalidad entre el producto y la enfermedad desarrollada, una enfermedad sanguínea llamada síndrome mieloproliferativo. «Desde 1982 los fabricantes de productos fitofarmacológicos no podían ignorar que los productos que contenían benceno exponían a sus usuarios al grave riesgo de contraer ese tipo de enfermedad», apuntaron los magistrados en su decisión.

La negación de la peligrosidad, la falta de prudencia o un etiquetado defectuoso empiezan a ser sancionados por los tribunales. De este modo se pone cada vez más en evidencia que las empresas y las autoridades sabían o deberían haber sabido que los productos utilizados exponen o exponían a riesgos de patologías. El caso de Paul François permitió levantar la ley del silencio que pesa sobre los medios agrícolas. Esta tiene varios orígenes: la psicología de los agricultores, poco elocuentes por naturaleza, cuyos gastos de explotación son elevados en comparación con los ingresos que muchos de ellos reciben. Estos creyeron en el «progreso» sin estar siempre bien informados de sus consecuencias. Muchos pueden estar sometidos a la presión de las agrupaciones o cooperativas agrícolas, que intentan promover la venta de los pesticidas y de los abonos ya que, de pasada, les toca un porcentaje. Afortunadamente, poco a poco, también en este aspecto, la situación evoluciona. En el ámbito de la salud, el estudio AMI[46] demostró claramente que los agricultores jubilados padecían muchas más enfermedades de las llamadas neurodegenerativas (ataque cerebral, enfermedad de Parkinson, trastornos cognitivos...) que los jubilados que habitan en ciudades (un 15,2% frente a un 5,2%). En cuanto al cáncer, se ha visto que la disminución de la exposición a determinados pesticidas[47] hacía disminuir los linfomas (cánceres sanguíneos). Otras enfermedades como los reumatismos parecen estar también relacionadas con la exposición a los pesticidas.

Otro problema afecta a los vecinos de las explotaciones que a menudo son literalmente rociados por estos productos sin ninguna protección. Ya en 2006 el Instituto de Vigilancia Sanitaria consideraba como «no desdeñables» las contaminaciones del aire por los pesticidas en las inmediaciones de las explotaciones agrícolas y, más especialmente, de las viñas y los huertos.[48] La reglamentación prohíbe teóricamente la aspersión si la velocidad del viento es superior a los 19 kilómetros/hora, pero ¿acaso esto se respeta? ¡Tampoco hay una estación meteorológica cerca de cada granja!

---

46. Estudio AMI del grupo Agrica, de la MSA (Mutualidad Social Agrícola) y del IFR99 (Instituto Federativo de Investigación en Sanidad Pública) lanzado el año 2006.

47. El ácido 2, 4, 5-triclorofenoxiacético, por ejemplo, fue retirado del mercado en Suecia (Fuente: Pierre Lebailly, Grecan, *Journal de l'environnement*).

48. Informe parlamentario del OPECST sobre pesticidas y salud, Claude Gatignol y Jean-Claude Étienne, 29 de abril de 2010.

Aunque no es necesario hacer un enfoque caricaturesco de los pesticidas, cuanto menos se utilicen productos químicos en la agricultura, mejor para la salud, principalmente la de los agricultores, y para el medio ambiente. Con lo que cuesta implantar el plan ECOFIT, el Estado tendría un medio muy sencillo y muy rentable para reducir las aspersiones y reducir de este modo las enfermedades de los agricultores sin amenazar la salud pública: **aumentar el IVA sobre los pesticidas a un 60% para los más sospechosos** y hasta un 19,5% para los menos problemáticos según lo que sabemos actualmente de ellos. [Aparte de los discursos sobre el tema de las autoridades respectivas, parece no haber un plan concreto en España similar al ECOFIT. Algo se hizo entre 2009 y 2012: el proyecto Ecos del Tajo, que contó con un presupuesto de ochocientos mil euros financiados por el Ministerio de Agricultura, Alimentación y Medio Ambiente. Actualmente, el proyecto se encuentra en una nueva fase, en la que se seguirá fomentando la comercialización de la producción ecológica. La agricultura ecológica de la región ha sido la gran beneficiada por este proyecto. Se ha impartido formación a medio millar de agricultores a través de cursos básicos o de especialización que trataban temas como la producción de olivares, la ganadería o la horticultura. También se ha impulsado la creación de grupos de productores para facilitar la comercialización de productos ecológicos.]

Inducir a utilizar menos pesticidas sería también beneficioso para la economía de los agricultores. A semejanza de los colegas que cultivan bio, hay que buscar, junto a los agrónomos afectados, soluciones adaptadas que respeten el ecosistema y garanticen la mínima compra de productos fitosanitarios.

USOS NO AGRÍCOLAS DE LOS PESTICIDAS

Los pesticidas no solo están presentes en la agricultura y no podemos sospechar la importancia de la exposición a los pesticidas (llamados biocidas) para usos no agrícolas.[49] [Según

49. Representan un 10% de los pesticidas utilizados.

datos de AEPLA (Asociación Empresarial para la Protección de la Plantas), en España se consumían en 2005 unas cien mil toneladas/año de fitosanitarios, cantidad que aumentó fuertemente entre 1995 y 2004, para disminuir ligeramente desde 2005. A esta cifra hay que añadir el consumo de biocidas que, según datos de ADELMA (Asociación de Empresas de Detergentes y Productos de Limpieza), ascendía a unas dos mil toneladas/año para este mismo periodo. El Anexo I recoge los datos aportados por ambas asociaciones empresariales en relación al consumo total de plaguicidas en España entre 1996 y 2005 (el porcentaje de biocidas en relación al total sería de casi el 17%).]

La SNCF

La SNCF (Sociedad Nacional de Ferrocarriles Franceses) es un gran usuario de productos biocidas, esencialmente de herbicidas y en particular dentro del marco de la prevención de incendios. Pero ¿acaso las vías férreas y sus inmediaciones no han sido más que tratadas? La SNCF y la Red Férrea de Francia se han comprometido hace poco a reducir el uso de pesticidas con el fin de limitar los riesgos de contaminación del agua de las capas freáticas. [Según noticia aparecida el 24 de febrero de 2012: «El Consejo de Administración de ADIF, Administrador de Infraestructuras Ferroviarias, ha aprobado en su reunión de hoy la adjudicación del contrato para el control y la eliminación de vegetación en las vías de alta velocidad, mediante un tren herbicida, por un importe de 6.206.575 euros (IVA incluido).» El 29 de febrero de 2012 *El País* publica en cartas al director la siguiente denuncia: «ADIF destina 23 millones de euros al año a la guerra química para, en vez de segar, envenenar con herbicidas diez mil kilómetros de vías férreas y sus márgenes, en donde no vuelve a crecer la hierba. Solo en dos líneas de alta velocidad de Madrid, Castilla-La Mancha, Valencia, Murcia y Cataluña, los siniestros trenes herbicidas de ADIF echarán entre 2012 y 2015, como si fuera agua bendita, toneladas y toneladas de herbicidas por importe de 6,6 millones de euros. Herbicidas que matan a las plantas, contaminan los suelos y las aguas y además tienen efectos negativos sobre el hombre, los pájaros, las abejas y los demás seres vivos. El más utilizado, el glifosato, está clasificado como tóxico para exposición ocular, oral, sobre la piel y respiratoria. Y según algunos estudios, también puede tener efectos endocrinos y causar la muerte de embriones, placentas y células umbilicales.»]

Las ciudades y los pueblos

Los municipios recurren a ellos de manera excesiva, a pesar de que la sensibilización esté revirtiendo lentamente la tendencia. Los productos utilizados son también mayoritariamente herbicidas para el tratamiento de las zonas verdes, los terrenos deportivos, los parkings y las aceras. Siempre es posible presionar a los cargos electos locales para que limiten su uso y también, por qué no, ¡hacerse elegir!

Usos domésticos y jardines

Nos asustamos a veces por las trazas de pesticidas en los alimentos, pero ¿concienciamos o somos suficientemente conscientes del uso doméstico de los pesticidas (biocidas), incluyendo también los de los jardines y de las plantas de balcón? En casa, debemos desconfiar de las «bombas» (antimoscas, antimosquitos, antipulgas y antiinsectos en general). Cuidado también con determinados champús y collares antipulgas de los animales domésticos. En cuanto a los productos contra las hormigas, algunos de los que se venden en el mercado son sencillamente tóxicos, cuando existen otras alternativas. Se constatan también usos mal controlados de productos para la conservación de la madera (antifúngica), o de las pieles a veces. En resumen, la vivienda puede ser un importante lugar de difusión de productos tóxicos, y es por ello que le dedicaremos un capítulo entero.

Cerca del 80% de las personas desconocen la composición de los productos utilizados corrientemente en su vivienda, y muchas emplean productos pesticidas sin saberlo siquiera. El 84% de las mujeres embarazadas no han recibido ningún tipo de información sobre los pesticidas domésticos durante su gestación. Sin embargo, se trata de un periodo de extrema vulnerabilidad para el embrión y ya hemos destacado la importancia de no exponerse a determinados productos durante el periodo prenatal. Según el ya citado informe parlamentario de abril de 2010, el 87% de las familias han utilizado por lo menos un pesticida en su vivienda y análisis efectuados indican que el 70% de los niños tienen al menos un pesticida organofosforado en la orina. Se imponen medidas colectivas e individuales.

Es indispensable ser también muy prudente con el uso de los herbicidas para matar las «malas» hierbas —mejor digamos indeseables, ya que no existen plantas malas— en los jardines. Se utilizan de manera muy generosa y no necesariamente en el momento oportuno. En las cajas y los envases vienen indicadas unas precauciones de uso, pero ¿se aplican realmente? La reglamentación no es suficientemente exigente. Así, si en Europa se prohibió el uso de los organoclorados en general, se olvidaron de algunos, todavía a la venta el año 2012 en las jardinerías, aquellos que contienen por ejemplo 2, 4-D. El 2, 4-D es sencillamente un 2, 4-diclorofenoxiacetatoclorofenoxiacetato, un componente tristemente célebre del agente naranja desfoliante ¡utilizado por los americanos durante la guerra del Vietnam! ¿Qué hacen las agencias de control sanitario? Por otra parte, no fue hasta el 13 de febrero de 2012 que el Consejo de Estado solicitó la reevaluación del herbicida más vendido en todo el mundo. Está hecho a base de glifosato. Fijaos bien en las etiquetas y no dudéis en preguntar a los vendedores. El mejor de los herbicidas continúa siendo el escardillo. Cantidad de generaciones han utilizado este medio sencillo, eficaz, y que permite además practicar una actividad física.

Unas experiencias a compartir

En todas las partes del mundo las señales de alerta ante los pesticidas se multiplican y es indispensable tenerlas en cuenta; mala suerte para los fabricantes con pocos escrúpulos, hoy en día la información circula rápidamente. En Estados Unidos, por ejemplo, la Academia de las Ciencias ha confirmado que el clorpirifós, abundantemente utilizado en el campo y en los parques de ciudad, expone a un riesgo a la mujer encinta al provocar un retraso en el desarrollo del niño. A veces nos sorprende la inacción de los gobiernos. En la India, por ejemplo, el gobierno se niega todavía a prohibir el endosulfán, un insecticida ya proscrito en Europa y en Estados Unidos. Aquel país no es el único que lo utiliza: China y África aceptan su aspersión sobre numerosos cultivos (té, arroz, frutas y verduras). Sin embargo, está comprobado que provoca trastornos neurológicos y malformaciones. El año 2012, ¡Greenpeace denunció la presencia de veintinueve pesticidas en algunos tés chinos! ¿Y qué decir de la intoxicación de una japonesa que, habiendo consumido judías verdes cultivadas en China, había engullido 34.000 veces la dosis autorizada de diclorvos, un insecticida organofosforado que, en caso de intoxicación aguda, puede llegar a ocasionar la muerte por fallo cardiaco?

El Colegio de Médicos de Familia de Ontario (CMFO), en Canadá,[50] por su parte, recomienda que los médicos de familia asesoren a sus pacientes para que reduzcan la exposición a los pesticidas, pudiendo proporcionar la información:

- durante las visitas previas a la concepción y las prenatales;
- durante las visitas de los niños de todas las edades con sus padres, insistiendo en los biocidas que pueden

50. El Colegio de Médicos de Familia de Ontario es una división provincial del Colegio de Médicos de Familia del Canadá. Es una asociación sin ánimo de lucro que promueve la medicina familiar en Ontario mediante una política de vanguardia, la educación y la sensibilización.

estar presentes en lugares cerrados, en casa y en el jardín;

- durante las consultas, para los pacientes que ejerzan una profesión de alto riesgo de exposición a los pesticidas, pero también identificando y advirtiendo a los pacientes que puedan sufrir de asma, por ejemplo, que pueden ser especialmente vulnerables a determinados compuestos químicos de los pesticidas.

En todos los países y en todos los continentes, el uso mal controlado de los pesticidas es un peligro para la salud humana y el medio ambiente. La insuficiente evaluación de los riesgos que nos obligan a correr numerosos productos debe incitar a tomar medidas de prevención. Retengamos bien, a riesgo de repetirnos, que los pesticidas son máquinas para destruir lo vivo.

☞ PARA SABER MÁS

Analicemos un poco más de cerca los efectos nefastos y las formas de acción de los pesticidas. Son variados y van desde simples inhibiciones de las divisiones celulares hasta modificaciones de la síntesis de compuestos como las proteínas o los lípidos indispensables para la vida. Son también muchos los que se comportan como perturbadores endocrinos; otros pueden ser tóxicos para el cerebro o para el conjunto del sistema nervioso. Aunque sus efectos han sido estudiados sobre todo en los casos de intoxicaciones agudas relacionadas con exposiciones laborales o con ingestas accidentales o voluntarias (intento de suicidio), disponemos todavía de demasiados pocos elementos para las exposiciones ocasionales, pero esto no debe impedirnos tomar un cierto número de precauciones.

Evolución del uso de pesticidas

Los insecticidas

La mayor parte de los insecticidas organofosforados (OP) son unos organotiofosfatos que tienen el poder especial de modificar la concentración de acetilcolina, un neurotransmisor del sistema nervioso que repercute sobre el cerebro y los músculos. Actúan como tóxicos para el sistema nervioso, pero también sobre los glóbulos rojos y el hígado. El desarrollo de estos OP está en parte relacionado con la prohibición de los organoclorados que tienen la propiedad de acumularse en el organismo y de ser persistentes en la naturaleza (remanencia). Aunque los organofosforados no son bioacumulables, pueden ser tóxicos para el hombre y muchos de ellos tienen la propiedad de comportarse como perturbadores endocrinos. Los **carbamatos** insecticidas son también neurotóxicos para los insectos del tipo pulgones y ácaros.

Los **piretrinoides sintéticos,** en relación con las piretrinas naturales (las plantas las fabrican para protegerse de los insectos destructores), tienen efectos (deltametrina, permetrina) reforzados —su toxicidad se refuerza también— y se degradan más lentamente.

Los herbicidas

Los herbicidas representan casi la mitad del total de los productos fitosanitarios utilizados. Actúan destruyendo o frenando el crecimiento de ciertos vegetales. La toxicidad de los herbicidas es variable. No es siempre el principio activo el que plantea más problemas sino los coadyuvantes, aquel que permite, por ejemplo una mejor penetración del producto en la planta.

Los fungicidas

Los fungicidas que limitan el desarrollo de los microhongos (moho) son, en cuanto a su uso agrícola, los segundos productos fitosanitarios más utilizados después de los herbicidas. Sirven también para el almacenaje y el transporte de los alimentos así como para otros ámbitos: industria textil, de la madera, de la construcción. Esquemáticamente, actúan inhibiendo el desarrollo o alterando la «respiración» de los microhongos. Su toxicidad es también variable.

Elementos adicionales sobre los diversos pesticidas

Se trata de elementos, y no de un análisis exhaustivo, que demuestran los efectos de ciertos pesticidas a partir de diversos artículos científicos y de toxicología.[51] Algunos de ellos están actualmente prohibidos en la Unión Europea.

Descripción (no exhaustiva) de productos pesticidas

INSECTICIDAS	Intoxicación aguda (a dosis alta)*	Intoxicación crónica**
Organoclorado Se acumula en el tejido graso. Normalmente ya no deberíamos encontrarlos. Prohibido mayoritariamente en Europa***	Náuseas, diarreas, convulsiones	Parkinson, alteración del hígado, de los riñones, cánceres
Organofosforado No se acumula en el organismo, lo que no le impide tener efectos nocivos, principalmente el de perturbador endocrino en algunos de ellos	Rampas abdominales, trastornos de la visión, sudoración, vértigos, coma	Trastornos de conducta, esclerosis en placa, alteraciones en la reproducción, cánceres, perturbaciones endocrinas diversas

51. Robert Lauwerys, *Toxicologie industrielle et intoxications professionnelles*, Masson, 2007.

INSECTICIDAS	Intoxicación aguda (a dosis alta)*	Intoxicación crónica**
Carbamatos Efectos similares a los de los organofosforados	Acción sobre las enzimas que regulan la transmisión nerviosa	Trastornos de fertilidad (anomalía de los espermatozoides en particular)
Piretrinoides Toxicidad más moderada. Hay plantas que poseen piretrinas para protegerse de los insectos	Irritación de la piel y de las mucosas. Si la exposición es masiva, trastornos neurológicos de tipo temblores	Alergias, fatiga, pérdida de apetito
HERBICIDAS		
Alaclor Elemento del Lasso®, herbicida actualmente prohibido en Europa	Alteraciones cutáneas de contacto (dermatitis), trastornos neurológicos en caso de inhalación	Cánceres especialmente de colon y leucemias (leucemia mieloide crónica)
Glifosato Uno de los elementos de los herbicidas	Hemorragia, bajada de la tensión arterial, edema pulmonar	Estudios a profundizar, pero estudio experimental que debemos tener en cuenta; desarrollo de tumores
Derivados del bipiridilo o paraquat	Ulceración de boca, convulsiones, importantes trastornos de las funciones renales y hepáticas	Irritante para las mucosas, afectación ocular en especial
Atrazina Herbicida ampliamente utilizado, especialmente en los campos de maíz, prohibido en Europa desde el año 2004	Convulsiones, afectaciones renales y del hígado	Cánceres, perturbadores endocrinos, acné clorado

FUNGICIDAS	Intoxicación aguda (a dosis alta)*	Intoxicación crónica**
Ditiocarbamato Utilizado para limitar el deterioro de la fruta después de la cosecha	Insuficiencia renal aguda	Irritante, alergizante para la piel, cánceres de tiroides y de hígado
Pentaclorofenol Uso reducido (se utilizó especialmente en el tratamiento de la madera)	Náuseas, vómitos, pérdida de apetito, diarreas, afectación de diversos órganos	Cánceres, linfoma, acné clorado
Hexaclorobenceno Actualmente prohibido en Europa	Trastornos neurológicos, de la piel y de los huesos	Cáncer de mama en particular, se acumula en el tejido adiposo o graso
RODENTICIDA****		
Dicoumarines Anticoagulante	Hemorragias (efecto mortal esperado para las ratas y los roedores durante el parto)	Alteración de la permeabilidad capilar

* No se da la lista exhaustiva de los síntomas, sino algunos elementos.

** Se trata de efectos sospechosos o probados, al ser los análisis esencialmente experimentales (en animales), pero debemos tener en cuenta, por supuesto, los datos de que disponemos.

*** Europa, entendida en el sentido de los países miembros de la Unión Europea.

**** Existen otros raticidas, como la estricnina (prohibida), que provoca asfixias.

Lo que está en juego para el futuro es, por supuesto, la implantación de una observación mejor organizada de los efectos de los pesticidas, a escala europea, dicho de otro modo de una tóxico-vigilancia más eficaz.

LOS PERTURBADORES ENDOCRINOS

El organismo posee dos grandes sistemas de comunicación para intercambiar información entre órganos: el sistema nervioso y el sistema hormonal, donde pequeñas moléculas transmiten los mensajes entre células. Los mecanismos de acción de las hormonas son bien conocidos. Se trata de moléculas segregadas por diferentes órganos y glándulas (tiroides, páncreas, ovarios, testículos...) y vehiculadas por la sangre, que tienen unos puntos de mira específicos en el organismo. Actúan de forma esquemática activando los receptores presentes en la superficie o en el interior de las células, provocando de esta manera una cascada de reacciones. Se pueden dosificar las hormonas tanto en la sangre como en la orina (o sus metabolitos). El orden de medida de su concentración es el microgramo. El funcionamiento hormonal puede ser modificado, sea de manera no controlada por la exposición a unos elementos extraños llamados perturbadores endocrinos (PE), sea de forma voluntaria, con la ayuda de medicamentos.

HORMONAS CON PERTURBADORES ENDOCRINOS

En el cuerpo humano existen varias decenas de hormonas o asimilados. Cada una cumple con un papel bien preciso dirigido a asegurar el funcionamiento del organismo según un sutil equilibrio que puede ser roto en cualquier momento por interferencias, en especial exteriores. Hay que destacar que estas interferencias pueden ser buscadas para modificar una situación precisa, como impedir la fecundación mediante la píldora o prolongar los ciclos con el tratamiento hormonal de la menopausia. Además, los progresos de la medicina han dado la posibilidad de corregir los disfuncionamientos de la mayoría de los sistemas hormonales por vía medicamentosa: la hormona tiroidea (Levothyrox®) en caso de déficit de secreción, o insulina inyectable en determinados casos de diabetes, por citar solo dos ejemplos.

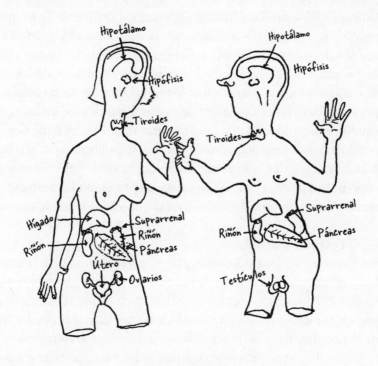

Esquema 3.
El sistema hormonal

Los principales órganos o glándulas que segregan hormonas

La exposición a moléculas químicas sintéticas que miman la acción de las hormonas, tanto en la alimentación, como en los cosméticos y diversos productos y objetos corrientes, es un fenómeno reciente. Estas actúan modificando el metabolismo, es decir mezclando los mensajes como si se tratara de *spam*. El bisfenol A, por ejemplo, presente en ciertos plásticos, tiene una acción parecida a la de los estrógenos. Por ello se les denomina «perturbadores endocrinos». Cuando ese efecto, a la inversa de lo que puede buscarse por vía medicamentosa, no es deseado, puede haber dos tipos de consecuencias. O bien esas sustancias imitan a las hormonas, sería el efecto *agonista*, o bien tienen una acción inversa, *antagonista*, y, al fijarse sobre los receptores de ciertas células, ponen trabas a la acción de las hormonas. En todos los casos, es el equilibrio hormonal el que se ve modificado. No se percibe siempre de forma inmediata, pero de microdesequilibrio en microdesequilibrio, pueden sobrevenir diferentes tipos de enfermedades, cuyo punto común es que son causadas por el medio ambiente, entendido en un sentido amplio, en el que vivimos actualmente.

La glándula tiroides

Situada en la base del cuello, garantiza la estabilidad del metabolismo general. En caso de disfunción se observa o bien hipertiroidismo, o bien hipotiroidismo. El hipertiroidismo se caracteriza por un aumento de las secreciones de las hormonas procedentes de la tiroides, teniendo como consecuencia una aceleración del ritmo cardiaco (palpitaciones), dificultades para conciliar el sueño, un cierto nerviosismo, a veces ligeros temblores de manos y una pérdida de peso. A la inversa, en caso de falta de funcionamiento (hipotiroidismo), se constata un cansancio anormal, sensación de frío, aumento de peso, un estado más o menos depresivo, sequedad de piel, el cabello y las uñas se vuelven quebradizos y se nota a veces un aumento de la tasa de colesterol.

Las dosificaciones de las hormonas T3 (triiodotiroxina) y T4 (tetraiodotiroxina), directamente segregadas por la tiroides, informan sobre el estado del funcionamiento metabólico, pero la secreción de estas hormonas depende de la TSH (por Thyroid Stimulating Hormone), segregada por una pequeña glándula situada en la base del cerebro, la hipófisis. Juega un papel muy importante, pues, con sus secreciones, garantiza la transición entre el cerebro y los órganos del cuerpo. Ella misma está bajo diversas influencias, como la del hipotálamo, que es el centro de integración de numerosos datos, en especial emocionales. El vector de las informaciones transmitidas hasta la hipófisis pasa por unas sustancias cerebrales llamadas neuromediadoras. La hipófisis controla diversas glándulas, como la tiroidea, que garantiza un equilibrio general, la homeostasia del cuerpo.

El páncreas
Segrega insulina, que es la hormona que regula el índice de azúcar en la sangre, especialmente después de una comida, pero también, según las situaciones, una contra insulina, el glucagón, hormona hiperglucémica cuya función es la de movilizar el azúcar almacenado en el hígado en caso de caída de su índice en la sangre, comúnmente llamada hipoglucemia.

Las glándulas suprarrenales
Tienen numerosas funciones, en especial la gestión del estrés mediante la secreción de adrenalina, el cortisol. Esta cortisona natural ejerce múltiples roles: aumenta el índice de azúcar en circulación (la glucemia aumenta especialmente para hacer frente al estrés), reduce las inflamaciones... Globalmente, las secreciones de las glándulas suprarrenales (corticosuprarrenales, medulosuprarrenales) son esenciales para permitir la adaptación al medio ambiente para la supervivencia: lucha contra el frío, el calor, el miedo...

Las glándulas paratiroideas, en la cara posterior de la tiroidea.

Los órganos reproductores
En su madurez, segregan unas hormonas sexuales que, en

la mujer, proceden de los ovarios y producen estrógenos y progesterona y, en el hombre, la testosterona, procedente de los testículos.

Disfunciones

Los PE pueden tener varios objetivos, lo que multiplica sus efectos. Alteran los mecanismos de acción biológica de las hormonas de manera insidiosa y, finalmente, nociva.

Potenciales blancos de los perturbadores endocrinos

PE	Síntesis	Hipotálamo	Hormonas de liberación*
		Epífisis	Melatonina
		Hipófisis	ACTH, FSH, LH, GH, PL...
	Almacenaje	Testículos	Testosterona, inhibina...
		Ovarios	Estrógenos, progesterona
	Liberación	Tiroides	T3, T4, calcitonina
		Suprarrenales	Cortisol, andrógenos...
	Secreción	Paratiroides	Parathormona
		Tracto digestivo	Gastrina, secretina, CCK...
	Transporte	Hígado	IGF-1
		Páncreas	Insulina, glucagón...
	Eliminación	Timo	Timopoyetina
		Placenta	CGH, estrógenos**
	Acción	Corazón	Factor atrial natriurético
		Riñones	Renina, eritropoyetina...

Fuente: Procedente de la presentación del doctor Luc Multigner (unidad 625 del INSERM) para el informe parlamentario sobre pesticidas y salud de la OPECST).

   * Liberación por estimulación.

  ** 17-beta-estradiol.

PRINCIPALES ENFERMEDADES RELACIONADAS CON LOS PERTURBADORES ENDOCRINOS

Las enfermedades tienen siempre causas plurifactoriales, factores genéticos, por supuesto, aunque hoy se tiende a concederles menos importancia que antes. El modo de vida, es decir la manera de alimentarnos y de cocer los alimentos, el consumo o no de tabaco, de alcohol, el sedentarismo y sobre todo los factores medioambientales son elementos primordiales. Hay dos maneras de entender la noción de «medio ambiente» en el origen de las enfermedades, de ahí la ambigüedad de algunos discursos: o bien se considera que están relacionadas con la química de síntesis añadida (pesticidas, disolventes, etc.), contaminaciones químicas diversas y modos de vida y de consumo, o bien esos factores medioambientales señalan principalmente al excesivo consumo de tabaco y alcohol. Algunos asesores de los poderes públicos prefieren este último enfoque restrictivo. De hecho, de esta manera se minimizan los factores de la primera categoría. Afortunadamente, por la presión de las asociaciones, de diversos investigadores y del público, notamos una evolución en sentido positivo, a pesar de que todavía hace falta que se refleje realmente en las acciones y que no nos contentemos con una simple ley sobre la prohibición del bisfenol A en contacto con los alimentos.

Toxicología de las enfermedades de origen medioambiental

¿Cómo explicar el rápido incremento de ciertas enfermedades: diabetes, obesidad, algunos tipos de cáncer, si no es debido a causas medioambientales, entendidas en el sentido de la exposición a múltiples sustancias químicas sintéticas? Como se señala en el informe parlamentario sobre los perturbadores endocrinos,[52] «la hipótesis de la responsabilidad de

52. Informe de la OPECST, Gilles Barbier, 12 de julio de 2011.

los factores químicos [es] la que más se sostiene y la más seria». Desde luego, otros elementos favorecen su desarrollo, y no siempre es fácil identificar «la» molécula química responsable de un trastorno o enfermedad, en la medida en que existen multiexposiciones a diferentes productos y que un cáncer, para poner este ejemplo, tarda muchos años en aparecer; este periodo de latencia complica el análisis. Además, la exposición intrauterina del embrión a ciertas sustancias puede propiciar también la aparición de múltiples enfermedades en la infancia (asma, alergias, cánceres...) o en la edad adulta. La toxicología clásica no está adaptada a la evaluación de sustancias como los perturbadores endocrinos ya que el efecto tóxico no es lineal, es decir que no es la dosis la que hace el veneno sino el momento de la exposición (embrión, infancia, adolescencia), el grado de sensibilidad de cada persona, y también su estado de salud. La exposición a los perturbadores endocrinos es una intrusión en el equilibrio biológico que rompe la «homeostasia endocrina» (para emplear un término técnico), es decir el sutil equilibrio interno. [Existe un informe muy completo del ISTAS (Instituto Sindical de Trabajo y Salud) de octubre de 2012, en el que su autora, Dolores Romano Mozo, afirma que no existen en España datos sistematizados de la exposición ambiental a contaminantes químicos. En la página 50 del citado informe se dice:

3.2.3. Normativa española: El Gobierno español no ha tenido ninguna iniciativa en este sentido hasta la fecha, limitándose a trasponer las directrices comunitarias, por ejemplo, la relativa a la prohibición de comercialización de biberones fabricados con policarbonato (bisfenol A). El único avance importante en España ha sido la inclusión de una anotación ae (alterador endocrino) en la lista de valores límite de exposición profesional a agentes químicos que publica anualmente el Instituto Nacional de Seguridad e Higiene en el Trabajo. La anotación ae especifica que «los valores límite asignados a estos agentes no se han establecido para prevenir los posibles efectos de alteración endocrina, lo cual justifica una vigilancia adecuada de la salud».

Hasta la fecha, el Grupo de Trabajo sobre Valores Límite de la Comisión Nacional de Seguridad y Salud en el Trabajo solo ha tenido en cuenta el primer listado de posibles disruptores endocrinos, publicado en 2001 por la Comisión Europea en el primer informe sobre la aplicación de la estrategia comunitaria.]

Los estudios tanto epidemiológicos como experimentales en el hombre son todavía limitados, de ahí la importancia que debemos saber otorgar a aquellos que existen si han sido correctamente realizados en el terreno científico. Pero resulta asombroso descubrir que, cuando un estudio epidemiológico digno de interés señala unos riesgos al identificar una sustancia precisa, este no se toma suficientemente en cuenta y no desemboca de forma sistemática en unas recomendaciones de prudencia para los consumidores ni, sobre todo, en unas acciones rápidas y concretas para profundizar en las investigaciones. Con frecuencia, insistamos en este punto, los estudios que molestan son ignorados o acusados por los fabricantes y algunas instituciones de ser poco dignos de interés o «incompletos»...

Uno de los aspectos importantes y recientemente puesto en evidencia es el **impacto transgeneracional**: en el terreno experimental, las personas sometidas a los perturbadores endocrinos desarrollan no solo trastornos de metabolismo y diferentes tipos de enfermedades, sino que además las transmiten a las siguientes generaciones por un fenómeno llamado epigenético.[53] Existe, además, una potenciación de los efectos negativos cuando ciertos perturbadores endocrinos se asocian entre ellos. Finalmente, ya hemos anticipado que los PE pueden llegar a provocar trastornos de conducta como agitación (bisfenol A...) que podrían quizá contribuir a explicar muchas situaciones poco controlables de incivilidad así como también trastornos de conducta alimentaria (ciertos pesticidas...).

53. *Je maigris sain, je mange bien, op. cit.*

Los perturbadores endocrinos se caracterizan por el hecho de que:
1. no es la cantidad la que es decisiva sino, sobre todo, el momento de la exposición, y de que pequeñas dosis pueden tener más efectos nocivos que dosis mayores;
2. existe un efecto de latencia, es decir un tiempo más o menos largo entre el momento de la exposición y su traducción en forma de enfermedad;
3. las modificaciones se transmiten de una generación a otra.

Los cánceres

Observamos un significativo aumento de determinados tipos de cáncer, en especial de los llamados hormonodependientes. Sin duda, los medios de detección han progresado, pero ellos solos no explican el incremento de la incidencia de los diversos cánceres (un incremento del 43% en las mujeres y del 35% en los hombres desde 1980, en Francia). La exposición a los diversos perturbadores endocrinos es una causa cada vez más documentada. [La incidencia de cáncer en los registros españoles en el periodo 1998-2002 fue de entre 324 y 511 casos/100.000 hombres y de entre 204 y 286 casos/100.000 mujeres. En el año 2006 el cáncer produjo más de 98.000 defunciones en España, 61.000 en hombres y 37.000 en mujeres. En los hombres, los tumores más frecuentes son en los registros de Albacete, País Vasco, Canarias, Cuenca, Girona y Navarra el cáncer de próstata, y en el resto (Asturias, Granada, Murcia y Zaragoza) el cáncer de pulmón. Estos dos tipos de cáncer, además del de vejiga, constituyen los tres tumores más frecuentes en todos los registros españoles, puesto que suponen entre el 55,6% y el 62% del total. Véase, *La situación del cáncer en España, 1975-2006*, informe elaborado por Anna Cabanes Domenech, Beatriz Pérez-Gómez, Nuria Aragonés, Marina Pollán y Gonzalo López-Abente, del Área de Epidemiología Ambiental y

Cáncer, del Centro Nacional de Epidemiología ISCIII, en junio de 2009.]

Evolución de los principales cánceres*

Cánceres	Orígenes
Mama (de)	El cáncer de los países desarrollados más frecuente en la mujer (22%). La incidencia se ha duplicado en Francia en los últimos treinta años. Entre los factores de riesgo mencionados, está la exposición al tabaco, a los perturbadores endocrinos, a algunos productos para el calentamiento de los alimentos (especialmente los HAP, hidrocarburos aromáticos policíclicos) y a las radiaciones ionizantes.
Próstata (de)	El cáncer más frecuente en el hombre, con un incremento muy acentuado (se multiplicó por cuatro entre 1975 y el año 2000). Los factores que pueden explicar este crecimiento son, más allá del envejecimiento de la población, la exposición a los perturbadores endocrinos y una alimentación inadecuada, especialmente demasiado grasa (excesivo consumo de determinados tipos de ácidos grasos saturados).[Se trata de la tercera localización tumoral más frecuente en varones españoles (excluyendo los tumores de piel distintos del melanoma), y la tercera causa de muerte por cáncer, en ambos casos por detrás del de pulmón y el colorrectal. La incidencia de cáncer de próstata en España se encuentra, junto a Grecia, entre las más bajas de la Unión Europea. Se ha estimado una incidencia anual, en el periodo 1997-2000, de 13.212 casos nuevos al año (IC 95%: 6.245-24.524), con una tasa ajustada de 56,29 por 100.000 habitantes (población estándar europea). La tasa de incidencia de cáncer de próstata estimada por la EUCAN para 1998 en España fue de 45,33 por 100.000 habitantes (población estándar europea) con 10.659 casos nuevos en ese año, mientras que la tasa de incidencia estimada en la Unión Europea para ese mismo año es de 67,55 por 100.000 habitantes, más de veinte puntos superior a la española (Actas Urológicas Españolas, vol. 30, n.º 6, junio de 2006).]

Cánceres	Orígenes
Tiroides (de)	Ese cáncer poco frecuente (1% del conjunto de cánceres) progresa de manera inquietante y afecta sobre todo a las mujeres (78%). Los riesgos relacionados con los perturbadores endocrinos, en particular los que proceden de pesticidas, de algunos plásticos son grandes. [En España la incidencia es de 5 casos por 100.000 en mujeres y 1,9 por 100.000 en hombres. Es la neoplasia endocrina más frecuente (90%), y la principal causa de muerte por tumores endocrinos. Su incidencia ha aumentado en los últimos años, pero la mortalidad se ha mantenido estable.]

* Ver especialmente el dosier de la evaluación colectiva del INSERM (2008).

Las enfermedades metabólicas: obesidad, diabetes

Sin entrar en el detalle, la explosión del sobrepeso y de la obesidad (+300% de incremento de la obesidad infantil severa en veinte años, en Francia) y de la diabetes (del tipo II, inicialmente no insulinodependiente), que conoció un alza del 40% de 2001 a 2009, no se explica únicamente por el excesivo consumo de alimentos demasiado calóricos (azúcares, grasas) y el sedentarismo. En primer lugar deben considerarse las causas medioambientales y el impacto de los perturbadores endocrinos. Como destaca un informe parlamentario después de una audiencia de numerosos científicos, «esta evolución muy rápida y general excluye las explicaciones genéticas», incluso si, repitámoslo, como en cualquier enfermedad, las causas son múltiples. En el terreno experimental, los perturbadores endocrinos, como el bisfenol A, los ftalatos, ciertos pesticidas, etc., modifican suficientemente el metabolismo como para ser considerados responsables en parte de las alteraciones observadas. Desde hace poco más de diez años, los argumentos científicos se acumulan.

[Según datos reflejados en el estudio ALADINO (Alimentación, Actividad Física, Desarrollo Infantil y Obesidad) realizado por la Agencia Española de Seguridad Alimentaria y Nutrición (AESAN), el 45,2% del exceso de peso detectado en los niños españoles se reparte de la siguiente manera: el 26,1% es sobrepeso y el 19,1% es obesidad (porcentaje que triplica el de hace treinta años). En la diabetes tipo II estaríamos hablando de 2,5 millones de afectados, con un crecimiento en la incidencia de entre el 3% y el 5% anual. En algunas comunidades, como Canarias, la prevalencia de DM-2 se ha incrementado hasta el 12% aproximadamente (véase, A. Goday, «Epidemiología de la diabetes y sus complicaciones no coronarias», Rev. Esp. *Cardiol.*, 55, 2000; P. L. de Pablos Velasco, F. Rodríguez-Pérez, J. E. Pérez-Moreno y cols., «Prevalencia de la diabetes mellitus no dependiente de insulina en Santa María de Guía», Estudios sobre diabetes mellitus en Canarias, Servicio Canario de Salud, 1999).]

Malformaciones y alteraciones de la fertilidad

Los perturbadores endocrinos se identifican desde hace varios años como el origen de muchas alteraciones de la fertilidad. En la mujer, los perturbadores endocrinos son cada vez más sospechosos de provocar esterilidad, en el marco de las endometriosis y de los ovarios poliquísticos, por ejemplo. El síndrome de los ovarios poliquísticos (presencia de microquistes en ovarios con modificaciones hormonales) está en aumento y afectaría al 7% de las mujeres en edad de procrear, sobre todo en mujeres obesas (en el 50% de los casos). [En España afecta al 6,6% de las mujeres, un 40% de las cuales tiene un sobrepeso importante (véase, M. J. Ordóñez Ruiz, L. Arribas Mir y P. Cerezo Sánchez, «Síndrome del ovario poliquístico en atención primaria», Formación Médica Continuada en Atención Primaria 18, 7, agosto-septiembre de 2011).] Por otra parte, se considera también que la exposición a ciertos perturbadores endocrinos durante la vida fetal predispondría a la aparición de las infertilidades en la edad adulta. En el hombre provoca el descenso de índices de testosterona y de espermatozoides y de su calidad (actualmente primera causa de las infertilidades). Desde mediados de los años noventa, científicos como Theo Colborn hicieron sonar con fuerza la alarma, sin gran éxito por desgracia. El resultado de este inmovilismo es que la concentración de espermatozoides ha descendido a la mitad en cincuenta años. [En España se ha pasado de una media de 336 millones de espermatozoides por eyaculación en 1977 a 258 millones en 1995.] A esto se añade una multiplicación de malformaciones genitales como la ausencia de descenso de los testículos al escroto (criptoquirdia) o anomalías en la ubicación de la abertura del pene (hipospadias).[54] ¡Cuántos trastornos y patologías vinculados en parte con la exposición a la química de síntesis!

Las enfermedades neurológicas y los trastornos inmunitarios

Hay muchos argumentos para plantear también la implicación de los compuestos químicos en la aparición de numerosas enfermedades neurológicas, en especial en los trastornos del desarrollo del cerebro. Tampoco en este ámbito faltan datos científicos, como mencionamos en el capítulo sobre los pesticidas, particularmente por lo que se refiere al impacto sobre el cociente intelectual (CI).

El sistema inmunitario, finalmente, podría estar afectado por la exposición a los perturbadores endocrinos, lo que haría a numerosas personas más vulnerables a determinadas infecciones y quizás incluso a enfermedades de las llamadas autoinmunes, en las que el organismo crea anticuerpos contra algunos de sus propios órganos. Hay que seguirlo de cerca.

Los múltiples efectos nocivos potenciales están resumidos

54. El conjunto de los fenómenos fue reagrupado bajo el término de síndrome de disgenesia testicular, que favorece por supuesto el descenso de la fertilidad.

en el siguiente cuadro, y por desgracia no son exhaustivos.[55] Afectan esencialmente a toda la esfera hormonal relacionada con la reproducción.

Los efectos potencialmente nocivos de los perturbadores endocrinos

1. Infertilidad masculina	8. Disfunciones eréctiles
2. Infertilidad femenina	9. Afectaciones del neurodesarrollo
3. Abortos espontáneos	10. Trastornos inmunitarios
4. Endometriosis	11. Cáncer de testículo
5. Anomalías en el desarrollo del aparato genital	12. Cáncer de mama
6. Pseudo hermafroditismo telarca	13. Cáncer de próstata
7. Pubertad precoz	

PRINCIPALES FUENTES DE PERTURBADORES ENDOCRINOS

Los compuestos identificados o muy sospechosos de ser perturbadores endocrinos aparecen resumidos en la tabla de abajo. En las tablas siguientes se indica cómo localizarlos y evitarlos.

55. Presentado e incluido en el informe parlamentario sobre pesticidas y salud de la OPECST, las modificaciones son nuestras (Fuente: INSERM).

Origen de los perturbadores endocrinos
(lista no exhaustiva)

Productos de síntesis o relacionados con transformaciones del tipo combustión	Compuestos
Productos de uso industrial o doméstico	Ftalatos, bisfenol A, retardante de llama antifuego tipo PBDE, PCB (prohibidos, pero aún presentes en la naturaleza), alquilfenoles, cadmio...
Productos agrícolas	Pesticidas
Productos de combustión industriales y domésticos	Dioxinas, furanos policlorados, hidrocarburos aromáticos policíclicos (HAP)...
Productos farmacéuticos y compuestos dentales	DES, etinilestradiol, ketoconazol, bisfenol A...
Origen natural	
Plantas	Fitoestrógenos de origen natural de tipo isoflavonas (soja, trébol), estigmasterol (esteroides vegetales); microhongos de tipo moho con secreción de micotoxinas (zearalenona)...
Productos de combustión naturales	Dioxinas...

Existen dos tipos de perturbadores endocrinos. Aquellos, como el bisfenol A y los pesticidas organofosforados, que no se acumulan en el organismo. Y a la inversa, unos productos de combustión como la dioxina, los HAP que se almacenan en las grasas; a esta segunda categoría se la denomina lipófila (dado que tiene afinidad con las grasas). Se les llama también POPs (por polucionantes orgánicos persistentes).[56] Estos

56. Las dioxinas son unos compuestos, derivados clorados, que se caracterizan por ser poco biodegradables y acumularse en las grasas. El contagio en el ser humano se hace sobre todo por vía alimentaria. Existen

POPs preocupan lo suficiente como para que 151 países de las Naciones Unidas hayan firmado en 2001 una convención, la llamada Convención de Estocolmo, con la pretensión de limitar o prohibir varias de estas sustancias.

CÓMO EVITAR LA EXPOSICIÓN A LOS PERTURBADORES ENDOCRINOS

En el estado actual de nuestros conocimientos científicos, es más que legítimo, y absolutamente necesario, intentar limitar la exposición a los perturbadores endocrinos sintéticos. Debemos saber también que es conveniente discutir producto por producto ya que hay grandes disparidades en el seno de una misma clase: algunos son peligrosos mientras que otros no suponen más que un riesgo de moderado a ínfimo. Dicho de otro modo, nos encontramos ante una situación compleja, dado que también debe tenerse en cuenta el uso de los productos. Sea como sea, frente a la flagrante falta de información, deben tomarse medidas individualmente, radicales a veces, excluyendo el contacto con el producto o al menos reduciendo drásticamente la exposición al mismo. Esto a la espera de ver perfiladas las recomendaciones oficiales y finalmente prohibido o limitado el uso de ciertas moléculas.

Para orientaros concretamente en vuestras decisiones, os remitimos a la tabla de la guía antitóxica de la pág. 273.

---

varios tipos de dioxinas (más de 200; la más conocida de las dioxinas altamente tóxicas es la 2, 3, 7, 8-tetraclorodibenzoparadioxina (TCDD) llamada también «dioxina de Séveso») y existen compuestos emparentados llamados furanos policlorados.

ALQUILFENOLES	Cómo evitarlos individualmente	Cómo limitarlos colectivamente
Decenas de miles de toneladas son utilizadas en Europa como componentes de productos de limpieza, especialmente industriales. Mejoran la textura de los productos y su penetración (se les llama «emulsionantes», «dispersantes», y también «detergentes»). Los encontramos también en pesticidas, pinturas, resinas, y se utilizan asimismo en los cosméticos, y a veces incluso en el acabado de textiles y cueros.	- Leer las etiquetas o preguntar directamente a los fabricantes de productos de limpieza. - Cuidado, se encuentran también como emulsionantes en el acabado de textiles y cueros. *La cantidad de estudios en términos de impacto en la salud y el grado de exposición doméstica es limitada, pero, como perturbador endocrino, se sabe que tiene una acción estrógena y podría alterar por lo tanto el metabolismo hormonal.*	Existen soluciones técnicas, es posible reemplazarlos, algunos sugieren etoxilatos de alcohol, por ejemplo.

BISFENOL A	Cómo evitarlos individualmente	Cómo limitarlos colectivamente
Cada año se producen varios miles de toneladas en todo el mundo. Lo encontramos en la producción de plásticos policarbonatos y de resina epoxi, revistiendo el interior de las latas de conserva y de bebidas, pero también en algunas cubas de vino y de almacenaje alimentario. Pueden contenerlo algunos compuestos dentales y también el papel térmico de impresión.	Pueden contenerlo los plásticos de embalaje con el número 7 dentro de un triángulo. En Francia, a partir del año 2015 serán prohibidos para los plásticos alimentarios; en Europa ya están prohibidos para los biberones y, desde 2013, lo están también para los alimentos destinados a niños menores de tres años. [En España existe una proposición no de Ley de febrero de 2013 para la prohibición del bisfenol A en los materiales en contacto con alimentos, así como la adopción de medidas sobre otros disruptores endocrinos.] Existen dudas para algunos plásticos procedentes de Asia con los números 3 y 6 debido al juego de aleación (posible aditivo de los PVP y poliestireno). El interior de algunas latas de conserva y de bebidas es de resina epoxi. Difusión variable en el recipiente alimentario u otro. La exposición que se debe limitar antes que nada es la de la vía alimentaria (contacto con los plásticos alimentarios). *Peligroso para la fertilidad, muchos estudios consideran que propicia la aparición de diabetes y de sobrepeso. La exposición a partir de la vida fetal podría aumentar más tarde la aparición de tumores de mama y de próstata. Incriminado también en diversas alteraciones del comportamiento como la agitación.*	Existen alternativas con productos naturales o de cerámica. Hay muchas investigaciones en curso para encontrar alternativas al BPA. La ANSES sacó una nota detallada en septiembre de 2011, consultable en su página web (procedimiento núm. 32009-SA-0333 y 2010-SA-0197 que fue completado más tarde). Existen setenta y tres productos de sustitución que falta evaluar en el aspecto toxicológico.

DIOXINAS Y PCB	Cómo evitarlos individualmente	Cómo limitarlos colectivamente
Las dioxinas proceden: - de la industria química que utiliza cloro (incluido el sector papelero), de la extracción industrial de numerosos metales, del asfalto, de los procesos de combustión industrial por lo tanto; - de la incineración de los residuos o de la metalurgia, pero también de los fuegos de origen doméstico (madera, etc.) del bosque. En cuanto a los PCB, los bifeniles policlorados, utilizados en otros tiempos, aunque ahora prohibidos, en refrigeradores, condensadores y transformadores eléctricos como aislante e ignífugos, tienen la enojosa tendencia a ser persistentes y tóxicos. Estos productos han colonizado los sedimentos de los cursos de agua. Existen otros riesgos de contaminaciones debidas a los PCB, en especial a través de las fábricas especializadas en el tratamiento de residuos industriales.	Es difícil escapar totalmente de las dioxinas, pero sí es posible limitar la exposición. La contaminación de los humanos a la dioxina se hace sobre todo por vía alimentaria. Aunque la dioxina se deposita en todas partes, se acumula especialmente en las grasas animales. El solo hecho de no comer la grasa de la carne ni los embutidos limita el riesgo. Se trata de una medida sencilla, fácil de realizar, y ya recomendada en vistas a limitar el consumo de ácidos grasos saturados que contribuye a la formación de placas de ateroma (estas taponan poco a poco las arterias y provocan la aparición de arterioesclerosis y de enfermedades cardiovasculares). Los peces están a veces extremadamente contaminados (los del río Ródano contenían hasta cuarenta veces las concentraciones admisibles de PCB). La contaminación por dioxinas y PCB en el este del canal de la Mancha se considera superior a la encontrada en otras partes del litoral. *Las dioxinas, como perturbadores endocrinos, desestabilizan el sistema endocrino, en particular el reproductor. Actúan negativamente sobre el sistema inmunitario y nervioso.*	Los poderes públicos franceses y europeos se han movilizado para limitar las emisiones de estas dioxinas, especialmente mediante el uso de filtros en las incineradoras, lo que ha sido eficaz, pues el nivel de contaminación ha disminuido en relación a los años setenta y ochenta. No obstante, debemos seguir atentos y limitar las instalaciones humanas cerca de las fábricas y las incineradoras contaminantes. No hay que subestimar las emisiones de dioxinas domésticas. Las estufas de leña y las chimeneas abiertas a calefacción de leña o de adorno emiten dioxinas. Ocurre lo mismo con la quema de desechos en los jardines, de ahí una directiva de fecha 18 de noviembre de 2011. [Umbrales de emisión establecidos en España por RD 508/2007 son: umbral de emisión a la atmósfera: 0,0001 kg/año; umbral de emisión al agua: 0,0001 kg/año; umbral de emisión al suelo: 0,0001 kg/año.]

PERFLUORADOS	Cómo evitarlos individualmente	Cómo limitarlos colectivamente
Cada año se fabrican miles de toneladas de compuestos perfluorados (PFC). Los hay de varios tipos. El PFOA está presente en el revestimiento de algunas sartenes y cacerolas. Hay industriales que tienden a abandonar su fabricación, de ahí las siglas que cada vez encontramos con mayor frecuencia de «sin PFOA», un perfluorado que es el ácido perfluoroctánico. En los tejidos, actúa como antimanchas e impemeabilizante. Presente en algunos envases (en especial de cartón o de papel), no es soluble en las materias grasas. Entre los PFC, están los carboxilatos perfluorados (PFOA, por ácido perfluoroctánico), los sulfonatos perfluorados (PFOS, sulfonato de perfluorooctano), siendo estos últimos aún más sospechosos que los primeros.	Evitad comprar sartenes y cacerolas antiadherentes sin la mención «sin PFOA» aunque aquellas que no los contienen tienen productos de sustitución no siempre muy identificables. La pregunta a plantearnos sería saber si debemos continuar usando sartenes antiadherentes. También podemos encontrar productos perfluorados como capa protectora y como agente de polimerización, de ahí su posible presencia en otras diversas sustancias como envases alimentarios, cosméticos o tejidos. *Entre los posibles efectos negativos de los compuestos perfluorados: promueven la obesidad, los cánceres, en especial el de próstata, y los trastornos en la reproducción.*	Muchos industriales han ido implantando alternativas de forma progresiva, pero la falta de información (en nombre del secreto industrial) debe incitar a la prudencia acerca de los productos de sustitución. En lo que se refiere a la elección de los utensilios de cocina, las alternativas son ante todo individuales.

PRODUCTOS IGNÍFUGOS POLIBROMADOS	Cómo evitarlos individualmente	Cómo limitarlos colectivamente
Los productos ignífugos, llamados también retardantes de llama, vuelven menos inflamables los aparatos eléctricos de plástico y los textiles en los que se incorporan. Los encontramos en todas partes, hasta en la caja de nuestros ordenadores, televisores, secadores y prendas de ropa. Los polibromados, de estructura parecida a veces a la de los PCB, persisten en el medio ambiente; tenemos entre ellos los PBDE (polibromodifenil éteres), HBCD (hexabromociclododecane), TBBP-A (tetrabromobisfenol-A).	El problema de estos compuestos, incluidos en plásticos y diferentes objetos, e incluso en algunos juguetes, es que son volátiles y se «desprenden» de estos para volverse a reunir en el aire de las casas y de las oficinas. Por suerte su concentración efectiva en el aire parece poco importante. *En función del grado de exposición, los polibromados pueden interactuar con el sistema hormonal, especialmente sobre el funcionamiento de la tiroides. Son también sospechosos de tener una acción negativa sobre el sistema nervioso, actuando sobre la conducta, y podrían propiciar incluso la aparición del autismo.*	Existen alternativas y algunos industriales se han comprometido a dejar de utilizarlos.

FTALATOS	Cómo evitarlos individualmente	Cómo limitarlos colectivamente
Cada año se producen en Europa occidental un millón de toneladas de ftalatos. Es un flexibilizante de los plásticos, el 90% de los cuales se utilizan en los PVC (policloruro de vinilo). Existen varios tipos de ftalatos. Un cierto número de ellos ya han sido prohibidos. El uso de ftalatos está muy extendido. Se pueden encontrar en juguetes infantiles, guantes, envases diversos, revestimientos de las superficies de suelo, textiles, ciertas maletas, prendas de vestir, incluso en cosméticos y esmaltes de uñas, para garantizar su homogeneidad y evitar que se agrieten; desodorantes y perfumes para prolongar sus efectos; colas, pigmentos para las tintas y pinturas para que aguanten mejor. Los encontramos también en diferentes dispositivos médicos, en tuberías especialmente.	Difícil escapar de los ftalatos por lo mucho que están presentes en nuestro universo diario. Difícil también de aclararse fácilmente entre los diversos ftalatos utilizados, al no tener todos el mismo grado de toxicidad. Aunque la migración de los ftalatos es en ocasiones débil y el grado de exposición desdeñable, debemos mantenernos prudentes, sobre todo en el caso de los niños y las mujeres embarazadas. *Diversos ftalatos son antiandrogénicos y causarían infertilidad en el hombre, aunque también la aparición de una pubertad precoz en las niñas. DBP, BBP y DEHP son los que más preocupan. Algunos ftalatos actúan sobre la tiroides al inhibir las hormonas tiroideas. Provocan el asma y otros trastornos respiratorios diversos. Podrían intervenir también en el desarrollo de tumores del hígado y del riñón (estudios experimentales).*	Existen múltiples alternativas industriales a los PVC. El polipropileno para los cables, por ejemplo. Tampoco hacen falta más ftalatos en los dispositivos médicos, sobre todo en aquellos destinados a los prematuros y en caso de nutrición artificial. Hay alternativas posibles y deberían generalizarse.

EL BHA Y OTROS ADITIVOS ALIMENTARIOS Y COSMÉTICOS	Cómo evitarlos individualmente	Cómo limitarlos colectivamente
El BHA o butilhidroxianisol y su primo, el BHT, son unos antioxidantes que sirven para evitar la oxidación. Se utilizan para la conservación de múltiples productos alimentarios, cosméticos y medicamentos como: Los parabenos **E214 a E219 o el galato de propilo E310.**	Estos antioxidantes E320 para el BHA (y E321 para el BHT), además de su acción como perturbadores endocrinos, están clasificados como posibles cancerígenos para el ser humano; el BHT es clasificable. Resultan indispensables evaluaciones suplementarias independientes. Hasta entonces, la prudencia es obligada. *Están incriminados en las disfunciones de la glándula tiroidea y en la infertilidad. El galato de propilo podría provocar alteraciones sanguíneas en niños de corta edad (metemoglobinemia).*	Existen alternativas, en especial para ciertos productos alimentarios, con la vitamina E por ejemplo.

TRICLOSÁN	Cómo evitarlos individualmente	Cómo limitarlos colectivamente
Antiséptico muy ampliamente utilizado, lo es menos desde que han aumentado las dudas que pesan sobre él. Se puede encontrar en diversos productos de mantenimiento doméstico, cosméticos y dentífricos.	Su presencia aparece mencionada. *Perturbaría el metabolismo por su acción antiestrógenos e interferiría con la secreción de las hormonas tiroideas.*	La utilidad misma de los antisépticos debería discutirse en numerosos casos, a pesar de que, por seguridad, hay tendencia a recomendarlos tan pronto hay compuestos orgánicos.

METALES TRAZA Y OTROS: ANTIMONIO, CADMIO, ALUMINIO, TRIBUTILETANO	Cómo evitarlos individualmente	Cómo limitarlos colectivamente
Las fuentes de exposición son variadas (ver capítulos correspondientes). El tributiletano estuvo presente durante muchos años en las pinturas de los cascos de los barcos para impedir que se adhirieran los moluscos. La exposición es más reducida actualmente, pero aún se encuentran sales de estaño en los PVC, ya que se utilizan como estabilizantes.	Diferentes sustancias minerales son responsables de afecciones patológicas. El impacto de determinados elementos minerales como PE es una noción bastante reciente. Respecto al tributiletano, su exposición comporta una acumulación de sustancias grasas en el organismo. *El TBT fue cuestionado por propiciar la acumulación de grasas y también por sus efectos virilizantes en las hembras: este fenómeno llamado «imposex» provoca el desarrollo de un pene y de un canal espermático atrofiados. El TBT actúa también sobre las defensas inmunitarias (potente inmunotóxico) y el desarrollo de los embriones.*	Existen alternativas para el antimonio, catalizador de reacciones en la plasturgia: el hierro en lugar del aluminio en la floculación del agua. En cuanto al tributiletano, es sencillamente prescindible.
FILTROS ANTI-ULTRAVIOLETAS	**Cómo evitarlos individualmente**	**Cómo limitarlos colectivamente**
4-MBC (4-metilbenzilideno cánfora), benzofenonas, etc., están presentes en muchas cremas solares.	Cremas solares y diversos cosméticos propuestos en caso de exposición solar. *Como perturbadores endocrinos —aunque moderados—, actuarían provocando infertilidades, pero todo depende de la exposición.*	Existen cremas solares que no contienen este tipo de filtros.

PESTICIDAS	Cómo evitarlos individualmente	Cómo limitarlos colectivamente
Hemos dedicado un capítulo a los pesticidas. Entre ellos tiram, metoxicloro, mancozeb, zineb, fenarimol, resmetrina, deltametrina, metribuzin, ketoconazol, carbaril, terbutryn, fenitrotion (fuente: RES).	Consumir bio.	Limitar su uso en plazos razonables es posible, si existe una real voluntad política y no se cede a la presión de determinados *lobbies*.

ÉTERES DE GLICOL	Cómo evitarlos individualmente	Cómo limitarlos colectivamente
Existen varios tipos de éteres de glicol y no todos tienen la misma peligrosidad. Aquellos derivados del etileno glicol —serie E (EGE)— están prohibidos en parte, pero algunos siguen estando autorizados como el fenoxietanol (llamado también fenoxitol) hasta concentraciones del 1%. Algunos de la serie P, derivados del propileno glicol (PGE) son menos tóxicos. Los éteres de glicol están, asimismo, prohibidos actualmente para los pañales para niños menores de tres años.	Su uso como disolventes en una muy amplia gama de productos data de principios de los años setenta. Hay que informarse y adquirir solo productos de la serie P. Elegir productos sin fenoxietanol. *Pueden causar trastornos de reproducción, pueden ser irritantes y serían en parte neurotóxicos.*	Según el estado actual de nuestros conocimientos, ¿los éteres de glicol de la serie E no deberían dejar de utilizarse?

PERCLOROETILENO	Cómo evitarlos individualmente	Cómo limitarlos colectivamente
Limpieza en seco de tejidos y prendas de vestir.	Hay pocas probabilidades de intoxicarse por este producto que actualmente está prohibido para las nuevas tintorerías; sin embargo, existe un serio riesgo para los empleados y los habitantes que viven cerca de antiguas tintorerías. *Clasificado como probable cancerígeno (CMR 2A) por el CIRC; es también un potente neurotóxico central e igualmente tóxico para el hígado y los riñones.*	Existen alternativas; de ahí la prohibición de su uso en los nuevos establecimientos.

LOS METALES TRAZA
Y ELEMENTOS MIXTOS TÓXICOS

Un cierto número de elementos «metales» como el mercurio o el plomo, pero también el cadmio y el antimonio (que es, como el arsénico, un no-metal clasificado dentro de los elementos mixtos), son tóxicos, incluso en concentraciones muy bajas. Denominados con frecuencia y de manera impropia «metales pesados», son metales presentes muy a menudo en estado de traza (les llamaremos pues «metales traza»), que tienen efectos nefastos en los riñones, los huesos, el hígado, los pulmones, y también las estructuras nerviosas. Recientemente, se ha descubierto que actúan, asimismo, sobre el sistema hormonal. Ahora bien, como perturbadores endocrinos, hay elementos que demuestran que su impacto está lejos de ser desdeñable. Por ello se impone una mayor toma de conciencia por parte de los poderes públicos acerca de sus múltiples efectos sobre el organismo, igual que una actualización de la reglamentación, que sufre un retraso relacionado en parte con la obsolescencia de los estudios de inocuidad en los que se fundamenta.

Esos metales traza proceden del fondo geoquímico de la biosfera. Plantean problemas en las actividades humanas e industriales que los utilizan y los expulsan en exceso en el aire o en el agua, contagiando a la vez nuestra alimentación y el medio ambiente. Conviene por lo tanto redactar la lista de los principales metales traza y proponer soluciones que aparecen sintetizadas en la guía al final de la obra (véase pág. 281) y que podréis aplicar inmediatamente.

EL CADMIO

El cadmio (Cd) es, sin duda, un elemento del que habéis oído hablar poco. Sin embargo, en caso de exposición prolongada y según la forma química del compuesto, se lo considera muy tóxico, incluso en dosis bajas. Nos interesamos por él en primer lugar porque, durante una reciente evaluación fechada en 2011, la Agencia Sanitaria Francesa (ANSES) señalaba un incremento de la exposición de la población de más del 400% en relación con la evaluación anterior, ¡realizada antes de 2006! El cadmio se vuelve tóxico tras su transformación química o bioquímica, cuando es ionizado (es decir, cargado positivamente).[57] Destaquemos desde ahora que el cadmio comparte esta propiedad de toxicidad en estado ionizado con el mercurio y el plomo.

[En España, la evaluación de la exposición de cadmio a través de los alimentos se ha realizado en base a las concentraciones de Cd detectadas en los alimentos y a los patrones de consumo de la población (adultos y niños) suministrados por la Agencia Española de Consumo, Seguridad Alimentaria y Nutrición. La exposición media para adultos (1,15-2,85 µg Cd/kg p.c.) es cercana o excede ligeramente la TWI de 2,5 µg Cd/kg p.c. Subgrupos de población específicos como los niños presentan una exposición media (1,87-4,29 µg Cd/kg p.c) que puede exceder hasta alrededor del doble de la TWI.]

¿Dónde se encuentra el cadmio?

El cadmio procede esencialmente de dos fuentes. La primera está vinculada con las actividades industriales que emiten unos polvos que lo contienen (fabricación industrial de baterías, de pilas, de acumuladores, de pigmentos industriales, de ciertos cables eléctricos). Son pues los empleados de las empresas quienes en primer lugar están expuestos a él. Las actividades agrícolas representan la segunda fuente de exposi-

57. Se trata de un catión bivalente Cd++.

ción. Esencialmente, es el resultado del uso de abonos fosfatados ricos en cadmio y de la aspersión de lodos en las zonas hortícolas. La presencia del cadmio en el organismo tiene pues, además de la procedente del tabaco, un origen principalmente alimentario.

¿Cuáles son los alimentos que más lo contienen?

Se observa una fuerte concentración de cadmio en los despojos de los animales (riñón, hígado), de los que conviene limitar el consumo (a pesar de que hoy en día son menos buscados en el plano gustativo). Según las técnicas agrícolas utilizadas, también es posible encontrarlo en concentración variable en los cereales y productos procesados que derivan de ellos. Los vegetales de hoja verde (lechuga, col, espinaca...) pueden contenerlo igualmente, lo mismo que los mariscos.

No se trata en ningún caso de dejar de consumir del todo estos productos —cuando, por suerte, solo un 10% del cadmio presente en los alimentos es asimilado por el organismo—, pero es sensato privilegiar los productos bio o bien, para los productos convencionales, informarse acerca de las prácticas agrícolas de cultivo. La compra de productos de proximidad de las AMAP (Asociaciones para el Mantenimiento de una Agricultura Campesina) permite preguntar a los productores sobre el eventual uso de los lodos de aspersión o de los abonos fosfatados.[58] Tened en cuenta que el cadmio está también presente de forma natural en otros vegetales diversos, aunque nunca ha sido demostrada la intoxicación por esa vía. [En España existe el Observatorio de Soberanía Alimentaria y Agroecología (OSALA), que une a organizaciones españolas y latinoamericanas, así como gran cantidad

---

58. Los abonos fosfatados son una importante fuente de diseminación de cadmio y, en los suelos ácidos, se refuerza su fijación en las plantas, provocando un mayor riesgo de concentración.

de cooperativas con distintas agrupaciones de agricultores ecológicos.]

Los efectos identificados del cadmio sobre la salud

EFECTOS CRÓNICOS

El cadmio que penetra en el organismo es capturado por unas células (macrófagas) y oxidado en el estado de catión bivalente (Cd^{++}). Al pasar de este modo a la sangre, se distribuye luego por el organismo, lo que acarrea efectos tóxicos en diferentes órganos. Sabemos que se acumula preferentemente en los riñones (30% de la carga corporal) y, en menor medida, en el sistema óseo. El hígado y la próstata también pueden ser afectados. Finalmente, lo encontramos en los pulmones, aunque esto afecta más a los empleados que trabajan en talleres de soldadura industrial y de recorte de diversos metales, siendo entonces la inhalación la vía de contacto.

Presenta propiedades tóxicas y está clasificado como cancerígeno (grupo 1) para el hombre por el Centro Internacional de Investigación sobre el Cáncer (CIRC de Lyon). Los cánceres observados, siempre en el entorno laboral, afectan principalmente al tracto respiratorio (pulmones, nasofaringe). La exposición repetida al cadmio es, pues, preocupante para la salud y la hipótesis de un exceso de mortalidad por cáncer a consecuencia de semejante exposición está apoyada por diferentes estudios.[59] La exposición a largo plazo al cadmio procedente de la alimentación contaminada puede comportar también un ataque renal (nefritis) que puede evolucionar hacia una grave insuficiencia renal. Podemos observar, asimismo, trastornos cardiovasculares de tipo hipertensión

59. «Cadmium exposure and cancer mortality in the Third National Health and Nutrition Examination Survey cohort», Scott V. Adams, Michael N. Passarelli, Polly A. Newcomb, *Occup. Environ. Med.*, 7 de noviembre de 2011.

arterial o diabetes. El cadmio forma parte de los metales que pueden interferir en los receptores de los estrógenos y comportarse como un perturbador endocrino.[60] Recientemente se ha evidenciado la neurotoxicidad del cadmio, especialmente en el cerebro en desarrollo.

[Según un estudio de la Oficina de Prevención de Riesgos Laborales de Foment del Treball Nacional, sobre la prevención de riesgos laborales en España en 2011, la absorción de cadmio por vía digestiva ocasiona náuseas, vómitos, diarreas y dolores abdominales. La absorción por vía respiratoria a menudo produce hipertermia («fiebre de los metales»), neumonitis química y edema agudo de pulmón, en ocasiones mortal. Las afectaciones más graves son las de tipo renal (la exposición crónica al cadmio puede ocasionar una enfermedad renal crónica). Asimismo, se clasifica al cadmio en el grupo 1 B como un cancerígeno que afecta el pulmón y la próstata, y un tóxico potencial que afecta la reproducción.]

Efectos identificados del cadmio (exposición crónica)*

Ataque de los riñones	Nefritis, insuficiencia renal
Ataque de los huesos	Falta de mineralización de los huesos (osteomalacia), dolores óseos
Posibles ataques cancerígenos	Pulmón, páncreas, hígado, riñón, próstata, sangre (sistema hematopoyético), testículo, mama
Ataque respiratorio	Bronquitis, fibrosis, enfisemas más allá de los cánceres
Ataques del corazón y de los vasos	Hipertensión arterial
Ataques metabólicos	Trastornos de reproducción, diabetes

* La mayoría de los estudios se efectuaron sobre animales, pero indican un cierto grado de toxicidad en el hombre (estudios experimentales).

60. La ingesta de cadmio no debería superar los 60 μg diarios, como por suerte suele ser el caso.

EFECTOS AGUDOS

Para el ser humano, fuera de los ambientes laborales, los contagios agudos pueden llegar principalmente en caso de absorción de alimentos que contengan importantes concentraciones más allá de las normas habituales, pero por suerte esto sigue siendo raro. Se ha podido observar, por ejemplo, a través de los animales de crianza cebados con determinados tipos de complementos alimentarios importados de Asia (habiéndose encontrado luego cadmio en la leche, la carne y los productos procesados), igual que en el año 2009, cuando hubo fabricantes que tuvieron que tomar medidas para recuperar lotes de alimentos que contenían cadmio en una proporción anormal, sin juzgar oportuno informar de ello a las autoridades sanitarias excusándose en que «la salud humana no estaba en peligro».[61] ¡La cuestión está en saber si todos los casos de este tipo están realmente catalogados!

El tabaquismo

El tabaquismo es la mayor fuente de contaminación por cadmio para la población, a través de las hojas de tabaco. Mediante análisis de sangre y las dosis en la orina, se ha podido demostrar que la concentración de cadmio en la sangre de los fumadores es de cuatro a cinco veces superior a la de los no fumadores.

EL MERCURIO

Desde hace mucho tiempo, el mercurio está bajo extrema vigilancia, habida cuenta de su toxicidad, especialmente para el cerebro. Podría ser la causa, o favorecer al menos, el desarrollo de muchas dolencias como las enfermedades neurovegetativas

61. *Le Canard enchaîné*, 9 de julio de 2009.

de tipo Alzheimer, pero también la hiperactividad infantil y el autismo. ¿Están justificadas estas acusaciones? ¿Y por qué conmueven tan poco a las autoridades sanitarias? Según la bióloga Marie Grosman, «la relación entre una exposición precoz al mercurio y el desarrollo de un trastorno del déficit de atención e hiperactividad (TDAH) o de un síndrome autístico está muy documentada desde hace algunos años». Y hay que añadir, ampliado en muchos elementos bibliográficos, que «estudios que han tomado en cuenta el impacto de las diferentes fuentes de contaminación hacen resaltar que las madres de niños autistas han estado de promedio más expuestas al mercurio dental durante su gestación, y que cuantos más empastes la severidad del autismo es mayor».[62] Como indicó la OMS, en los países desarrollados las principales fuentes de exposición al mercurio, en todas sus formas, están relacionadas en primer lugar con las amalgamas dentales. En resumen, es necesario desconfiar del mercurio y no solo en los «empastes». Existen medios para limitar su exposición.

Los diferentes tipos de mercurio

El mercurio existe bajo diferentes formas.[63] La denominada «elemental» (Hg) es sencillamente el mercurio mineral de base, líquido a temperatura ambiente (presente por ejemplo en los antiguos termómetros y barómetros, en las amalgamas dentales...). Los vapores que se desprenden de esta forma son

62. Marie Grosman, Roger Lenglet, *Menace sur nos neurones*, Actes Sud, 2011.
63. El mercurio puede estar presente en diferentes formas, la del mercurio elemental metálico, el mercurio oxidado, llamado catión mercúrico Hg^{2+}, el llamado mercurio «orgánico» con el metilmercurio; todos son tóxicos en diversos grados. El primero afecta sobre todo al cerebro y de forma secundaria a los riñones; los cationes mercúricos tienen como objetivos preferentes los riñones y de forma secundaria la piel así como el sistema nervioso; los metilmercurios son neurotóxicos y pueden provocar encefalitis y polineuritis especialmente.

tóxicos, pero actualmente la exposición es muy rara para el público. Ocurría antes que, por inadvertencia, un antiguo termómetro se rompía y se intentaban recoger las pequeñas bolitas brillantes que se escapaban. Debemos saber que, al pasar a forma gaseosa, el mercurio es fácilmente absorbido por vía respiratoria, y que su solubilidad en las grasas le permite atravesar las membranas de las células y llegar al cerebro, donde se acumula en caso de exposición prolongada. Surge entonces un proceso inflamatorio que puede desembocar en dolores de cabeza.[64] La inflamación depende del grado y de la duración de la exposición. A largo plazo, se observa experimentalmente una degeneración de las células, que desemboca en procesos de envejecimiento acelerado. Si la exposición se prolonga en el tiempo, podría ocasionar la aparición de patologías como la enfermedad de Alzheimer o la de Parkinson.

Las amalgamas dentales: una importante fuente de exposición

Francia es el único país de la Unión Europea que permite aplicar amalgamas dentales a base de mercurio, impropiamente llamados «emplomaduras o empastes de plomo» (ya que de hecho no lo contienen). De esta forma, la exposición a este elemento tóxico afecta a mucha gente, más incluso que la rela-

64. Sin entrar en los detalles, debemos saber que el mercurio no va a almacenarse en las neuronas. Prefiere acumularse en las células que alimentan a las neuronas (las células gliales). Estas células son ricas en sistemas enzimáticos (en especial en enzimas de oxidación denominadas peroxidasas), que son responsables de la oxidación de ese mercurio elemental en catión mercúrico (Hg^{2+}), hidrosoluble y, sobre todo, químicamente muy reactivo. Debido a esto, desde su formación, el catión mercúrico va a dedicarse a las proteínas azufradas, constituyendo la estructura de estas células gliales, generando su destrucción. Privadas de alimento, las neuronas, a su vez, sufren y los dolores de cabeza forman parte de las señales de alarma de esta exposición tóxica. El Hg^{2+} la emprende también con el esqueleto interno de las neuronas.

cionada con la alimentación o con las vacunas dopadas con tiomersal (agente de conservación derivado del etilmercurio). Una amalgama clásica que contiene un gramo de mercurio elemental utilizada para la obturación de un molar desprende vapores que pasan a la sangre y parte de los cuales se almacenan en el cerebro. El impacto del mercurio varía en función de diferentes parámetros, como las interacciones con otros metales presentes en la boca. Así, el oro de las coronas, por poner un ejemplo, acelera la liberación de los vapores de mercurio. Existe también una susceptibilidad genética en la capacidad del organismo para eliminar el mercurio. Aquellos que tienen el gen llamado «ApoE4» tienen más dificultades al respecto y corren el riesgo de desarrollar dolencias de las denominadas neurodegenerativas, como el Alzheimer. Dicho de otro modo, no todos somos iguales ante una exposición de este tipo.

NUEVA REGLAMENTACIÓN[65]

Subrayemos que los propios dentistas, sin saberlo, fueron las primeras víctimas de esos vapores de mercurio al manipular y preparar las amalgamas. Curiosamente, muchos representantes de los dentistas negaron durante mucho tiempo —y algunos lo niegan todavía— el impacto negativo del mercurio. Como mucho aceptan hablar de riesgos «hipotéticos». En Francia, uno de los últimos ministros de Sanidad (Roselyne Bachelot) afirmaba sin matices: «No se conoce ni un solo caso probado de intoxicación por mercurio de un paciente debido a los empastes dentales. [...] Las dosis de mercurio liberadas en el organismo por los empastes son ínfimas y, en cualquier caso, están muy por debajo de los umbrales a los cuales se

65. La nueva reglamentación será el resultado a nivel mundial de la convención de Minamata (que fue firmada en Minamata en octubre de 2013, debiendo luego ser ratificada por los 130 a 140 países firmantes); a escala europea, la estrategia comunitaria sobre el mercurio (2005) está en proceso de revisión desde 2010: las conclusiones fueron programadas para finales de 2013.

podrían observar efectos tóxicos.»[66] Esto es exactamente así para las intoxicaciones agudas, pero lo que cuenta sobre todo son los efectos a largo plazo debidos a exposiciones prolongadas, incluso a dosis ínfimas, que pueden alterar las neuronas del cerebro. ¿Por qué esa negación?

El informe BIOS encargado por la Comisión Europea recomienda la «progresiva eliminación de las amalgamas dentales dentro de los cinco próximos años, mejorando a la vez la aplicación de la legislación europea existente sobre los residuos».[67] A pesar de esto, y de forma asombrosa, el consejo nacional del Colegio de Dentistas y la Asociación Dental Francesa redactaron poco después una carta a la atención de la ministra de Sanidad rogándole que se opusiera «a cualquier medida dirigida a prohibir o limitar el uso de la amalgama».

[En España no existe ninguna prohibición sobre el uso de las amalgamas con mercurio, solo una recomendación para restringir su uso en niños y embarazadas. De hecho, se trata del único país de la Unión Europea donde no se informa al paciente de los riesgos que dichas amalgamas suponen.]

Muchos cirujanos dentistas reaccionaron entonces enérgicamente redactando a la atención de la ministra una carta abierta en forma de petición, en septiembre de 2012, preguntando por qué las pruebas de toxicidad establecidas eran refutadas y precisando que en cualquier caso «la inocuidad del material que se desprende continuamente de los vapores de mercurio no se había fijado». Y añadían todavía: «Nosotros mismos, cirujanos-dentistas, advertimos frecuentemente patologías relacionadas con los empastes o las corrientes galvánicas derivadas de la presencia de metales en la boca, que ge-

66. Respuesta a una pregunta escrita del senador Jean-Louis Masson, 7 de agosto de 2008.

67. Además de las amalgamas dentales, el informe recomendaba suprimir progresivamente la utilización del mercurio en las pilas de botón en el plazo de los dos años siguientes a la adopción de la legislación. *Study on the potential for reducing mercury pollution from dental amalgan amb batteries, Final report prepared for the European Commission*, DG ENV, BIO Intelligence Service, 2012: http://ec.europa.eu/environment/chemicals/mercure.

neran neuralgias invalidantes e inflamaciones de las mucosas y musculotendinosas.» Invocaban también al informe de la OMS que valora el hecho de que los empastes son la causa de diversos problemas de salud: «Como nuestra propia práctica lo demuestra cada día, la amalgama es perfectamente sustituible. Es, por lo tanto, inexplicable que Francia continúe alabando un material discutible y obsoleto, cuya retirada recomiendan una resolución del Consejo de Europa y un informe financiado por la Comisión Europea. Esta actitud va en contra de lo que quieren los pacientes.» Uno de ellos comentó irónicamente que «la OMS decreta normas de potabilidad para el agua del grifo por lo que se refiere a diferentes contaminantes; para el mercurio, las medidas tomadas en la saliva de los pacientes con amalgamas revelan a veces índices diez veces superiores e incluso mayores:[68] ¿es potable la saliva de los pacientes portadores de amalgamas?». Para los senadores y los diputados que se preocuparon por esta cuestión sanitaria, el estudio de Tübingen, que se refiere a ella, «constituye un paso importante en el conocimiento de los empastes», siendo para ellos «incontestables» determinados elementos:

«En primer lugar, el estudio confirmó el efecto de la masticación en los empastes a base de mercurio. Esto ya se sabía. Una vez más se saca a la luz.

»En segundo lugar, el informe reveló contenidos de mercurio muy superiores a los que figuran en estudios realizados anteriormente con muestras más pequeñas, siendo la carga de mercurio de la saliva 3,5 veces más elevada que los resultados publicados unos años antes.

»En tercer lugar, incluso limitada a algunos casos, la concentración de 1.000 µg/l medida en la saliva de portadores de amalgamas, si es exacta, debe justificar urgentemente una reacción. La remoción de amalgamas parece imponerse como una práctica habitual y de acuerdo con las máximas precauciones.»[69]

68. Estudio de Tübingen e informe de Kiel realizados en Alemania entre 20.000 pacientes.
69. Extracto del informe de la OPECST «Les effets des métaux lourds sur l'environnement et la santé», 4 de octubre de 2012.

Recordemos que antes de la comercialización de los empastes no se realizó ningún test de toxicidad celular.

¿Debemos dejar de consumir pescado?

El mercurio se encuentra también en la alimentación, en forma de metilmercurio (forma orgánica del mercurio) que se acumula preferentemente en los peces, en especial en aquellos llamados «depredadores» (unos carnívoros que consumen otros peces). Cuanto más larga es su duración de vida, mayor es el riesgo de que absorban mercurio. El proceso de almacenaje en las carnes de los peces carnívoros ha sido identificado; una vez el mercurio es depositado en el fondo del mar, es transformado por bacterias. Bajo su nueva forma de metilmercurio, tiene la capacidad de introducirse de forma duradera en los organismos vivos, en el plancton en primer lugar, luego en los peces «pequeños» y finalmente hasta en los mayores depredadores como los atunes, los peces espada y las tintoreras, aunque también en las rayas y las doradas salvajes (bioamplificación). Lo encontramos también en los moluscos y los crustáceos, ya que los frutos de mar filtran una gran cantidad de agua, acumulando así diferentes metales como el mercurio.

Es verdad que el excesivo consumo de estos pescados está desaconsejado y debería ser prohibido en caso de embarazo. Los pescados que contienen estos metales en sus carnes pueden contener también, si proceden de zonas contaminadas, otras sustancias tóxicas como PCB (policlorobifenilos, véase pág. 274). Las especies que se considera que tienen potencialmente más contaminantes nefastos son la lubina común, el esturión de importación y el salvaje, el mero oualioua, la rescaza del Pacífico, la tintorera, el cabracho y el atún rojo.

La cuestión esencial es saber medir el grado de toxicidad generado por el consumo de pescado y, en ese ámbito, «los resultados nos llevan a ser prudentemente optimistas. El mercurio en el pescado podría no ser tan tóxico como pensamos, pero nos quedan aún muchas cosas por descubrir antes de poder llegar a esta conclusión», comenta el doctor Graham George,[70] especialista en el tema. Efectivamente, si afinamos los datos, hay que señalar que existen varios tipos de metilmercurio y, sobre todo, que su combinación molecular tiene una gran importancia. Así, el que está presente en el pescado es esencialmente metilmercurio-cisteína. No obstante, los investigadores que han establecido como modelo los efectos tóxicos del metilmercurio se han dado cuenta de que el más tóxico es el cloruro de metilmercurio, veinte veces más que el primero.

Como las consecuencias toxicológicas de la ingestión de mercurio varían considerablemente en función de su forma, es necesario adoptar una actitud pragmática respecto al consumo de pescado. Sardinas, caballas, anchoas y salmones son una fuente de buenos ácidos grasos omega 3, llamados «esenciales» por no ser sintetizables por el ser humano (EPA: ácido eicosapentaenoico, y DHA: ácido docosahexaenoico), y, según un informe de la agencia sanitaria, el consumo semanal de una ración del pescado llamado graso, es decir rico en ácidos grasos omega 3, garantiza un aporte suficiente para cubrir las necesidades humanas. Consumirlo una sola vez a la semana limita paralelamente los riesgos de una absorción demasiado importante de contaminantes químicos indeseables. Insistamos en el hecho de que ciertas zonas de pesca están más contaminadas que otras, y que el nivel de contaminación puede variar en el tiempo; para la crianza, el devenir de diversos residuos de pesticidas y de los antibióticos está todavía mal evaluado. Consumir salmón bio o etiqueta roja. [En España se puede comprar salmón etiqueta roja, pero procedente de Irlanda.]

Recordemos, después de esa tabla que podría parecer preocupante para algunos, que los diferentes metales (mercurio) son elementos presentes de forma natural en la superficie

70. Stanford Synchroton Radiation Laboratory, Menlo Park, California, 2003.

de la Tierra. Por ello, diferentes alimentos pueden contenerlos en concentraciones variables (en función de las zonas geográficas). Siempre ha habido mercurio en los peces, incluso en el Paleolítico, pero hoy en día es el exceso de concentración lo que resulta preocupante. En efecto, a partir del momento en que existe un elemento natural potencialmente tóxico, el ser humano, o bien ha aprendido a evitarlo en el transcurso de la historia, o bien tiene los medios para neutralizarlo. Por lo que se refiere al mercurio, son las quimiocinas, moléculas producidas por el organismo, las que desempeñarían ese papel. Son unas pequeñas proteínas que protegen el cerebro. Se las considera como las centinelas de la inflamación del sistema inmunitario. Esta función «depuradora» recientemente identificada abre la vía a múltiples investigaciones y permite todas las esperanzas. Las quimiocinas protectoras del cerebro contra el mercurio llevan el nombre de CCL2. Su papel parece esencial, pero, claro está, en caso de un aporte demasiado masivo de mercurio, quedan desbordadas.

Otras fuentes de exposición

En Guayana, entre otros lugares, la búsqueda de pepitas de oro, con una utilización a veces fraudulenta de mercurio, expone a la población y contamina gravemente los ríos, convirtiendo a los peces en no aptos para el consumo. Por desgracia, las poblaciones afectadas no siempre lo saben y pueden absorber unas cantidades impresionantes de este metal. Otra fuente de exposición al mercurio a no descuidar es la que procede de complejos industriales que tratan el cloro, así como también de las centrales térmicas y de las fábricas incineradoras. Incluso cuando están controladas, las contaminaciones pueden afectar tanto al personal como a la población. Así, unas observaciones realizadas el año 2009 por asociaciones como France Nature Environnement en torno a determinados emplazamientos demostraron unas concentraciones anormalmente elevadas de contaminantes.

[Según una noticia aparecida en el diario *El País* del 11 de octubre de 2013, la presencia de mercurio en el organismo de las mujeres españolas es más de seis veces superior a la media de 17 países europeos. España fue escenario un par de meses antes de lo que los expertos consideran la mayor intoxicación por mercurio registrada hasta la fecha en el país y probablemente en Europa, que afectó a cerca de un centenar de obreros de una fábrica de zinc en Avilés.] Para limitar la exposición al mercurio a través del mundo, la vigilancia debe ser permanente. «El año 2009, en Nairobi, con el auspicio del Programa de las Naciones Unidas para el Medio Ambiente (PNUE), 140 países se comprometieron a elaborar un instrumento apremiante para reducir de manera significativa todas las utilizaciones del mercurio. Debería imponer severos límites a los vertidos industriales, especialmente a los de las cementeras y de las centrales térmicas de carbón.» A pesar de que se destacó claramente la urgencia, el plazo concedido para terminar esta convención fue de cuatro años, ¡lo que nos deja alguna esperanza a partir de 2013! Efectivamente, en enero de 2013, después de unas difíciles negociaciones, la convención sobre el mercurio fue adoptada por 140 Estados. «La mañana del 19 de enero ha sido aceptado un tratado que debe empezar a liberar al mundo de este metal, manifiestamente peligroso para la salud», declaró Nick Nuttall, portavoz del PNUE.[71] Si se aplica correctamente, este acuerdo debe permitir la reducción de las emisiones de mercurio liberadas en la atmósfera (sabiendo que Asia se ha convertido en la primera región mundial emisora), especialmente relacionadas con la combustión de carbón utilizada para producir electricidad y con la búsqueda de pepitas de oro, que afecta a alrededor de quince millones de personas y que debe controlarse mejor. Algunos dentistas, franceses en particular (según un informe de la Comisión Europea publicado el año 2012, Francia utiliza un tercio de las 55 toneladas de mercurio anuales de la Unión Europea para la confección de amalgamas dentales),

71. *Le Figaro*, 19 de enero de 2013.

deberán cambiar sus técnicas. Quedan excluidos del tratado vacunas humanas y animales, que podrán seguir conteniendo tiomersal, el lápiz negro para el maquillaje de ojos y la utilización del mercurio para ciertos usos militares.

[Según B. Perea Pérez y P. del Río Muñoz («Recomendaciones sobre el tratamiento de los residuos de mercurio procedentes de las amalgamas de plata usadas en odontoestomatología», Prof. Dent, 4, 10, diciembre de 2001) en 1999 se vendieron en España 2.967.000 cápsulas predosificadoras de amalgama de plata con un contenido medio de mercurio de 500 mg. Ese año se vendieron también 657 kg de polvo de aleación, que requiere para su utilización otros 657 kg de mercurio líquido. En total, 2.140 kg de mercurio para usos dentale. En 2000 estas cifras pasaron a 2.900.000 cápsulas predosificadoras y 517 kg de aleación.]

EL PLOMO

El plomo también es un mineral tóxico para el ser humano, en especial para el cerebro, pero, afortunadamente, la exposición al plomo en las viviendas (pintura) y por vía alimentaria (tuberías) es hoy en día mucho más débil que en otros tiempos. Aunque las antiguas canalizaciones en plomo están aún presentes de manera esporádica en algunos viejos inmuebles, empotradas en la piedra, la exposición por esta vía es menor en la actualidad, ya que la caliza que tapiza el interior de los tubos limita de forma singular el contacto con dicho material. La concentración máxima permitida en el agua potable debe ser inferior a 25 µg/l, siendo de 10 µg/l en 2013.

La historia del plomo

La historia del uso del plomo es bastante interesante desde el punto de vista toxicológico. Descubierto hace mucho tiempo, los romanos ya lo usaban para las canalizaciones, pues seducía por su maleabilidad, aunque, desde la Edad Media, se empezaron a describir intoxicaciones de plomo. Más adelante, se atribuyó incluso el declive de la civilización romana a esta exposición, ya que propiciaba la esterilidad. Se considera que el riesgo de infertilidad en la mujer se multiplica por tres a partir de la toma regular de un litro de agua diario que contenga 25 µg/l de plomo. De hecho, el uso del plomo fue históricamente limitado (confección de vidrieras, de cristal...) hasta el siglo XIX, en que su utilización se extendió en demasía a causa de la industrialización: se empleó entonces en las pinturas, los revestimientos de techo, los cristales. La toma de conciencia de la importancia de los efectos del saturnismo (enfermedad ligada a la exposición al plomo) data de principios del siglo XX. Sin embargo, continuó siendo ampliamente utilizado, en especial en la gasolina como aditivo de los carburantes, por sus propiedades antidetonantes (alquilos de plomo del tipo de plomo tetraetilo que genera óxidos de plomo), antes de que esto no fuera reglamentado de forma eficaz. De todos modos, son centenares de millares de toneladas de plomo las que han sido vertidas cada año en la atmósfera por los gases de escape, con el testimonio clave del casquete polar que conserva sus huellas. En el fondo, el plomo fue uno de los primeros contaminantes identificados como nocivos para la salud y el medio ambiente.

El saturnismo

Las enfermedades vinculadas con el plomo son temibles. Se sospecha que es responsable del desencadenamiento de trastornos psicomotores y cognitivos irreversibles en el niño. El plomo está clasificado como CMR (cancerígeno, mutagénico y reprotóxico). No hace demasiado tiempo, en los años setenta, se advertía una no desdeñable concentración de plomo en la alimentación, relacionada con los vertidos industriales de partículas de plomo. Otra fuente de exposición derivaba del consumo de alimentos procedentes de latas de conserva cuyas soldaduras estaban hechas en parte de una aleación plomo-estaño, que entretanto fue prohibida. En las zonas de caza pueden haber también contaminaciones relacionadas con el plomo ya que cada cartucho contiene de 200 a 300 bolitas de este metal, y no todas dan en el blanco. En la actualidad, además de las antiguas pinturas, una posible fuente de exposición puede emanar de las vajillas de cerámica artesanal o de la vidriería y del cristal que no habrían respetado las normas, tanto más si contienen bebidas ácidas decapantes (vino, zumo de frutas, zumo de tomate). Por lo que se refiere al cristal, la concentración de plomo es actualmente más de dos veces menor que antes, aunque queda presente en pequeña cantidad ya que, si se retirara completamente de su fabricación, el cristal se volvería más friable, menos resistente y se rayaría más fácilmente. No obstante, el riesgo para la población está muy minimizado.

De todas maneras, sigue siendo oportuno mantenerse vigilantes, en especial los empleados que trabajan en la industria (baterías de coche, ciertos componentes electrónicos...) y aquellos que, en la construcción, quitan todavía los tubos de plomo y decapan las antiguas pinturas. Asimismo, las mujeres jóvenes en particular deben tener cuidado, ya que, en el organismo, el plomo se acumula esencialmente en los huesos (95%), con un relanzamiento en la circulación que se acentúa en el momento del embarazo y de la lactancia. En estas situaciones el calcio óseo se moviliza, ya que el plomo interfiere con él. Las personas más vulnerables son, además de las mujeres en edad de procrear, los niños, desde su nacimiento hasta la edad de seis años. En 1995, el plomo afectaba aún a 84.000 niños, ¡o sea el 2,1% de los de hasta seis años! Este porcentaje se hundió desde entonces gracias a las acciones de prevención que se llevaron a cabo: prohibición de las pinturas de plomo, enrarecimiento de su presencia en diversos materiales, gasolina sin plomo. Actualmente, el saturnismo no afecta a más del 0,11% de los niños y, según el Ministerio de Sanidad,[72] en

72. www.sante.gouv.fr, 5 de marzo de 2009.

veinte años el índice de plomo en la sangre (la plumbemia) ha disminuido en una media del 50% en la población francesa. Hoy es de 65 µg/l. Esto demuestra muy bien, una vez más, que la prevención es eficaz si se proporcionan los medios.

[En España, la literatura sobre exposición prenatal e infantil al plomo es escasa, y además se desconoce cuál ha sido la evolución de sus concentraciones tanto en el aire como en la población en general (véase «Estudio de la evolución de la exposición a plomo en la población infantil española en los últimos veinte años. ¿Un ejemplo no reconocido de "salud en todas las políticas"?», *Gaceta Sanitaria* 27, 2013). Las autoridades preventivamente han fijado máximos de exposición, que se miden como concentración de plomo o alguno de sus derivados en la sangre. Los mismos se han fijado en 20 microgramos por cada 100 mililitros, salvo excepciones debido a la exposición laboral. En 1996, la Comisión Europea informó de que en la mayoría de los países de la Unión Europea los niveles eran inferiores: 6,8 microgramos por 0,1 litros en Dinamarca; 7,2 en España y alrededor de 8 en Italia. Este estudio también ha podido constatar una tendencia decreciente entre 1989 y 2008. La media de concentraciones de plomo en sangre observada en la población infantil española de acuerdo con esta investigación fue de 21,79 microgramos por decilitro entre 1989 y 1991, muy por encima del valor establecido como seguro por la Organización Mundial de la Salud (10 microgramos). Esta cantidad, sin embargo, se redujo un 80% entre 1992 y 2001, cuando entraron en vigor los decretos que reducían los límites de plomo en la gasolina, hasta situarse en una media de 4,20 microgramos por decilitro de sangre. Entre 2002 y 2008, ya con la prohibición definitiva de la gasolina con plomo, la concentración de este metal en sangre infantil disminuyó hasta una media de 1,12 microgramos.]

EL ANTIMONIO

Un metal poco conocido que ha invadido nuestra vida diaria

Algunos de vosotros probablemente no habéis oído hablar nunca del antimonio. Sin embargo, este elemento próximo al arsénico (¡por su toxicidad!) está presente en múltiples objetos de nuestra vida diaria. Lo encontramos, por ejemplo, en las botellas de agua y de zumo de frutas de plástico con el código 1 (código de reciclaje), indicado dentro de un pequeño triángulo, o en aquellas que enarbolan el logo «PET» (politereftalato de etileno). Los fabricantes se sienten generalmente orgullosos de anunciar «PET», ya que esto significa que el envase no contiene bisfenol A, aunque, en contrapartida, se utiliza antimonio en la fabricación de estos plásticos. De forma más exacta, en el aspecto técnico, el antimonio es un catalizador de la polimerización del PET que actúa como starter (desencadenante) de la reacción. Es por esto que podemos encontrarlo luego en el continente. Como indicaba el periódico *L'actualité chimique* en abril de 2011: «Un solo ejemplo permite evaluar la amplitud del problema: un agua mineral alemana que contenía de salida 3,8 ng/l de antimonio, o sea 3,8 ppb, vio aumentar su índice hasta 359 ng/l tras ser embotellada en un recipiente de PET. Esta concentración alcanzó 626 ng/l después de un almacenamiento de tres meses a temperatura ambiente, lo que corresponde a una multiplicación por 190 de la cantidad inicial» (André Picot y Jean-François Narbonne.) El problema de estas botellas de plástico «PET», tanto si proceden de la petroquímica como si son vegetales (el compuesto químico es el mismo), reside por lo tanto en su reutilización, en especial cuando se vierten en ellas zumos de frutas. Efectivamente, el ácido orgánico de los zumos de frutas, e igualmente de los aditivos como el E330 (el ácido cítrico) propician la extracción del trióxido de antimonio de los plásticos «PET» hacia el contenido, incluso si solo está presente en una muy pequeña cantidad. Parecería también que la vitamina C y el azúcar podrían propiciar la migración del antimonio.

Pero el antimonio no es un producto anodino, ya que se trata de un posible cancerígeno, reconocido como tal por las instancias internacionales (clasificado en el grupo 2B). Se trata, además, de un perturbador endocrino que, a dosis muy bajas, puede modificar el metabolismo. Los industriales, cuando se les pregunta,[73] indican que «el catalizador utilizado para la producción del PET es el óxido de antimonio: es el catalizador autorizado para esta aplicación en la Unión Europea». Lo que es exacto, ya que, para las autoridades sanitarias, el nivel de exposición al antimonio «no constituye un problema de salud pública». No obstante, al mismo tiempo reconocen que los valores toxicológicos de referencia carecen en parte de fiabilidad, ¡por falta de un estudio más profundo! Dicho de otro modo, el impacto sanitario ha sido muy mal evaluado: sabemos, en cambio, que incluso con unos valores insuficientemente precisos en el aspecto científico, el 5% de la población es afectada por el antimonio (análisis realizados sobre orina), ¡o sea, ni más ni menos tres millones de personas en Francia!

• No reutilizar una botella de plástico, sobre todo para poner en ella zumos de fruta.

• Optar, pensando igualmente en el planeta, por tetrabriks de cartones parafinados o por botellas de cristal, aunque el coste en carbono pueda ser más elevado. El plástico se recicla de manera imperfecta e invade el fondo de los océanos.

[En España, el RD 1299/2006 incluye el antinomio y los derivados epóxidos entre los agentes químicos causantes de enfermedades como la dermatosis de contacto, la neumopatía profesional hiperreactiva, la neumoconiosis, etc. Asimismo, existe una prohibición expresa del uso de estaño y hojas de

73. En el marco de un estudio sobre bebidas azucaradas y zumos de fruta para el periódico *60 millions de consommateurs*, julio-agosto de 2012.

«papel de estaño» que contengan más de cinco partes por mil de plomo o antimonio si van a entrar en contacto con alimentos. Véase también el artículo de José Antonio Lozano Teruel, catedrático de Bioquímica y Biología Molecular de la Universidad de Murcia, «Agua embotellada, antinomio y hoax», en laverdad.es. Según da noticia el mismo, investigadores españoles del Departamento de Química Analítica de la Facultad de Química de la Universidad Complutense de Madrid, cuyas conclusiones han sido publicadas on-line por la revista *Food Chemistry*, han estudiado la migración de antimonio desde los envases PET hasta los líquidos en ellos contenidos (agua destilada, ácido acético al 3%, etanol al 10% y 20%, aceites vegetales y vinagre, entre otros), siguiendo los métodos analíticos recomendados por una reciente normativa de la Unión Europea, elaborada para evitar los resultados dispersos de investigaciones diferentes. Según dicho estudio, «los resultados obtenidos en este trabajo demuestran que los valores específicos de migración para el antimonio, en disoluciones acuosas estandarizadas y con estimulantes de alimentos grasos, son mucho menores que el límite superior establecido por la UE y en todos los casos para el agua potable. Estos resultados demuestran la baja tendencia del antimonio a migrar desde el PET en los alimentos en condiciones normales de utilización» µg / kg) y en todos los casos por debajo del límite europeo de 5 µg.]

DIVERSOS METALES TRAZA Y OTROS COMPUESTOS

Entre los demás metales traza, tenemos el **arsénico**, que encontramos en diferentes compuestos químicos. En Francia no está presente en los pesticidas desde hace mucho tiempo, pero sigue empleándose en algunos países. En el año 2001, la OMS indicaba que el 22% de la producción mundial de arsénico estaba destinada a la preparación de productos químicos de uso agrícola. Por otra parte, el arsénico es un subproducto de la metalurgia y sirve para la fabricación de semiconductores. [Según RD 140/2003, en España no están permitidos valores de arsénico superiores a 10 μg/l en el agua para el consumo.]

El **cromo**, en el ámbito industrial, se utiliza para la imprenta y para determinadas pinturas. Su difusión en la atmósfera puede ser también el resultado de emisiones relacionadas con la combustión de gas, de petróleo y de carbón.

El **bario** y el **estroncio** forman también parte de los metales traza, pero se han descrito pocos casos de trastornos y enfermedades, lo que no excluye que les sigamos prestando atención.

En cuanto al **aluminio**, ver lo que debemos pensar y cómo protegernos de él; os remitimos a la pág. 169.

Terminemos con el **amianto**, que es un silicato, no un metal, de origen natural y en fibras naturales para su uso industrial. Su robustez mecánica y su resistencia frente a las agresiones químicas y al fuego explicaba su uso frecuente, antes de que nos diéramos cuenta muy tardíamente de sus efectos especialmente nocivos (cáncer de la pleura pulmonar).

Hay dudas acerca de la **fibra de vidrio** (filamentos de vidrio) que invaden las construcciones y los materiales compuestos. A pesar de que se trate de compuestos inertes, ¿no nos daremos cuenta próximamente de que las micropartículas que se desprenden de ellos plantean problemas para la salud, y en especial en el aspecto respiratorio? Es la exposición excesiva lo que podría ser perjudicial.

Acabemos con una nota positiva, ya que plantas como la *Noccaea caerulescens*, la *Anthyllis vulneraria* y la *Iberis intermedia* pueden garantizar la descontaminación de los suelos infestados por los metales traza. Estas plantas absorben y almacenan los metales y son reciclables: «Gracias a un tratamiento térmico y químico cien por cien ecológico, estos metales raros se recuperan», indica el profesor Claude Grison de la Universidad de Montpellier II,[74] que dirige un programa de descontaminación en Saint-Laurent-le-Minier (ex cuenca minera en el Gard). [En España existe una resolución de 28 de abril de 1995, de la Secretaría de Estado de Medio Ambiente y Vivienda, por la que se dispone la publicación del acuerdo del Consejo de Ministros de 17 de febrero de 1995, aprobando el Plan Nacional de Recuperación de Suelos Contaminados (véase *BOE*, n.º 114, 13 de mayo de 1995, págs. 13.926-13.930).]

74. *Midi Libre*, 19 de enero de 2013.

4

El problema del agua

EL AGUA, UN BIEN COMÚN

Aunque podemos permanecer algún tiempo sin comer, la privación de bebida es rápidamente mortal: el agua es la esencia misma de la vida y compone el 75% del cuerpo humano. Por desgracia, se considera que en el mundo aproximadamente mil millones de humanos no tienen acceso al agua potable. En Francia y en Europa, donde es algo corriente, ¿existen riesgos para la salud? Digámoslo de entrada, estos riesgos prácticamente han dejado de ser de orden microbiológico (virus, bacterias...), y están relacionados con la contaminación química y con, finalmente, la gran pregunta: ¿es mejor consumir agua del grifo o aguas embotelladas? Intentaremos dar una respuesta en este capítulo. Ya que, para ambos tipos de agua, la afirmación «todo está bajo control» es inexacta.

A modo de esquema, distinguimos las aguas del grifo, potables según unos criterios físico-químicos bien definidos, y las aguas embotelladas. Entre estas últimas, tenemos aquellas que se llaman «minerales», que tienen una composición específica y estable en elementos minerales, y las otras, llamadas de «manantial», que pueden ser el resultado de mezclas de aguas procedentes de varias fuentes de distinta ubicación geográfica; contrariamente a las anteriores, su composición en elementos minerales no es constante. Sin embargo, todas las aguas embotelladas proceden de capas subterráneas, mientras que el agua del grifo procede esencialmente de las aguas llamadas de superficie.

Detrás de las recomendaciones que defienden el consumo de agua del grifo o el de agua embotellada, se libra una lucha de titanes, con fabulosas apuestas comerciales que se cifran en miles de millones de euros. Este es el motivo de que la manipulación de la opinión pública resulte tentadora e inevitable. ¡No caigáis en las burdas trampas del marketing! En los grandes grupos vendedores de agua embotellada, se estima que hasta un 30% del precio de una botella de agua corresponde al presupuesto asignado a la promoción. Para las aguas del grifo, es preocupante que sociedades muy poderosas gestionen el agua de las colectividades. En efecto, la transparencia de la gestión financiera está lejos de ser rigurosa, y es legítimo que existan dudas acerca de la exhaustividad de la información facilitada (en especial sobre los contaminantes químicos). Por ejemplo, hemos subrayado la insuficiencia de estudios independientes sobre la presencia de aluminio en el agua y su impacto sobre la salud. Esto se podría haber subsanado hace mucho tiempo si los poderes públicos se hubieran dotado de medios, pero ¿lo desean realmente o están sometidos a presiones?

Otra cuestión de primer orden: aunque los operadores privados pueden ocupar un buen lugar en la creación de empresas de saneamiento o de innovación tecnológica, sobre todo en nuevos procedimientos de depuración, ¿debemos, no obstante, confiarles también la gestión directa de este recurso que es ante todo un bien común? Sin ánimo de hacernos pesados en el tema de las desviaciones financieras ocurridas con algunos operadores, existe una verdadera apuesta democrática y un reto a lanzar para esta economía de «renta» que, según nosotros, debería corresponder únicamente a las entidades públicas, sistema que ya ha sido implantado por un cierto número de municipios. Se considera, pues, que los dos tercios de la gestión del agua están actualmente en manos de grupos privados. [Según datos de la Asociación Española de Operadores Públicos de Abastecimiento y Saneamiento (AEOPAS), desde 1996 hasta 2006 el porcentaje de población abastecida por sistemas de gestión privada de servicios de agua pasó del 37 al 53%. De acuerdo con un informe de 2006 realizado por International Statistics for Water Services, el abastecimiento de agua y saneamiento en España se caracteriza por una cobertura universal y una calidad de servicio buena. Alrededor de un 60% de la población es abastecida por empresas privadas que operan gracias a las concesiones de los municipios. La compañía de abastecimiento más grande de España es Aguas de Barcelona, con el 50% de las concesiones privadas del mercado. Las tarifas por abastecimiento de agua y saneamiento son las terceras más bajas de Europa.]

Generalmente, la colectividad se mantiene como propietaria de las diferentes instalaciones, y la empresa privada que se ocupa de la gestión del agua en los aspectos técnicos —lo que es legítimo— y financieros —lo que quizá lo es menos— le paga después una renta. Este enfoque tiende, por supuesto, a seducir a los elegidos, puesto que les simplifica la vida. Pero ¿los objetivos de maximización de los beneficios por parte de los operadores responden realmente al interés del consumidor? Se considera en efecto que, gestionada directamente por la colectividad, el agua sería entre un 10% y un 20% menos cara que el agua «privatizada», a pesar de que existan disparidades entre una región y otra.

LAS NECESIDADES DE AGUA DEL ORGANISMO

El ser humano necesita agua permanentemente y debe tener un acceso garantizado a este bien para permitir un buen funcionamiento de las células del organismo. El agua es el principal constituyente de las células y sencillamente garantiza su vida; en cuanto a los complejos hídricos que son la sangre y la linfa, estos permiten el transporte de numerosas moléculas y de elementos como los glóbulos rojos para la sangre, las hormonas... El agua es termorreguladora: asegura la estabilidad y la homogeneización de la temperatura del cuerpo. Igualmente, amortigua los impactos y protege el cerebro y la médula espinal gracias al líquido cefalorraquídeo.

Un aporte insuficiente de agua, por ligero que sea, provoca la deshidratación del organismo. Toda pérdida, aunque solo sea del 1% al 2%, altera múltiples funciones del organismo, tanto físicas como intelectuales. La deshidratación provoca un cansancio generalizado, vértigos, mareos, sequedad de las mucosas, en especial de las bucales y de la lengua; en un grado más avanzado, cuando la deshidratación se vuelve severa, puede observarse una elocución incoherente y una bajada de la tensión arterial, y, en ausencia de un tratamiento adecuado, el pronóstico vital queda rápidamente comprometido.

La sed

Existe un centro de la sed que se sitúa en el cerebro y, más en particular, en el seno de una pequeña estructura situada en su base, llamada hipotálamo. Se trata de un centro que integra los datos de los receptores (osmorreceptores) presentes en los vasos y el corazón. Está relacionado con diferentes estructuras cerebrales como el córtex. En función de las informaciones recibidas, la señal de la sed es transmitida o no. Esta regulación espontánea se atenúa con la edad.

El agua es realmente el único líquido que necesitamos que de verdad quita la sed. El consumo de zumos industriales azucarados o edulcorados (sodas, zumos diversos) modifica los mensajes recibidos por el cerebro y provoca confusiones entre beber y comer (modificación de las sensaciones de hambre y de saciedad), fuente de muchas alteraciones de la conducta alimentaria. Además, algunos de ellos, con mucha concentración de azúcares, paradójicamente pueden propiciar la deshidratación. Muchas bebidas «refrescantes» industriales dan una sensación de frescor en la boca (puesto que deben consumirse heladas), lo que no significa que calmen la sed.

Para garantizar una buena hidratación de las células del organismo, el equilibrio entre las entradas y las salidas (orina, transpiración...) debe estar bien ajustado. Idealmente, deberíamos beber antes de tener sed, puesto que la sensación de sed indica ya una carencia. Es aconsejable beber diariamente unos 300 ml de agua, o sea un vaso y medio estándar aproximadamente cada tres horas, además de las comidas, pero todo depende de la temperatura ambiente. El organismo dispone también de complejos mecanismos de adaptación en caso de insuficiente aporte de agua, dosificando las emisiones (orina), por ejemplo, mediante la secreción de unas hormonas llamadas antidiuréticas (la orina se concentra para compensar el déficit de agua).

¿Cuáles son nuestras necesidades reales de agua?

Puntos de referencia:

Las necesidades estimadas son de promedio de 35 ml de agua por kilo de peso corporal, o sea para una persona de 70 kg: 35 ml × 70 = 2.450 ml, o sea 2,45 l. Las necesidades directas de agua oscilan entre 1,4 l a 2 l al día. Depende del grado de corpulencia, de la actividad física, del calor y de la higrometría ambiente. El resto es aportado por la alimentación (esencialmente frutas y verduras).

No todos somos iguales ante la deshidratación: la vulnerabilidad es más acusada en los lactantes y las personas de edad. La concentración de agua corporal en los lactantes es superior a la de los adultos. Ellos no pueden expresar claramente su sed, ¡salvo gritando y llorando![75] En cuanto a las personas mayores, al atenuarse con la edad la sensación espontánea de sed y estando asociada a trastornos de la regulación de la concentración urinaria (sobre todo según los medicamentos tomados), es indispensable estar especialmente atento. Incluso una míni-

---

75. El riesgo de deshidratación es importante en los lactantes y los niños pequeños, especialmente en caso de vómitos, diarreas y calor intenso. Las primeras señales son el aumento de los latidos cardiacos (taquicardia), la sequedad de las mucosas y una confusión más o menos importante. Una pérdida de peso del 5% respecto al peso habitual es signo de una deshidratación importante y que requiere hospitalización.

ma deshidratación puede tener como síntomas alteraciones de la conducta, modificaciones de la tensión arterial y una peor regulación de la temperatura corporal. Insistamos en el hecho de que, demasiado a menudo, la agitación o, por el contrario, la atonía, se atribuyen a la edad cuando puede tratarse de un desorden fisiológico generado por una insuficiente hidratación. Por supuesto que no deben omitirse muchas otras causas como, en el aspecto nutricional, déficits en los aportes de vitaminas o de diversos nutrientes o micronutrientes.

PREOCUPACIONES ACERCA DE LA CALIDAD DEL AGUA

La calidad del agua corriente que consumimos a diario y que utilizamos para la cocción es fuente de preocupación. Históricamente siempre fue así, ya que el agua no siempre fue potable. Antaño el riesgo sanitario estaba esencialmente relacionado con la presencia de microorganismos (bacterias, virus, parásitos) mientras que, hoy en día, la inquietud se dirige en mayor medida sobre los compuestos químicos del tipo nitratos, pesticidas, residuos de medicamentos... Aunque algunas son analizadas, se impone una revisión del conjunto de los impactos de las sustancias que podrían estar presentes.

En el ámbito europeo, la directiva 98/83/CE indica que «en el momento actual, no existen pruebas suficientes que permitan establecer valores paramétricos en el ámbito comunitario», es decir que no propone normas pero reconoce que «crece la inquietud en cuanto a los potenciales efectos de estas sustancias nocivas sobre la salud humana y sobre la fauna».[76] [En España, la Ley 14/1986, de 25 de abril, General de Sanidad, estableció la obligación de las administraciones públicas sanitarias de orientar sus actuaciones prioritariamente a la

76. La legislación francesa indica que el agua de consumo no debe contener sustancias que constituyan un peligro potencial para la salud de las personas (artículo R 1312-2).

promoción de la salud y la prevención de las enfermedades. La citada ley prevé que las actividades y productos que, directa o indirectamente, puedan tener consecuencias negativas para la salud, sean sometidos por las administraciones públicas a control por parte de estas y a llevar a cabo actuaciones sanitarias para la mejora de los sistemas de abastecimiento de las aguas. El Real Decreto 1138/1990, de 14 de septiembre, por el que se aprueba la Reglamentación técnico-sanitaria para el abastecimiento y control de calidad de las aguas potables de consumo público, incorporó a nuestro ordenamiento jurídico la Directiva comunitaria 80/778/CEE, de 15 de julio de 1980.]

Sin embargo, en esta directiva se indican los caracteres de un agua «de calidad» refiriéndose a los operadores. Resulta, no obstante, muy sorprendente constatar que no se ha fijado ningún valor de umbral para numerosos productos químicos que podrían estar presentes en las aguas potables (bisfenol A, aminas aromáticas...). Es cierto que se fijaron normas para algunas sustancias, pero con límites de interpretación. Debemos comprender que las plantas depuradoras no fueron concebidas para eliminar todos los compuestos químicos, aun cuando unos filtros mejor adaptados pueden retener un cierto número de moléculas. Otra fuente de preocupación: si, después de una depuración natural o provocada, las moléculas se degradan en parte bajo el efecto de los rayos UV, de ciertas bacterias y de tratamientos diversos, unas moléculas inactivas desconectadas pueden desgraciadamente volver a activarse en un segundo tiempo. Este riesgo también está todavía mal evaluado. Finalmente, insistamos en el hecho de que los análisis y las normas, cuando existen, proceden de métodos convencionales de evaluación de los tóxicos, en parte obsoletos.

Según una encuesta, casi dos tercios de los franceses beben agua del grifo, el 24% exclusivamente y el 43% de forma ocasional,[77] y los fabricantes, sobre todo aquellos que comercializan las *soft drinks* (zumos industriales diversos), sueñan con hacer disminuir esta parte del consumo de agua del grifo

___

77. Baromètre Santé Environnement 2007, Éditions Inpes.

del 24% al 8% (confidencias recogidas con ocasión de una reunión entre fabricantes y distribuidores al mayor el año 2012). Se han adoptado numerosos medios de marketing; colocar las bebidas industriales frescas directamente en las cajas de los supermercados, por ejemplo, para incitar a la compra. En torno a un tercio de las personas interrogadas manifiestan consumir exclusivamente agua embotellada. El análisis de los comportamientos en relación con el agua del grifo[78] demuestra que el primer motivo de insatisfacción es el sabor (64%), seguido por la presencia de cal (54%) y el temor a los productos tóxicos (49%). Veremos que las aguas embotelladas no están exentas de algunos de estos problemas. [En España, según una encuesta de FACUA-Consumidores en Acción, dos de cada cinco encuestados considera el sabor del agua del grifo como malo o muy malo (40,7%). Solo el 10% de los usuarios cree que el gusto del agua es muy bueno, mientras que el 26% la considera bueno y el 23% regular (fecha de toma de datos:15/11/2013 a 19/12/2013).]

Tomemos una a una las recriminaciones, reales o supuestas, que se hacen contra las aguas.

El sabor

El tan criticado sabor está relacionado con la presencia de cloro, que se utiliza en el agua como desinfectante y que tiene efectivamente una nefasta tendencia a dejar una sapidez poco agradable; existen varios tipos de tratamiento con cloro: dióxido de cloro (ClO_2, bastante corrosivo),[79] hipoclorito...

78. *Ibid.*
79. Las aguas son cada vez más tratadas con ClO_2 ya que su efecto dura más tiempo con menos olor. No obstante, esta forma de cloro es muy agresiva con los plásticos más inertes debido a su potente poder oxidante. Tenemos pocos datos sobre los efectos de la exposición humana de larga duración y a bajas dosis. Sin embargo, toda molécula prooxidante puede provocar daños celulares a largo plazo si las defensas antioxidantes no son suficientes.

El cloro se aplica para luchar contra los diferentes microorganismos en todo el circuito, lo que permite evitar el contagio o un nuevo contagio entre el momento en el que el agua es tratada y su utilización. De hecho, si se utiliza en una cantidad muy débil, las consecuencias en el plano gustativo son mínimas, incluso prácticamente inexistentes. Si no, el simple acto de dejar que el agua repose unas horas en una jarra permite la evaporación del cloro.

¿Están justificados los interrogantes suscitados por esta purificación del agua mediante el cloro? Los efectos sobre la salud de la cloración del agua, y de los subproductos del cloro sobre todo, no se conocen bien y, en este terreno, podría ser que la transparencia no fuera absoluta. Se sospecha en efecto de determinados operadores por no haber divulgado íntegramente todos los estudios a su disposición, por haber ocultado algunas investigaciones y/o por no haber intentado promover otras. A la inversa, el cloro no permite erradicar totalmente el peligro microbiológico, aunque lo vuelva mucho menor. Hay virus (como los del tipo rotavirus, origen de muchas diarreas en los niños) que son resistentes a la cloración habitual del agua y explican muchas epidemias de gastroenteritis. Aunque sean benignas, pueden agravar, no obstante, un estado de salud precario en personas vulnerables, en especial personas de edad o niños muy pequeños. Diversos parásitos, como la *Giardia lamblia*, un protozoo, resisten también la cloración del agua.

¿Existen acaso alternativas más eficaces al cloro? Se pueden avanzar varios elementos como respuesta. En primer lugar, conviene constatar que una de las mayores ventajas de la utilización del cloro es su bajo coste y su probada eficacia contra la mayoría de microorganismos. De hecho, para limitar la utilización del cloro, conviene ante todo tratar las aguas en su origen, desde el principio de su captación. En este aspecto, las técnicas han mejorado muchísimo. Se utiliza, por ejemplo, la ultrafiltración, que elimina virus y diversas moléculas químicas. Se logra detener de este modo elementos del orden de 1 a 100 nanómetros. Queda el problema de la no recontaminación de las aguas tras el tratamiento inicial a lo largo de todo el circuito de encauzamiento hasta el grifo. En la actualidad no existe prácticamente más opción que una cloración mínima del orden de 0,3 mg/l, y esto no tiene un impacto significativo sobre el sabor del agua.[80] La generalización de estos sofisticados procedimientos de filtración permitirá seguramente una mejor seguridad sanitaria. Entre las pistas de investigación, se considera la de los ultravioletas ya que, igual que los rayos del sol garantizan una parte de la depuración de los mares, estos podrían inactivar diversos microorganismos.

Con frecuencia se plantea la insistencia en la colocación de los filtros en los grifos. Carecen de interés en términos de depuración de las sustancias químicas y microbiológicas, ya que no tienen mejores prestaciones que el tratamiento al que ya se ha sometido el agua en su origen. En cambio, los usuarios describen un sabor clorado menos pronunciado cuando se utilizan.

Muestran de todos modos un determinado número de inconvenientes, puesto que hay que cambiarlos bastante a menudo para evitar que no se desarrollen bacterias en ellos. Por otra parte, persiste el problema del reciclaje de los filtros, aun cuando algunos fabricantes empiezan a implantar estrategias de recuperación. No hay que omitir su coste en términos de precio y de medio ambiente para un beneficio que no ha sido demostrado realmente —sin contar con que «las sales de plata contenidas en los cartuchos pueden desprenderse de nuevo en el agua», y todo esto contaminan—. En cuanto a los aparatos de ósmosis (que funcionan por ósmosis inversa: esquemáticamente, unos fluidos son puestos en contacto por medio de una membrana semipermeable, el fluido se «purifica» transfiriendo una parte de sus impurezas y moléculas químicas indeseables), solo tienen un interés teórico, de hecho, y están a menudo mal regulados. Debemos tener siempre cuidado con las falsas promesas comerciales.

* Fuente: análisis de la asociación Santé Environnement France.

---

80. La modificación del sabor, más allá de la concentración de cloro, generalmente está relacionada también con la pérdida de una determinada cantidad de elementos minerales (cuanto menos se trata el agua, más presentes están).

La cal

Aunque las incrustaciones de los tubos suponen un inconveniente para vuestros diversos aparatos electrodomésticos, la cal tiene también como cualidad la de aislar el agua del contacto directo con los tubos (sobre todo del plomo cuando aún lo hay). Esta cal no tiene un efecto negativo sobre la salud. En el peor de los casos, cuando nos lavamos, puede aumentar la sequedad de la piel por su «dureza» (elevada proporción de cal). Al agua que ha pasado por suelos calcáreos o cretáceos y cargada de cal se la llama «dura»; a la inversa, la travesía del suelo granítico o arenoso da un agua «blanda».

Para las aguas más duras son muchos los que se sienten tentados por los suavizantes de agua doméstica. El principio de los suavizantes se basa en un intercambio de iones: los iones de calcio responsables del sarro son reemplazados por iones de sodio. Técnicamente, el agua atraviesa un filtro cargado de una resina llamada «intercambiadora de iones», saturada de iones de sodio, que son liberados cuando la resina capta los iones de calcio. La disminución de la cantidad de calcio y el aumento de la cantidad de sodio (norma de agua potable de 200 mg/l a no superar) puede aumentar potencialmente los riesgos de enfermedades cardiovasculares y de hipertensión arterial y proporciona al agua un sabor un poco salado. De hecho, el impacto parece desdeñable. En cuanto al sarro, se aconseja instalar el suavizante únicamente en la red de agua caliente, ya que es la temperatura elevada la que aumenta los depósitos. Por desgracia, las instalaciones actuales generalmente no permiten esta distinción.

Los nitratos

Se ha escrito mucho sobre la presencia de nitratos en el agua. La norma europea actual establece un máximo de 50 mg/l, y solo podrá volverse más estricta. Los lactantes y las mujeres embarazadas son especialmente sensibles al exceso de nitrato, puesto que, transformado en nitritos en el organismo, ocasiona la presencia de una molécula llamada metemoglobina (derivado de la hemoglobina). De forma esquemática, en los lactantes, que no tienen todavía una maduración suficiente de su sistema enzimático, la presencia de una importante concentración de metemoglobina inhibe la fijación de oxígeno, lo que comporta una cianosis (se vuelven azules), es decir una asfixia. Pero, en realidad, no es cierto que los nitratos sean tan tóxicos para los lactantes. De entrada puede sorprenderos, pero la razón es sencilla: es posible, en efecto, que los lactantes no tengan todavía bacterias, o no tengan las suficientes en su tubo digestivo, capaces de transformar los nitratos en nitritos. La prudencia se impone, no obstante, a la espera de otros estudios científicos.

En el adulto, se considera desde hace tiempo que los nitritos favorecen potencialmente la aparición de cánceres digestivos, de cánceres de tiroides y de hipotiroidismo, pero la argumentación científica sigue siendo insuficiente para que sea categórica. Es forzoso constatar que faltan estudios referentes a las patologías vinculadas con el consumo de aguas ricas en nitratos (¿silencio pactado para no irritar al *lobby* de la industria de los abonos nitrogenados?, ¿miedo al coste de una descontaminación de las aguas que podría cifrarse en decenas de millones de euros?). Sea como sea, la prudencia dicta evitar ya el consumo excesivo de nitritos por vía alimentaria en forma de aditivos (E249-E250) y de nitratos (E251-E252).

Aunque hay que evaluar mejor el impacto de nitratos y nitritos sobre la salud (los efectos de los nitratos no son los mismos según se encuentren en las hortalizas o en el agua, de ahí la necesidad de disponer de más elementos científicos), en cambio, en el ámbito medioambiental se trata de una verdadera catástrofe. Los nitratos provocan la eutrofización (exceso de elementos nutritivos) de los medios acuáticos y el desarrollo anárquico de algas, como ocurre ya en Bretaña. En esta región, las fuertes concentraciones proceden esencialmente de los purines de las ganaderías (deyecciones) asociados a los abonos fosfatados. Son responsables de un desequilibrio muy perjudicial del ecosistema. Además, como el exceso de nitrógeno favorece a las especies nitrófilas en detrimento de las especies adaptadas a débiles aportes de nitrógeno, representan una amenaza para la biodiversidad. Todos esos efectos fueron objeto de una importante publicación en el ámbito europeo, a la cual contribuyeron trescientos especialistas,[81] aunque los pro nitratos se sientan irritados.

El nitrato, procedente de la descomposición de las plantas, está formado de nitrógeno y de oxígeno, pero son las deyecciones animales (cerdo, aves de crianza industrial) las que aumentan su concentración en los suelos y las aguas de determinadas regiones con las consecuencias que conocemos, como el espectacular desarrollo de las algas.

Pesticidas y perturbadores endocrinos

La presencia de pesticidas en el agua es un problema subestimado. De entrada por razones prácticas, efectivamente resulta imposible realizar de forma corriente análisis exhaustivos del conjunto de las moléculas de los pesticidas cuando existen más de trescientos tipos. Pero sobre todo por falta de rigor en el terreno científico;[82] la mayor parte de los pesticidas prácticamente ya no están presentes en la forma molecular inicial, sino en tanto que metabolitos. Pero, a pesar de su toxicidad, raramente son perseguidos. Por ello el 90% de los productos procedentes de las moléculas iniciales de pesticidas son insuficientemente medidos y evaluados, sin hablar de los efectos cóctel que ya hemos mencionado. La única manera eficaz de reducir su presencia en el agua es imponer, en el ám-

81. M. A. Sutton *et al.*, *The European Nitrogen Assessment*, Cambridge University Press, 2011.
82. Para las aguas destinadas al consumo humano, la norma para los pesticidas se fijó en 0,1 µg para cada tipo de pesticidas y en 0,5 µg en caso de combinación de pesticidas.

bito de las prácticas agrícolas, una reducción generalizada de su uso desde el inicio.

Las consecuencias sobre la salud de la exposición a los pesticidas, que son, con gran diferencia, unos perturbadores endocrinos, han sido desarrolladas. Claro está que el grado de la exposición varía de una región a otra, según el tipo de agricultura. Pero ¿podemos decir globalmente que vamos por el buen camino? No es tan seguro... En febrero de 2011 se introdujo una nueva noción más laxa, la del «umbral de potabilidad», lo que hizo reaccionar a François Veillerette, portavoz de Générations Futures: «¡En muchas localidades se van a tolerar unas cantidades de pesticidas en el agua cinco veces más potentes que antes!» [En el caso de los plaguicidas las normas de calidad ambiental a nivel del Estado español aparecen recogidas en el Real Decreto 60/2011, sobre normas de calidad ambiental en el ámbito de la política de aguas.] De hecho, con la manipulación de las cifras y de los conceptos, podría ser que se empezaran a utilizar aguas que hasta ahora se había considerado que no debían usarse ni para la bebida ni para la preparación de los alimentos. No obstante, en el ámbito europeo la Comisión Europea, por suerte, incrementa regularmente la lista de las sustancias prioritarias que deberían dejar de figurar en la composición del agua o cuya utilización debería reducirse. En 2012, unas nuevas sustancias se unieron a la lista de los pesticidas prohibidos, entre ellas unos biocidas como el flufenoxuron... ¿Cuántos otros pesticidas están condenados a ser prohibidos en los años venideros pero aún se utilizan?

Residuos de medicamentos y cosméticos

En todas las aguas, sean superficiales o subterráneas, puede haber residuos de medicamentos. Para evaluar su impacto en el ser humano en términos de salud, es obligado constatar que los elementos de análisis son imperfectos. La Academia de Farmacia publicó el año 2008 un detallado e inquietante informe, que subrayaba que la reglamentación referente a los residuos de medicamentos era actualmente inadecuada. [En España, las condiciones básicas para la reutilización de las aguas y los criterios de calidad para la utilización de aquellas regeneradas según los usos se encuentran recogidas en el Real Decreto 1620/2007, de 7 de diciembre, por el que se establece el régimen jurídico de la reutilización de las aguas depuradas.] Nos enterábamos de que las concentraciones de medicamentos eran muy variables e iban del microgramo (millonésima de gramo) al nanogramo (milmillonésima de gramo) por litro, contando los residuos de medicamentos procedentes del consumo humano pero también animal. Este último no debe descuidarse, efectivamente, ya que dos tercios de los antibióticos producidos se destinan a ellos. Entre los residuos de medicamentos que se encuentran con mayor frecuencia tenemos los procedentes de analgésicos, de medicamentos contra el exceso de colesterol (hipolipemiantes), de antiepilécticos o de antibióticos, pero también de hormonas que proceden de la píldora y de tratamientos hormonales sustitutivos (THS), así como productos utilizados como agentes de contraste en los servicios de radiología.

Todas estas mezclas, asociadas a muchos otros productos (especialmente los perturbadores endocrinos de orígenes diversos), pueden «feminizar» los peces de los ríos[83] o modificar las diferencias sexuales de los moluscos. En Estados Unidos, incluso unos caimanes del lago Apopka han cambiado de sexo...

El impacto de las diferentes sustancias químicas presentes en el agua está todavía insuficientemente documentado para el ser humano, pero, teniendo en cuenta los efectos observados en los animales, se sospecha que los riesgos existen. Sin embargo, es inútil pecar de un excesivo alarmismo ya que el índice de exposición es muy variable y los contagios pueden ser puntuales y localizados. Por otra parte, las concentracio-

83. Se considera que el sistema hormonal de los peces puede ser perturbado por un solo nanogramo de sustancia de tipo perturbador endocrino.

nes de medicamentos que generalmente se encuentran en el agua son de mil a un millón de veces inferiores a las dosis terapéuticas. Unos análisis efectuados el año 2008 por las autoridades sanitarias, cuyos resultados se facilitaron a finales de 2011, demostraban que, sobre las muestras de agua extraídas en toda Francia (cuarenta y cinco moléculas investigadas, representativas de las principales clases farmacológicas de medicamentos), en el 75% de los casos, fueran las aguas de origen subterráneo o superficial, no se encontraba ninguna molécula (fuera de la cafeína, que es por otra parte un marcador de la actividad humana). En el 25% de muestras positivas se notaba la presencia de una a cuatro moléculas.[84] [En España se han realizado estudios intensivos en la cuenca de los ríos Ebro, Ter y Llobregat y otros que no especifican la cuenca sino el área. Las condiciones básicas para la reutilización de las aguas y los criterios de calidad para la utilización de aquellas regeneradas según los usos se encuentran recogidas en el Real Decreto 1620/2007, de 7 de diciembre, por el que se establece el régimen jurídico de la reutilización de las aguas depuradas. Tomando como ejemplo el Ebro, si además de los fármacos se tienen en cuenta los diferentes plaguicidas, la carga del río puede fácilmente llegar a las 7-8 toneladas de contaminantes anuales. Estimaciones hechas en el marco del proyecto Aquaterra indican que plaguicidas como la atrazina y la simazina, utilizados en el cultivo de maíz y de la vid, por ejemplo, presentan unas cargas anuales en el río Ebro de 800 y 500 kg, respectivamente. El mismo tipo de cálculo aplicado a los fármacos que más se encuentran en el citado río, como el acetominofen (paracetamol), el atenolol (beta-bloqueante), la carbamazepina (usada para la epilepsia) o el ibuprofeno (antiinflamatorio), indica que de cada uno de estos fármacos se vierten al río unos 100 kg.] Excepto la cafeína, entre las molé-

84. Entre las cuarenta y cinco moléculas investigadas, hubo veintiséis que no se encontraron nunca. Diecinueve se detectaron al menos una vez, cinco de las cuales estaban presentes en unas concentraciones demasiado débiles para poder ser cuantificadas.

culas que encontramos con mayor frecuencia se cuentan la carbamazepina (antiepiléctico) y el oxazepam (ansiolítico), del tipo de las benzodiazepinas. Más de un 90% de las muestras presentan una concentración máxima acumulada inferior a 25 µg/l, y menos del 5% de las muestras presentan una concentración máxima acumulada superior a 100 µg/l.

El aluminio

Hemos hablado ampliamente del aluminio en el capítulo sobre los aditivos. Clásicamente se utiliza para clarificar el agua con el fin de evitar que sea turbia: es la «floculación», una de las etapas del tratamiento del agua. Pero ¿cuáles son sus efectos sobre la salud?

La controversia respecto al aluminio es aguda. De entrada porque ya hemos visto que su grado de asimilación por el organismo depende en gran parte de la propia naturaleza del agua. Luego, porque carecemos de estudios independientes referentes a los efectos del aluminio del agua sobre la salud. La falta de información sobre este punto resulta escandalosa.

Actualmente, diversos estudios de referencia alertan sobre los efectos negativos del aluminio sobre el cerebro, con alteraciones de la memoria y del aprendizaje y riesgo de aparición de la enfermedad de Alzheimer, al ser la intoxicación progresiva. Aunque el aluminio se encuentra también en ciertos alimentos así como en múltiples productos transformados a través de los aditivos alimentarios (véase pág. 283), según algunos científicos su impacto aumenta cuando está bajo forma hídrica. En el año 2004, Henri Pézerat, director de investigación en el CNRS, ya declaraba:[85] «Cueste lo que cueste, las autoridades sanitarias quieren negar la relación entre el aluminio del agua del grifo y las demencias de tipo Alzheimer. Nunca he constatado una diferencia tan escandalosa entre sus

85. Conferencia de prensa de Henri Pézerat en la sede de la Mutualidad Francesa, 2004.

declaraciones a la prensa y el contenido de los estudios científicos que aportan abrumadores elementos de prueba. Ni siquiera en el tema del amianto el desvío era tan grande. [Según un informe de 2009 del Comité Científico de la Agencia Española de Seguridad Alimentaria y Nutrición (AESAN) en relación con el posible riesgo del "aluminio dietético", aunque está demostrada la neurotoxicidad del aluminio en pacientes sometidos a diálisis expuestos de forma crónica a elevadas concentraciones del elemento por vía parenteral, dando lugar al denominado síndrome por encefalopatía por diálisis, la posibilidad de que el aluminio esté implicado en la etiología y patogénesis de la enfermedad de Alzheimer y otras enfermedades neurodegenerativas es aún motivo de controversia.] Uno de los principios más elementales de la toxicología recuerda que una misma sustancia presenta riesgos distintos según una biodisponibilidad relacionada con la forma y el contexto. Pero el aluminio hídrico presente en el agua del grifo tiene manifiestamente una biodisponibilidad muy superior a la del aluminio añadido a los alimentos. El que haya podido ser aportada la demostración de una importante correlación entre el agua que contiene este tóxico y la frecuencia de los casos de Alzheimer juega a favor de esta biodisponibilidad. Resulta inadmisible que, a pesar de estos hechos, un informe oficial niegue los resultados de los estudios y, peor aún, que llegue incluso a negar hasta la plausibilidad misma de esta nociva relación al calificarla de "desatinada".» Y añadía: «La norma europea autoriza 200 µg de aluminio por litro, pero hay estudios que han alertado del hecho de que con 100 µg el riesgo de Alzheimer se duplica.» De manera arbitraria desde luego, quizá se podría aconsejar que desconfiéis cuando la concentración de vuestra agua supere los 50 µg/l.[86] En los do-

86. H. Jacqmin-Gadda, D. Commenges, L. Letenneur, J.-F. Dartigues, «Silica and Aluminium in Drinking Water and Cognitive Impairement in the Elderly», *Epidemiology*, núm. 7, 1996, págs. 281-285. Los autores del estudio señalan que la presencia de sílice en el agua puede tener un efecto protector al limitar la absorción del aluminio por el organismo.

cumentos oficiales distribuidos por los ministerios, como el titulado «Agua potable y salud», ¡el problema provocado por el aluminio ni tan solo aparece mencionado!

Sin embargo, existen alternativas al aluminio. Según el CRIIEAU (Comité de Investigaciones y de Informaciones Independientes sobre el Agua): «Las sales de hierro pueden sustituir con total inocuidad las sales de aluminio como floculante para la potabilización del agua.» Por suerte, una cierta cantidad de plantas de tratamiento de las aguas han dejado de utilizar aluminio, como las de la ciudad de París por ejemplo. [En España, según la Orden SSI/304/2013, de 19 de febrero, sobre sustancias para el tratamiento del agua destinada a la producción de agua de consumo humano, se actualiza en seis sustancias la lista positiva (ácidos policarboxílicos: únicamente: ac. polimaleico, ac. poliaspártico; aluminosilicatos naturales no expandidos; carbonato de calcio y magnesio; hidrógeno sulfato de sodio; óxido de magnesio; zeolita natural), lo que significa que continúa autorizándose el uso de aluminio, aunque solo como floculante, como ya se recogía en RD de 2003.]

Pero se estima que dieciséis millones de franceses están todavía expuestos al aluminio a través del agua.[87] En ocasiones los médicos ven cómo se les plantea la pregunta de saber si el aluminio se puede dosificar y, si está presente en el cuerpo, la manera de desembarazarse de él. A la primera pregunta, se puede responder sencillamente que es posible dosificar el aluminio en la sangre y la orina, aunque esto solo refleja de forma imperfecta el índice de impregnación en los tejidos del organismo (hígado, cerebro, huesos, riñones...). Por lo que se refiere a la cuestión de cómo eliminarlo, más allá de las medidas generales ya expuestas (véase pág. 53), los demás medios son limitados. En situación de intoxicación laboral aguda, se utiliza un agente quelante (formación de un complejo que absorbe el aluminio y que puede ser eliminado), la desferoxamina. De todos modos, sus efectos secundarios son peligrosos y

87. *Menace sur nos neurones, op. cit.*, pág. 105.

solo puede utilizarse en un medio hospitalario especializado. Insistamos en el hecho de que la mejor arma para evitar la exposición al aluminio sigue siendo la prevención. Acudid a vuestro ayuntamiento para informaros sobre los métodos de tratamiento de las aguas del grifo de vuestra comunidad o consultadlas en internet. Según los alimentos cocinados, también es necesario no utilizar utensilios con base de aluminio y limitar el consumo de productos alimenticios que contengan aditivos a base de aluminio (véase pág. 261).

Riesgo de contaminación por «microbios»

El riesgo microbiológico (bacterias, virus) se ha reducido de forma importante gracias al progreso de la higiene y al tratamiento de las aguas. En el aspecto microbiológico, las aguas se han vuelto «potables» en prácticamente todo el territorio francés. Sin embargo, el riesgo no está siempre totalmente eliminado. Hay virus que pueden ser vehiculados por el agua, en especial aquellos que provocan ciertas gastroenteritis, y, como ya hemos mencionado anteriormente, se han conocido en la historia ejemplos puntuales de contaminación accidental. En Milwaukee, Wisconsin (Estados Unidos), el año 1993, la mitad de sus 800.000 habitantes fueron afectados por un cryptosporidium (un parásito protozoario causante de las infecciones intestinales a veces graves, en especial en las personas con un deficiente sistema inmunitario), de los cuales fallecieron cuarenta. ¡Se dieron cuenta algo tarde de que de hecho el cloro no hacía ningún efecto sobre ese parásito![88] Es, por lo tanto, indispensable estar alerta y no contentarse con investigar los patógenos más frecuentes sino mantener siempre un amplio espectro de análisis.

[Para la calidad del agua de consumo humano en España, véase el informe técnico correspondiente al año 2011 realizado por la Dirección Nacional de Salud Pública, en www.

88. *Le Quotidien du médecin*, núm. 7.371, 28 de agosto de 2003.

msssi.gob.es/.../saludPublica/docs/agua_consumo_2011_
v3_.pdf]

> Es obligado constatar que la prevención del riesgo microbioló-
> gico en el agua es eficaz y está mucho mejor organizada que la
> del riesgo químico.

El riesgo radiactivo

Claro está que en Francia hay zonas donde el agua es más radiactiva que en otras, especialmente por la presencia natural de radón en el centro de Francia, como aparece referenciado en la tabla del Instituto de Radioprotección y Seguridad Nuclear. No obstante, el hecho de dejar que el agua del grifo repose unas horas antes de utilizarla permite una «desgasificación» que se considera suficiente en una gran mayoría de los casos. El problema más importante no es la cuestión puntual de las fuentes naturales débilmente radiactivas, sino el hecho, durante largo tiempo ocultado, de que las capas freáticas no estén suficientemente supervisadas en los alrededores de las instalaciones nucleares.[89] Desde luego, en el ámbito de las propias centrales, sus explotadores no tienen derecho a lanzar directamente sus efluentes en las aguas comunes y deben tratarlas. Pero ¿qué ocurriría en caso de accidente, como cuando el 7 de julio de 2008, en Tricastin, hubo una fuga de uranio en los cursos de agua? De promedio, cada diez años se produce en el mundo un incidente o accidente nuclear. Con la multiplicación y el envejecimiento de las centrales, el riesgo aumenta, por supuesto. Cuando en una central ocurre un problema grave, sistemáticamente se minimiza en nombre del principio según el cual no hay que alarmar a la población, pero, al final, esto no hace más que instaurar un clima de desconfianza.

89. Contamos con ciento treinta instalaciones nucleares básicas de las que una veintena albergan los cincuenta y ocho reactores nucleares.

[La legislación española sobre potabilidad de aguas de consumo público incluye un apartado dedicado a establecer los requisitos que deben cumplir las aguas en cuanto a su radiactividad y los métodos que deben usarse para medir esta. Al depender la radiactividad del agua del contenido radiactivo de los suelos y rocas por los que fluye, cabe esperar niveles elevados en aquellas zonas caracterizadas por su alto nivel de radiación natural. Para encontrar una referencia en la legislación española al control de los descendientes del radón debemos consultar el RD 783/2001 de 6 de julio, que en su artículo 62 considera las actividades laborales en las que tanto trabajadores como miembros del público estén expuestos a la inhalación de descendientes del torón, radón, a la radiación gamma u otras exposiciones en determinadas áreas. En el mismo RD se aprueba el reglamento sobre protección sanitaria contra radiaciones ionizantes. Véase *BOE*, n.º 178, 26 de julio de 2001.]

DILEMA: AGUA DEL GRIFO CONTRA AGUA EMBOTELLADA

El año 2009 David Servan-Schreiber avivó la polémica sobre el agua del grifo al sugerir que los consumidores que padecían (o habían padecido) cáncer debían informarse sobre la calidad del agua del grifo antes de beberla. El clamor de la protesta fue impresionante, en parte debido al breve título de la entrevista, que decía así: «Enfermos de cáncer, no bebáis agua del grifo.» En realidad, explicaba, sencillamente, que había que informarse, nunca condenó el consumo de agua del grifo.

Dicho esto, es obligatorio supervisar y actuar en todas las aguas con el fin de limitar la presencia de compuestos químicos sintéticos de efectos muy dudosos a veces.

Como insistía la investigadora Annie Sasco, epidemióloga del INSERM: «Ya sabemos que en el agua puede haber compuestos potencialmente cancerígenos.»[90] Sustancias químicas

90. *Le Monde*, 5-6 de julio de 2009, entrevista a Sandrine Blanchard.

dudosas las hay en todas partes, incluso en las aguas embotelladas y, más especialmente, en las embotelladas con plástico: «El consumo de agua mineral en botellas puede contribuir a la exposición global a perturbadores endocrinos», han señalado unos investigadores alemanes.[91] Es probable que la acción hormonal observada provenga del catalizador utilizado (el antimonio) para fabricar las botellas con plástico PET (véase pág. 147). Por otra parte, el informe parlamentario ya citado[92] sobre pesticidas y salud indica que «se detectaron pesticidas en el 55% de los puntos (analizados) en el caso de las aguas subterráneas [las aguas embotelladas proceden de aguas subterráneas]; las cantidades medidas son a veces muy bajas [y tienen por lo tanto poca incidencia sobre la calidad de las aguas]. No obstante, estos análisis traducen sin ninguna discusión una dispersión muy importante de pesticidas y una presencia generalizada en esos medios acuáticos. [...] Por lo que se refiere a las aguas de superficie, se observa una ligera mejoría. No encontramos dicha mejoría en las aguas subterráneas, donde se observa una cierta estabilidad, claramente relacionada con la remanencia de los productos».

[La Directiva Marco del Agua (DMA) es una norma del Parlamento Europeo y del Consejo de la Unión Europea por la que se establece un marco de actuación comunitario en el ámbito de la política de aguas. Nace con la vocación de garantizar la protección de las aguas y promover un uso sostenible que garantice la disponibilidad del recurso natural a largo plazo. En España fue transpuesta al marco legislativo estatal a través del artículo 129 de la Ley 62/2003, de 30 de diciembre de 2000, de Medidas Fiscales, Administrativas y del Orden Social, que modificó el texto refundido de la Ley de Aguas. El 4 de octubre de 2012 la Comisión Europea solicita al Tribunal de Justicia que declare que, al no haber adoptado ni notificado a la Comisión y a los demás Estados miembros interesados

91. Martin Wagner y Jörg Oehlmann, departamento de ecotoxicología acuática de la Universidad Goethe de Fráncfort.
92. Claude Gatignol y Jean-Claude Étienne, 29 de abril de 2010.

los planes hidrológicos de cuenca y al no haber tomado determinadas medidas de información y consulta públicas, el Reino de España ha incumplido las obligaciones que le incumben [...] salvo en el caso del distrito de la cuenca fluvial de Cataluña.]

En cuanto a las aguas minerales, más especialmente, su especificidad reside en su constante proporción de «residuos secos», que indica la concentración de elementos minerales. El agua puede estar así débilmente mineralizada: inferior a 500 mg/l de elementos minerales, las concentraciones se indican generalmente en la etiqueta para el calcio (Ca), el magnesio (Mg), el sodio (Na), el potasio (K), el cloro (Cl) y el flúor (F); se menciona igualmente la concentración para los nitratos y los bicarbonatos. El sabor mismo puede informarnos sobre la composición de las aguas: un sabor salado indica la presencia de sulfato, de cloruro sódico o de bicarbonato de sodio; un ligero amargor, la presencia de magnesio; un sabor metálico puede deberse a una concentración de hierro o de manganeso. El pH indica el carácter más o menos ácido; a 6 el agua es más bien ácida, a 8 más bien alcalina, estando la neutralidad en el 7. En determinadas situaciones la incidencia puede ser importante, cuando se tiene tendencia a fabricar cálculos urinarios, por ejemplo, en el caso de las litiasis úricas (exceso de ácido úrico), en las que se precisan aguas alcalinas (St-Yorre, Salvetat...) para evitar las recidivas.

Los elementos minerales contenidos en las aguas les confieren ciertas propiedades:

- Bicarbonatos: facilitan la digestión.
- Calcio: contribuye a la solidez de los huesos (llamada cálcica si la cantidad >150 mg/l).
- Flúor (si < 1,5 mg/litro): contribuye a la mineralización de huesos y dientes.
- Magnesio: buen equilibrio entre los diferentes componentes iónicos del cuerpo.
- Potasio: indispensable para el organismo con el fin de garantizar especialmente una buena contracción del

músculo cardiaco. Cualquier déficit, como cualquier exceso, es perjudicial para el organismo, pero nunca se ha descrito un aporte excesivo por el consumo de agua.

• Sulfato de magnesio: acción laxante.

Finalmente, no olvidéis que, para las aguas embotelladas, hay muchas trampas de marketing, ya que las marcas suelen utilizar el aspecto ecológico. Según el consultor de marketing Serge-Henri Saint Michel, los industriales intentan «hacernos olvidar que hay plástico alrededor de su agua», sea cual sea su origen.[93] Pero no es un compuesto tan neutro como el vidrio, aunque no todos los plásticos deben considerarse del mismo modo.

NUESTRA OPINIÓN

En la guía del final del libro encontraréis una tabla recapitulativa que compara aguas del grifo y aguas embotelladas. Al fin y al cabo, las aguas del grifo no son todas iguales. Las comunidades han hecho esfuerzos considerables. Debéis informaros pues en vuestro ayuntamiento sobre todos los puntos de la tabla, exigiendo además respuestas concretas sobre la naturaleza y los índices de residuos de pesticidas y otros compuestos químicos que puedan encontrarse en ella. También podéis informaros en internet. [En España el SINAC (Sistema de Información Nacional de Agua de Consumo) es un sistema de información sanitaria, que gestiona datos de las zonas de abastecimiento y de la calidad del agua de consumo humano. Está sustentado por una aplicación informática a través de internet y su utilización, así como el aporte de datos, es obligatoria para todas las partes implicadas en el suministro de agua de consumo humano (ayuntamientos, abastecedores, laboratorios, inspectores sanitarios, consejerías de Sanidad y Ministerio de Sanidad).] Para el agua de beber lo ideal

93. *Terra eco*, julio-agosto de 2010.

es el agua embotellada en vidrio. Para el plástico, además de los aspectos ya citados o del hecho de que puedan haber interacciones entre el continente y el contenido, se plantea el problema medioambiental: ¿qué hacer de todos esos desechos de plástico imperfectamente reciclados que cubren los fondos marinos? El vidrio tiene, no obstante, el inconveniente de tener un coste de carbono más elevado que el plástico y de que las botellas resultan pesadas de transportar.

En el aspecto práctico, en el momento actual, podemos considerar que el agua del grifo tiene múltiples ventajas. A día de hoy ningún estudio ha demostrado formalmente que pueda provocar enfermedades, aparte de posibles infecciones esporádicas (el riesgo microbiológico nunca controlado del todo). En cuanto a los elementos químicos sospechosos de ser vehiculados por el agua, algunos, como el plomo, han experimentado una regresión. Claro está que en el territorio francés existen disparidades en relación con la concentración, la depuración y el tratamiento de las aguas y de sus indeseables compuestos químicos, sobre todo en función de las estaciones y de las actividades agrícolas.

Para vuestra salud y la del planeta, en términos de beneficio/riesgo, **la báscula se inclina a favor del agua del grifo** antes que de las aguas embotelladas en plástico. Por lo tanto, a los poderes públicos les quedan por hacer rápidamente estos progresos:

- interrupción de la utilización de sal de aluminio para la floculación;
- menos residuos de medicamentos, sobre todo mediante una mejor supervisión de los efluentes líquidos de las clínicas y de los hospitales, importantes proveedores de contaminantes localizados;
- drástica limitación del uso de pesticidas y desarrollo de una agricultura más respetuosa con el medio ambiente como el bio.

Los poderes públicos han emprendido una iniciativa positiva, ya que podéis conocer la calidad del agua de vuestra comunidad, con las limitaciones ya expuestas, en la página web: www.eaupotable.sante.gouv.fr. y en los extractos adjuntos a vuestras facturas. Para las aguas embotelladas, aunque las marcas siguen de cerca sus aguas en los aspectos químico y bacteriológico, tanto el etiquetado como sus sitios en internet no proporcionan todavía información suficiente.

5

AIRE INTERIOR
Hábitat, juguetes, limpieza, bricolaje: lo que podemos hacer nosotros

UN ESTADO PREOCUPANTE DE LOS ESPACIOS

La concentración de contaminantes es cada vez más importante en las viviendas y altera principalmente la calidad del aire interior. El término de «aire interior» se utiliza tanto para las viviendas particulares como para los espacios públicos de trabajo, como las oficinas, o de ocio (cines, gimnasios...), las guarderías, las escuelas y los centros de asistencia. El término se utiliza por oposición al aire exterior, el de la calle o el campo.

En este capítulo nos proponemos determinar los tipos de contaminantes susceptibles de estar presentes en vuestro domicilio y la manera de evitarlos. Este problema es cada vez más agudo debido a la multiplicación del uso de los productos de mantenimiento, de limpieza, de bricolaje y de la mejora del aislamiento de las casas, que aumentan su concentración. Los diversos disolventes que contienen estos productos son el origen de numerosos males, como las alergias o las irritaciones de los bronquios y de la piel, pero, de manera más solapada, pueden provocar también dolores de cabeza y trastornos digestivos. Algunos productos son, asimismo, sospechosos de propiciar la aparición de enfermedades metabólicas, de cánceres incluso. El peligro varía según la frecuencia y la duración de la exposición y, sobre todo, del momento de exposición en la vida (periodo fetal, infancia, edad adulta, enfermedad). Debemos saber que los parámetros que permitan definir de forma precisa las dosis tóxicas son a menudo difíciles de fijar. Es preferible tomar medidas de prevención con el fin de evitar exponerse a contaminaciones fuertes. Claro está que, antes que nada, hay que ventilar las viviendas y comprobar el sistema de ventilación,[94] pero estas medidas básicas son simples precauciones que permiten únicamente reducir el nivel de contaminación. Para limitar la exposición a los compuestos químicos, la verdadera apuesta consiste en reducir las fuentes de contaminación seleccionando mejor los productos de mantenimiento y buscando alternativas a los productos químicos sintéticos. La mayoría de las personas pasan más del 80% del tiempo en lugares cerrados, sea en su casa o sea en su lugar de trabajo, donde los compuestos químicos volátiles son muy numerosos.

Jerarquizar el riesgo

Monóxido de carbono y tabaquismo

El monóxido de carbono es uno de los contaminantes más importantes, y es el más conocido. Lo causan en gran parte las instalaciones domésticas defectuosas, sobre todo las calderas y las calefacciones de gas que, si están mal reguladas, pueden producir intoxicaciones por asfixia debido al monóxido de carbono. Los dolores de cabeza repentinos, un cansancio anormal, vértigos o náuseas son los primeros signos que deben alertar de inmediato. Hay que comprobar siempre el buen funcionamiento de los aparatos y garantizar una buena ventilación de la estancia.

Respecto al humo de tabaco vinculado al tabaquismo, se trata de un contaminante que contiene una cantidad increíble

94. Especialmente la ventilación mecánica controlada (VMC), obligatoria en las viviendas nuevas construidas desde el año 1970.

de compuestos nocivos como el amoníaco, el cadmio, el plomo, e incluso productos radiactivos como el radio y el polonio. La lista es impresionante. En este caso, la prevención consiste simplemente en poner en práctica una estrategia para dejar de fumar lo antes posible. Existen muchos centros que se ocupan del tabaquismo, así como gran número de técnicas adecuadas.

La lista de los perjuicios causados por el tabaco es larga:

- **Cánceres**, no solo de pulmón, sino también de vejiga y, en las mujeres, de mama y del cuello del útero. Hay que distinguir, por una parte, los cánceres causados por el contacto directo con el humo (boca, lengua, faringe) y, por otra, los relacionados con los compuestos cancerígenos que se desprenden en el organismo. Los alquitranes liberados (benzopirenos, antracenos) forman parte de los elementos que provocan la aparición de muchos cánceres. No debemos olvidar el riesgo del cáncer que se padece por la simple exposición al tabaco, el denominado tabaquismo pasivo,[95] y que es extremadamente preocupante. Se estima que aumenta en un 25% el riesgo de desarrollar un cáncer.
- **Infarto**. El riesgo cardiovascular está relacionado con múltiples compuestos con una acción directamente tóxica, pero también con el humo y sus componentes que, al reducir la oxigenación del corazón, constituyen una amenaza.
- **Trastornos respiratorios**. Igual que en el riesgo cardiovascular, es la falta de oxígeno la que, asociada a diferentes sustancias (sobre todo alquitranes) que «ensucian» los pulmones, propicia la aparición de enfermedades respiratorias, de cánceres de pulmón y de bronquitis crónicas, y exacerba el asma.

95. El tabaquismo pasivo está relacionado también con la muerte súbita de los bebés.

Aunque el tabaco sea ciertamente por jerarquía uno de los principales contaminantes, no todo el mundo fuma, y no debemos olvidarnos de todos los demás contaminantes en las viviendas y en los lugares de trabajo. Hagamos un repaso que os permitirá actuar.

Formaldehídos y otros compuestos orgánicos volátiles (COV)

Resulta difícil imaginar de forma espontánea la cantidad de productos comunes que pueden contener indeseables compuestos químicos volátiles a temperatura ambiente, denominados COV (por compuestos orgánicos volátiles). Entre ellos tenemos disolventes, argamasas para homogeneizar los productos, conservantes, etc. Sus emanaciones proceden especialmente:

- de materiales de construcción y de renovación diversos,
- de muebles nuevos, sobre todo de aglomerado,
- de productos de bricolaje (pinturas, barnices) y de productos domésticos de mantenimiento,
- de revestimientos de suelo,
- de desodorantes de atmósfera como los difusores de aromas de tipo aerosol y también, aunque pueda sorprender, de barritas de incienso y velas perfumadas comúnmente utilizadas para desterrar los malos olores ¡de una manera que se cree natural!

La lista no es exhaustiva, por supuesto. Glicoles, acetonas, esteres de lactonas, furanos, aldehídos como el formaldehído (el más conocido de ellos), todos esos nombres que no tenéis por qué conocer invaden vuestra vida cotidiana sin que seáis conscientes de ello. La agencia sanitaria levanta el acta siguiente: «La campaña de medidas en las viviendas ha demostrado que el 10% de las viviendas francesas pueden calificarse de "multicontaminadas" (de tres a ocho de los compuestos investigados están presentes en fuertes concentraciones), el 15% de las viviendas están "contaminadas" (de uno a dos compuestos presentes en fuertes concentraciones), el 30% de las viviendas están "ligeramente contaminadas" (de cuatro a siete compuestos presentes en concentraciones superiores a las medias del conjunto de las viviendas) y el 45% de las viviendas están "poco contaminadas" (estando el conjunto de los compuestos presentes en concentraciones inferiores a las medias del conjunto de las viviendas). Los principales compuestos identificados en las viviendas francesas son el formaldehído, el hexaldehído, el tolueno y el acetaldehído.»

[Sobre la contaminación de edificios y viviendas en España, véanse, entre otros, www.elmundo.es/elmundosalud/2010/11/17/.../1289985701.html; así como elpais.com/tag/edificios_enfermos/a/]

EL FORMALDEHÍDO

El formaldehído es el compuesto orgánico emparentado con la familia de los COV que encontramos más comúnmente. El valor guía a no superar se fijó el año 2009 en 30 µg/m³ de aire en las viviendas.[96] El consenso científico se establece no obstante en torno a 10 µg/m³, límite bajo el cual se considera que no hay efectos sobre la salud. Por desgracia, esta estimación no tiene en cuenta los efectos acumulativos de los diferentes productos presentes en el aire ambiente.

De todos modos, si nos basamos en este valor de 10 µg/m³, los hogares franceses parece que estarían bastante bien situados en Europa, según una encuesta de *60 millions de consumateurs* aparecida en el número 447 de marzo de 2010.

96. Valor guía fijado por el Alto Consejo de la Salud Pública para juzgar si un edificio es de «buena calidad».

Contenido de formaldehído de las viviendas probadas

	Media en microgramos (μg)	% de hogares que superan los 20 μg/m^3
Grecia	7,9	29%
Alemania	5,9	20%
Francia	2,5	6%
Holanda	1,7	0

Desgraciadamente, este análisis tiene sus limitaciones, por una parte debido al bajo número de participantes (unas decenas), y por otra parte por cuestiones de representatividad de la muestra: reclutadas por internet sobre la base del voluntariado, las personas que aceptan este tipo de estudios suelen ser gente motivada y ya sensibilizada. Asimismo, según la revista, los resultados se encuentran «muy por debajo de las concentraciones detectadas habitualmente en las viviendas, con frecuencia diez veces más elevadas». El formaldehído no es un producto anodino. Sus efectos han sido estudiados sobre todo en el medio laboral, donde se utiliza especialmente en solución acuosa (el formol). Es irritante y puede provocar alergias respiratorias a veces perjudiciales y eczemas. A más largo plazo, siempre en medios laborales, se ha identificado el formaldehído como participante en la aparición de cánceres del cruce bucolaríngeo (detrás de la garganta), e incluso de las leucemias. Su uso profesional está reglamentado, pero, aunque el grado de concentración encontrado actualmente es mínimo, es indispensable ser prudente en todas partes, sobre todo en las habitaciones infantiles: más vale optar por pinturas, colas, etc., de marcas ecológicas; hay que inclinarse asimismo por productos con la«menor capacidad de emisividad posible», es decir que liberen el menor número de compuestos volátiles. ¿Cómo hacerlo? Preguntad a los artesanos que vengan a encargarse de las obras que seleccionen bien sus productos y, si os dedicáis al bricolaje, dirigiros a los vendedores de las tiendas para que os aconsejen. En efecto, aunque el etiquetado de los productos de construcción ha mejorado, las informaciones facilitadas siguen siendo a menudo impenetrables y, además, incompletas a veces, en especial con relación a los productos de mantenimiento o a los muebles nuevos, en los que no figura la naturaleza exacta de los disolventes utilizados ni los tratamientos aplicados. Si el vendedor no es capaz de daros la información necesaria, absteneros de comprar y, de una manera general, inclinaros por objetos y productos cuyas marcas ofrezcan una cierta garantía o estén etiquetados con certificado ecológico.

ENTRE LOS COMPUESTOS VOLÁTILES ORGÁNICOS: LOS DISOLVENTES

Los disolventes, al igual que los xilenos o dimetilbencenos, se encuentran incorporados en cantidad de productos tanto de bricolaje como en aquellos utilizados para la fabricación de perfumes artificiales para desodorizar, de resinas sintéticas, de insecticidas, de plastificantes y... ¡de explosivos![97] Todos los disolventes de esta categoría son fuente de preocupación en lo que a la salud se refiere, y en especial para el embrión humano cuando la madre gestante respira vapores cargados de estos compuestos. Existen muchos otros compuestos orgánicos volátiles como el benceno y el tolueno. Si queréis entreteneros un poco con los mecanismos de toxicidad, el benceno es un buen ejemplo que analizaremos seguidamente.

Los efectos negativos de los disolventes en la salud están cada vez más identificados, a pesar de que falta profundizar en los índices a partir de los cuales pueden aparecer peligros reales (los valores guía de calidad del aire interior fueron emitidos por la agencia sanitaria). Para esto sería mejor tener en cuenta efectos combinados entre las distintas moléculas. Los disolventes pueden irritar la piel, las mucosas, y provocar dolores de cabeza; se sospecha que también pueden inducir tras-

97. *Toxicologie industrielle, op. cit.*, 2007.

tornos de la fertilidad y cánceres. A una parte de la población se la llama «hipersensible» a todos esos productos, quizás hasta un 5% de los franceses, ¡lo que equivale a alrededor de tres millones de personas! En Francia se habla de «intolerancia medioambiental idiopática». Nuestra experiencia personal, a través de la dirección de la unidad de medicina medioambiental creada en la clínica Du Parc (Castelnau-le-Lez, en el Hérault), confirma la existencia de dichas alteraciones, a pesar de que sus mecanismos de acción aún no han sido debidamente elucidados, con la ausencia a priori de los «marcadores biológicos» (al contrario de las verdaderas alergias).

[Sobre la aparición, cada vez más frecuente en España, de casos relacionados con el síndrome de la sensibilidad química múltiple, trastorno, o grupo de trastornos, de salud conocido también con otros muchos nombres, véase J. Obiols Quinto, «Intolerancia ambiental idiopática (IAl): sensibilidad química múltiple (SQM) y fenómenos asociados», en NTP 557, Instituto Nacional de Seguridad e Higiene en el Trabajo, Ministerio de Trabajo y Asuntos Sociales de España, 2000.]

En la realidad de las consultas, nos damos cuenta de que las personas sensibles padecen una sobrecarga en el funcionamiento de su sistema neurovegetativo, a menudo con cuadros de migraña y aversiones a olores muy identificados. En algunos casos la quimioterapia puede dejar huellas, ya que muchos de los productos utilizados son neurotóxicos. Es impresionante ver cómo muchos médicos clasifican erróneamente a las personas portadoras de esos síntomas no especificados dentro de la categoría de aquellos que tienen «trastornos psíquicos», ¡sobre todo algunos médicos laborales insuficientemente sensibilizados aún con estos trastornos y enfermedades emergentes!

Lo esencial de la documentación sobre los efectos de los compuestos orgánicos volátiles, como hemos dicho, afecta por ahora sobre todo a las exposiciones laborales. Es por lo tanto legítimo plantear la cuestión de los medios para medir, en nuestro propio hábitat, los índices de esos compuestos orgánicos, y en especial los del formaldehído. En teoría, puesto que, con motivo de estudio, se puede hacer sin dificultad, sería del todo factible generalizar estas medidas. Con la ayuda de cartuchos absorbentes sobre los cuales se enganchan las moléculas de COV, mediante una técnica de laboratorio (la cromatografía), la presencia y la concentración de los compuestos orgánicos volátiles se pueden detectar fácilmente. Aunque estas medidas están lejos de ser corrientes hoy en día, podríamos plantearnos que se generalizarán en un futuro próximo, con sensores adaptados, sobre todo para aquellas personas que presentan síntomas de hipersensibilidad y trastornos respiratorios. Es indispensable, sin embargo, que exista una voluntad por parte de los poderes públicos de implantar tales controles, pero, en ese caso, ¡cuidado con los timos! Solo se podrán utilizar detectores claramente homologados.

Compuestos orgánicos semivolátiles

Existe también una gran cantidad de otros compuestos orgánicos menos volátiles a veces, pero que sin embargo se evaporan en las viviendas, y de los cuales no debemos descuidar en absoluto su impacto. Por suerte, un laboratorio oficial como el CSTB (Centro Científico y Tecnológico de la Construcción) se preocupa por la reducción de las emisiones de volátiles. [En España depende del Ministerio de Medio Ambiente.]

LOS PESTICIDAS

Los pesticidas domésticos se introducen generosamente en las viviendas sin que sus ocupantes lo sospechen. Se utilizan contra las hormigas, las polillas, los mosquitos, pero también contra las pulgas de los animales. Debemos tener presente que esos collares y champús antipulgas son potentes fuentes de exposición a los pesticidas, en especial para los niños. Uno de sus compuestos, el propoxur, fue prohibido hace poco a causa de su peligrosidad. No obstante, sigue estando presente en muchas viviendas, según una encuesta publicada en *Que Choisir* (abril de 2012), debido a su carácter persistente. [Según la legislación española (revisión de abril de 2008), el límite máximo de residuos (RMR) de propoxur varía según el cultivo en una proporción que oscila entre 0,05 mg/m^3 para alcachofas, cítricos en general, frutos de hueso y de pepita, etc., hasta 1 mg/m^3 para los forrajes y pajas. Fuente: infoagro.com]. La exposición a los pesticidas en las casas se amplifica en caso de tratamiento de vigas contra las termitas, los gorgojos o los capricornes. Sin hablar de todos los productos usados contra las cucarachas, la mayor parte de los cuales están lejos de ser anodinos. No se trata, por supuesto, de renunciar a cualquier tratamiento, sino de hacerlo de manera más consciente (unas sencillas cajas pueden coger en la trampa a los animales dañinos) y en el momento oportuno. Una buena higiene en vuestro hogar y de vuestros animales os permitirá limitar el uso de estos productos. Sabed que siempre existen alternativas naturales. La sal diseminada a lo largo del itinerario de las hormigas, por ejemplo, las aleja (hay quienes utilizan también el poso del café, o hasta pimientos rojos). En cuanto a los mosquitos, las trampas tradicionales confeccionadas con un poco de agua, azúcar y levadura de panadería, todo ello caliente, puestos en el fondo de una botella. Aún resulta más sencillo el uso de aceites esenciales naturales con olor a limón. En todos los casos, es preferible evitar los productos antimosquitos comerciales o falsamente naturales como algunos inciensos, que pueden contener productos sintéticos y pesticidas. En cuanto a los aparatos emisores de ultrasonidos, ¡todavía estamos esperando una prueba de su eficacia! Como siempre, no debemos confundir la publicidad con una demostración científica. Todos estos pequeños recursos deben comprobarse, y probablemente todos tienen una cierta eficacia. Además, quizá vuestra abuela conocía otros...

LAS MOLÉCULAS DE LOS PLÁSTICOS (PLASTIFICANTES)

Los ftalatos de los plásticos nos invaden. Utilizados para flexibilizar los plásticos PVC, los encontramos casi en todas partes, y especialmente en los juguetes y las alfombras infantiles. Los hay de diferentes tipos. Las sustancias más preocupantes fueron prohibidas; otras deberían unirse a esa lista próximamente, deseémoslo al menos. Una verdadera protección de nuestros hijos tiene ese precio. La prioridad absoluta es, en efecto, reforzar la vigilancia sobre los productos susceptibles de estar en contacto directo con la boca de los niños.

LOS PRODUCTOS IGNÍFUGOS

Con vistas a limitar el riesgo de incendio, se han añadido productos ignífugos, antifuego, a los objetos y a los muebles, o bien los recubren en forma de revestimiento. En muchos casos, son polibromados, que se consideran unos perturbadores endocrinos (véase pág. 275). Estos retardantes de llama están omnipresentes en los tejidos decorativos, pero también en las cajas de los aparatos de uso corriente como los televisores y los ordenadores. Al calentarse tras un uso prolongado, emiten unos compuestos volátiles en el aire.[98] Aunque se les considere moderadamente emisivos (las moléculas quedan aprisionadas en gran parte en la masa de las cajas de ordenadores y televisores), se impone la vigilancia. No podemos escapar totalmente de ellos, pero optad por muebles y tejidos lo menos tratados posible y, en caso de que sean nuevos, ¿por qué no dejarlos durante unos meses en vuestro garaje para que se ventilen?

98. Por suerte, unos análisis, especialmente encargados por la asociación *Que Choisir* el año 2012, indican que «los retardantes de llama bromados parece que están poco presentes. Es un alivio teniendo en cuenta su toxicidad».

Inútil que transforméis vuestra vivienda en un hospital a la búsqueda de la «superhigiene» y luchéis a cualquier precio contra todas las bacterias. Tomemos el triclosán, por ejemplo, producto estrella de la década, presente en diversos productos de higiene doméstica para intentar limitar el desarrollo de las bacterias, y para el cual existen alternativas. Lo encontramos en un gran número de productos, desde los jabones líquidos hasta los diversos equipamientos sanitarios y en muchos otros productos domésticos y de cuidado del cuerpo. Ahora bien, diversos elementos científicos coinciden en designarlo como un perturbador endocrino del cual debemos desconfiar. Por suerte algunos fabricantes han tomado medidas ante diferentes alertas.

Todos los productos bactericidas son, a medio plazo, menos eficaces de lo que se cree. Además, pueden provocar la aparición y la proliferación de cepas resistentes a ellos, aun con un uso moderado. El mecanismo es parecido al que se observa por el uso excesivo e inapropiado de los antibióticos. Y un último punto, estos productos no protegen contra todos los microorganismos, especialmente contra los virus.

Hay numerosas alternativas a los productos bactericidas: en primer lugar, el vinagre blanco y el bicarbonato de sosa. Existen también muchos productos de marcas ecológicas. No penséis de ningún modo que estos productos son menos eficaces. Ciertamente son menos detergentes, pero a largo plazo son eficaces y mucho menos peligrosos.

Los productos de combustión

Como calefacción complementaria o de ambiente, en invierno se quema leña en las chimeneas. Toda combustión comporta la formación de diversos compuestos, especialmente de dioxina y de hidrocarburos aromáticos policíclicos (HAP). Si la leña ha sido tratada, la concentración de productos tóxicos aumenta considerablemente. Por eso es indispensable airear y ventilar suficientemente las estancias y conocer bien el origen de la leña utilizada. Existen otras fuentes de combustión que dan problemas, como el hecho de quemar desechos en nuestro jardín. Más allá de simples ramas y hojas secas, que por otra parte pueden haber sido tratadas con diversos productos químicos, los restos de plástico y de papel constituyen una fuente importante de emisiones tóxicas. Existe al respecto una reglamentación precisa.[99]

[De acuerdo con la Ley 10/1998, de 21 de abril, de Residuos, en España «los poseedores de residuos estarán obligados, siempre que no procedan a gestionarlos por sí mismos, a entregarlos a un gestor de residuos, para su valorización o eliminación, o a participar en un acuerdo voluntario o convenio de colaboración que comprenda estas operaciones. Las actuaciones de gestión de residuos se llevarán a cabo sin poner en peligro la salud humana y sin utilizar procedimientos ni métodos que puedan perjudicar el medio ambiente y, en particular, sin crear riesgos para el agua, el aire o el suelo, ni para la fauna o flora, sin provocar incomodidades por el ruido o los olores y sin atentar contra los paisajes y lugares de especial interés». *BOE*-A-1998-9478.]

Dicho esto, no debemos obviar el hecho de que los principales focos de combustión que causan problemas en el ámbi-

99. Artículo L 541-2 del Código de Medio Ambiente francés: «Cualquier persona que produzca o guarde residuos en unas condiciones que por naturaleza produzcan efectos nocivos en el suelo, la flora y la fauna, degraden los lugares o los paisajes, contaminen el aire o las aguas, generen ruidos u olores y, de una manera general, perjudiquen la salud del hombre y del entorno, está obligada a garantizar o a hacer garantizar su eliminación de acuerdo con las disposiciones del presente capítulo, en las condiciones adecuadas para evitar los efectos citados. La eliminación de los residuos consta de las operaciones de recogida, transporte, almacenaje, selección y tratamiento necesarios para la recuperación de los elementos y materiales reutilizables o de la energía, así como del depósito o del vertido en el medio natural de todos los demás productos en condiciones adecuadas para evitar los perjuicios mencionados en el párrafo anterior» (Fuente: legifrance.gouv.fr).

to de las viviendas proceden de la cocción inadecuada de los alimentos. Así, las frituras provocan la formación de diversas sustancias como la acroleína: cuando se supera el punto crítico de combustión, la acción del calor descompone los ácidos grasos. Este punto se alcanza rápidamente, cuando calentamos mantequilla por ejemplo, y se manifiesta por la aparición de un humo negruzco especialmente tóxico. En los productos azucarados (todos los hidratos de carbono) se forma la acrilamida, clasificada como un probable cancerígeno, y que aparece cuando la temperatura de cocción supera los 120 °C. Las partes grasas de las carnes ven formarse HAP, especialmente cuando la temperatura supera los 200 °C. Entre los HAP tóxicos está el benzopireno, clasificado como posible cancerígeno.

La regla es **no dejar que los alimentos se quemen y optar por las cocciones suaves y lentas**. Las frituras deben ser una excepción, y la parrilla ha de usarse de forma moderada, sobre todo cuando se trata de carnes grasas.

EN EL COCHE

El aire interior comprende también el de los coches, en los que la mayoría de nosotros pasamos un tiempo nada desdeñable. ¿Qué encontramos en ellos? Policloruros de vinilo, múltiples compuestos orgánicos volátiles y los productos ignífugos retardantes de llama de los que acabamos de hablar. Están presentes en todas partes, en el salpicadero, los asientos, los reposabrazos, el volante. La climatización de los coches también es dudosa, sobre todo al ponerla en marcha, ya que empezamos inhalando bocanadas de partículas (especialmente de plástico). De hecho, el medio más sencillo para evitar la exposición a los compuestos volátiles sería simplemente ¡comprar vehículos de ocasión!

El Ecology Center analizó la presencia de estos diversos productos en vehículos nuevos y los clasificó por orden decreciente de concentración. Desde la publicación de esa lista el año 2012,[100] los fabricantes han podido tomar medidas. Han adquirido conciencia de la mala publicidad que comportaban estos análisis y nadie duda de que desde entonces intentan remediarlo.

El coche es una importante fuente de contaminación para el planeta, con las emisiones de CO_2, de partículas relacionadas con el diésel y el motor de gasolina, y de óxidos de nitrógeno, que generan múltiples enfermedades. El debate se reactivó en junio de 2012, cuando el Centro Internacional de Investigación sobre el Cáncer, agencia especializada de la OMS, indicó finalmente que había una vinculación directa entre el desarrollo del uso de los motores diésel y el de los cánceres de pulmón. Está claro que los filtros de los vehículos se han ido perfeccionando progresivamente y retienen mejor las partículas, pero se considera que en Francia se producen cada año 25.000 muertes prematuras directamente relacionadas con el diésel. Paralelamente, se plantearon experimentar con zonas urbanas prohibidas a los vehículos más contaminantes, pero la complejidad de tal medida y su carácter discriminatorio (los vehículos más antiguos, los menos caros, son los que más contaminan) frenaron los proyectos. También se plantearon la cuestión de saber si sencillamente no sería mejor prohibir los vehículos de motor diésel en los centros urbanos, como habían propuesto algunos políticos.

Veámoslo de más cerca: el motor diésel ha sido criticado desde hace tiempo por sus emisiones de negras humaredas. A lo largo de los años ha sido perfeccionado por su concepción, por los filtros de partículas (FAP), por el propio carburante (reducción de azufre), etc. Sin embargo, este tipo de motor conserva algunos inconvenientes, funciona «al aire» y expulsa por lo tanto grandes cantidades de óxido de nitrógeno (NO_2). Estudios recientes han confirmado los efectos cancerígenos de las partículas emitidas por los motores diésel. Pero, como señala el químico Bernard Petit, no debemos

100. La encontraréis en http://amog.com/health/153510-buy-10-toxic-cars/ y en http://www.healthystuff.org.

creer por ello que el motor de gasolina es más limpio. La gasolina es muy volátil, se evapora al llenar los depósitos, se difunde a través de las canalizaciones de plástico de los vehículos, contiene unos derivados bencénicos poco recomendables, también emite partículas, y tiene a la vez un rendimiento inferior al del diésel. Ciertamente, las partículas emitidas por el motor de gasolina son cuantitativamente menores que las del diésel, pero tienen el inconveniente mayor de ser mucho más finas y de llegar por lo tanto mucho más lejos en los alveolos pulmonares, aproximándose a la problemática de las nanopartículas. Los motores híbridos no están tampoco al abrigo de críticas debido a las emisiones de partículas ultrafinas, principalmente en la fase de arranque. Los dos tipos de motorización, gasolina y diésel, contaminan de modo diferente.

Comparativa diésel-gasolina
(según las cantidades de contaminantes emitidas)

Contaminantes	Diésel	Gasolina
Cantidad de partículas	+	−
Partículas ultrafinas (< 50 nm)	−	+
Óxido de nitrógeno (NO_2)	+	−
CO y CO_2	−	+
HAP	−	+
Derivados bencénicos	−	+

Fuentes: ADEME, CITEPA, Universidad de Bruselas, 2005.

No existe pues un vencedor. Por un lado, el diésel, potente emisor de partículas, y por el otro, la gasolina, con un mayor consumo de carburante y unos preocupantes residuos de derivados bencénicos así como de partículas muy finas. Hay que tener cuidado, por lo tanto, con los discursos simplistas de ciertos políticos.

Individualmente, los medios siguen siendo limitados, a no

ser que cojamos lo más a menudo posible la bicicleta, los transportes públicos y que compartamos el coche. El precio de los carburantes refuerza el sentido de estas decisiones, pero la organización social de la vida en Europa y en el mundo se ha hecho y continúa girando alrededor del automóvil, que sigue siendo un marcador social de éxito. En la escala de la civilización occidental y de la humanidad, representa una absoluta catástrofe a la vista de las múltiples enfermedades generadas directa o indirectamente (en especial por el modo de vida sedentario) y de los accidentes de carretera, por supuesto, tanto si son mortales como si dejan minusvalías de por vida.

LAS PRECAUCIONES, LAS SOLUCIONES

Se considera que la contaminación del aire mata a 40.000 personas en Francia y 400.000 en Europa.[101]

[En España casi veinte mil. Un 94 % de la población española respira aire malsano más allá de lo tolerable para la salud, lo que se traduce en 19.940 fallecimientos prematuros al año, según el estudio La calidad del aire en el Estado español en 2012. De acuerdo con el informe, elaborado por Ecologistas en Acción con la colaboración de la Fundación Biodiversidad (Ministerio de Medio Ambiente), 44,1 millones de españoles respiran aire sucio (94 %) si se aplican los estándares de la OMS, un número que desciende hasta los 17,3 millones (37 %) si se tiene en consideración la directiva de calidad del aire, actualmente en proceso de revisión.]

A pesar de todo, de nada nos sirve ser fatalistas: podéis tomar medidas individuales para protegeros (ver guía al final del libro, pág. 291).

En casa, son suficientes tres productos estrella. En parte, son menos eficaces que determinados detergentes, pero os evitarán muchas exposiciones químicas inútiles y unos efectos indeseables tanto para vosotros como para el planeta.

101. Informe Ecod 2012-Aphakoum 2011.

- Vinagre blanco: limpiador doméstico de primer orden, desengrasante, suavizante para la colada.
- Limón: desodorante y quitamanchas.
- Bicarbonato de sosa: por una parte, asociado a los dos productos anteriores, refuerza su acción; y por otra, tiene múltiples usos de forma casi más sencilla que el vinagre blanco para limpiar la casa, el horno y la placa eléctrica, hacer brillar la vajilla y los vasos, limpiar los cristales y los azulejos. El bicarbonato es un abrasivo suave que limpia, tiene una acción antical, es antiácido y desodoriza neutralizando los malos olores. Además, espolvoreado sobre las moquetas, las alfombras o los colchones y luego cepillado, contribuye a eliminar el moho y los ácaros.
- Sal: también puede usarse para quitar las manchas de vino, por ejemplo; asociada con el limón, elimina el óxido y, en el jardín, sirve para combatir babosas y orugas, si no utilizáis cenizas al pie de las plantas. También puede usarse contra las hormigas, echándola a lo largo de su trayecto.
- Plantas en general: aunque aún no se han comprobado fehacientemente las virtudes de ciertas plantas contra la contaminación, cada vez está mejor demostrado que todas las plantas absorben numerosas partículas del aire. Solo podemos animaros a que las tengáis en casa, considerando siempre la toxicidad de algunas de ellas, sobre todo si hay niños.
- Tierra de Sommières: eficaz desengrasante para limpieza en seco natural (espolvorear y luego cepillar).

Los textiles del hogar

Los quitamanchas (con elementos perfluorados), los compuestos ignífugos antifuego (con elementos polibromados) o el triclosán (véase pág. 213) son perturbadores endocrinos que podemos encontrar incluso en nuestra cama. O bien pueden haber sido incorporados en el momento de su fabricación, y están en parte aprisionados, o bien pueden haber sido aplicados al acabar la fabricación, lo que aumenta considerablemente el grado de migración. Al no disponer de ningún tipo de información, conviene ser precavido (los compuestos ignífugos del tipo fosforados tienen como perjuicio estar relacionados con las fibras). El principio es el de encontrar productos sin perfluorados y sin polibromados, pero también sin poliéster ni tratamientos antipolillas y antiácaros. Lo ideal es la presencia de seda (antiácaros natural y bastante eficaz contra las bacterias). Las sustancias menos inflamables, y por lo tanto menos tratadas a priori, son la lana y la seda.

Los juguetes infantiles

Por desgracia, los juguetes en ciertos casos son tóxicos. De entrada hay que precisar que no se benefician de la misma reglamentación que para otros productos: los perturbadores endocrinos no son examinados como tales, ¡cuando sí lo son en el caso de los pesticidas! Sin embargo, frente a la movilización, especialmente de asociaciones como Women in Europe for a Common Future (WECF), a mediados de 2013 van a emitirse nuevas directivas de seguridad, y se han tomado una serie de medidas contra sustancias cancerígenas, mutagénicas, reprotóxicas (sobre todo ciertos ftalatos), y contra diversos productos alérgicos.

☞ PARA SABER MÁS

Los disolventes orgánicos nunca son inofensivos

Según el Instituto Nacional de Investigación y Seguridad (INRS), ningún disolvente orgánico es inofensivo. Los disolventes orgánicos son hidrocarburos, unas moléculas formadas de átomos de carbono y de hidrógeno. En muchos casos han sido clasificados como compuestos CMR: compuestos cancerígenos, mutagénicos o reprotóxicos. También pueden ocasionar lesiones del corazón, de los riñones, de la sangre, de los pulmones o del hígado, según el grado de exposición.

Las ocho familias principales de disolventes, a las que se añaden algunos disolventes especiales, son:

- Hidrocarburos aromáticos: benceno, tolueno, xilenos, cumeno...
- Disolventes petrolíferos (fuera de los hidrocarburos aromáticos): alcanos, alcenos...
- Alcoholes: metanol, etanol, glicoles...
- Acetonas: acetona, metiletilcetona.
- Esteres: acetatos, agrodisolventes...
- Éteres: éter etílico, THF, dioxano...
- Éter de glicol.
- Hidrocarburos halógenos: clorados, bromados o fluorados.
- Disolventes especiales: aminas, amidas, terpenos...

Todos los disolventes sirven principalmente como:

— Desengrasantes: limpieza de metales y textiles.
— Aditivos y diluyentes: pinturas, barnices, tintas, colas, pesticidas.
— Decapantes: eliminación de pinturas, barnices, colas.
— Purificantes y extractantes: productos alimenticios, perfumes, medicamentos.

Aire exterior

Involuntariamente, contaminamos mucho el aire interior con productos que sin embargo están autorizados, aunque es posible actuar a escala individual, como acabamos de ver. Pero ¿qué pensar del aire exterior, contaminado por la industria y los transportes de carretera?

Además del óxido de nitrógeno (NO_x) y de compuestos orgánicos volátiles, en el aire encontramos partículas en suspensión. La mayoría procede de la industria y del tráfico de carretera. Y según la OMS se pueden clasificar en tres categorías:

Micropartículas (PM)	Características
PM 10 (diámetro inferior a 10 µm)	Son las partículas más voluminosas y cuyo impacto sanitario es menos importante; generalmente se quedan en las llamadas vías aéreas superiores, nariz-garganta-laringe.
PM 2,5 (diámetro entre 2,5 y 0,1 µm)	Del tamaño de una bacteria, penetran hasta los alveolos pulmonares; los motores diésel son potentes proveedores de este tipo de partículas.
PUF (partícula ultrafina de diámetro inferior a 0,1 µm)	Representan las partículas más finas que pueden difundirse en todo el organismo. Del orden del nanómetro, crecen inevitablemente por el hecho de las nanotecnologías y de la difusión de las nanopartículas industriales en la atmósfera. Son también emitidas por diversos tipos de motores.

La combustión de los vehículos de motor, de diversas materias procedentes de la industria, y de la calefacción originan pues un número importante de compuestos en la atmósfera. De todos modos, los compuestos orgánicos volátiles presentes en el aire exterior e interior son en un 36% debidos a la industria y en un 37% están relacionados con la contaminación interior. La ANSES dictó unas normas. Se estima que el número de franceses sometidos a concentraciones de partículas finas superiores al límite autorizado es de doce millones. Los motores diésel —Francia es la campeona mundial de la dieselización— serían en gran parte responsables de esta situación, ya que expulsan más partículas que los motores de gasolina.

En la contaminación atmosférica y, a veces, de interior, no debemos dejar de mencionar tampoco el percloroetileno de las tintorerías. Según el Réseau Environnement Santé, «podemos estimar que de 100.000 a 200.000 personas están expuestas en Francia a los vapores de percloroetileno en los centros comerciales y en los pisos colindantes a una instalación de limpieza en seco. No se ha tomado ninguna medida concreta para garantizar una protección inmediata de todos los vecinos y los empleados de tintorerías. No existe, en efecto, ningún edificio actual capaz de impedir la propagación de las emanaciones de percloroetileno». [En el Estado Español, no existen límites máximos de exposición a sustancias tóxicas en el lugar de trabajo que estén regulados por Ley. En principio, se utilizan los límites establecidos en EE.UU., aunque no existe ningún plan o sistema de detección, control o seguimiento de los niveles de sustancias tóxicas presentes en establecimientos cerrados o lugares de trabajo, excepto para alguna sustancia muy específica. (Véase el informe elaborado por CC.OO. y Greenpeace «Percloroetileno. Sustitución en el sector de limpieza en seco», en www.daphnia.es.)]

Aunque se han tomado algunas medidas en las tintorerías que se han abierto recientemente, las antiguas, que utilizan este tipo de limpieza en seco, están aún toleradas para varios años, a costa de la salud de las personas expuestas.

La Comisión Europea publicó unos «valores-guía de calidad del aire interior» (VGAI) para seis sustancias identificadas como prioritarias: formaldehído, monóxido de carbono, benceno, naftaleno, tetracloroetileno y tricloroetileno. La tabla siguiente recapitula los valores-guía (algunos ya son algo anticuados) publicados a día de hoy:

Sustancias	VGAI propuestos		Año de aparición
Formaldehído	VGAI a corto plazo: para una exposición de 2 horas	$50 \ \mu g.m^{-3}$	2007
	VGAI a largo plazo: para una exposición > 1 año	$10 \ \mu g.m^{-3}$	
Monóxido de carbono (CO)	VGAI a corto plazo		2007
	- Para una exposición de 8 horas	$10 \ mg.m^{-3}$	
	- Para una exposición de 1 hora	$30 \ mg.m^{-3}$	
	- Para una exposición de 30 minutos	$60 \ mg.m^{-3}$	
	- Para una exposición de 15 minutos	$100 \ mg.m^{-3}$	
Benceno	VGAI a corto plazo: para una exposición de 1 a 14 días	$30 \ \mu g.m^{-3}$	2008
	VGAI intermedio: para una exposición de 14 días a 1 año	$20 \ \mu g.m^{-3}$	
	VGAI a largo plazo: para una exposición > 1 año	$10 \ \mu g.m^{-3}$	
	VGAI a largo plazo: para una exposición toda la vida correspondiente a un nivel de riesgo de 10^{-6}	$0,2 \ \mu g.m^{-3}$	
	VGAI a largo plazo: para una exposición toda la vida correspondiente a un nivel de riesgo de 10^{-5}	$2 \ \mu g.m^{-3}$	
Naftalina	VGAI a largo plazo: para una exposición > 1 año	$10 \ \mu g.m^{-3}$	2009
	VGAI intermedio: para una exposición de 14 días a 1 año	$800 \ \mu g.m^{-3}$	
Tricloroetileno	VGAI a largo plazo: para una exposición toda la vida correspondiente a un nivel de riesgo de 10^{-6}	$2 \ \mu g.m^{-3}$	2009
	VGAI a largo plazo: para una exposición toda la vida correspondiente a un nivel de riesgo de 10^{-5}	$20 \ \mu g.m^{-3}$	
Tetracloroetileno	VGAI a corto plazo: para una exposición de 1 a 14 días	$1380 \ \mu g.m^{-3}$	2010
	VGAI a largo plazo: para una exposición > 1 año	$250 \ \mu g.m^{-3}$	
Partículas ($PM_{2,5}$ y PM_{10})	Sin VGAI propuestos		2010
Ácido cianídrico	Sin VGAI propuestos		2011

* Más información en las páginas web: securiteconso.org; inpes.sante.fr; sante.gouv.fr; interieur.gouv.fr

Fuente: ANSES [Para España, véase NTP 607: Guías de calidad de aire interior: contaminantes químicos, publicadas por el Instituto Nacional de Seguridad e Higiene en el Trabajo.]

Los efectos de los compuestos orgánicos volátiles: el ejemplo del benceno

El benceno es un compuesto que penetra fácilmente en el organismo por inhalación, pero no debemos descuidar la vía cutánea como fuente de contaminación. Después se expande por todo el organismo, localizándose rápidamente en el sistema nervioso central, esencialmente el cerebro, lo que puede ocasionar dolores de cabeza, y luego, a más largo plazo y en función de las dosis, un estado narcótico de adormecimiento. A su paso por el hígado, las enzimas de metabolización lo oxidarán en fenol (hidroxibenceno), poco hidrosoluble.

Si estáis empezando a familiarizaros con los aspectos químicos, es interesante que intentéis comprender cómo, a largo plazo, el benceno, incluso a dosis muy bajas (unas pocas partes por millones en la atmósfera), puede desembocar en un cáncer sanguíneo (leucemia) en determinadas personas. Cuando el benceno pasa al fenol al añadir un átomo de oxígeno al benceno, el intermediario que se forma transitoriamente (epoxibenceno), debido a su tan gran reactividad, ataca esos blancos biológicos que son los constituyentes de las células madre (que están en la base de los glóbulos rojos y blancos) de la médula ósea, órgano que se halla en el punto de mira de este compuesto. Su destrucción provoca anemias. En cuanto a los glóbulos blancos surgidos de las células madre, el ADN de su núcleo es atacado por este epoxibenceno. Este compuesto es mutagénico y si no se reparan las alteraciones pueden proliferar determinados glóbulos blancos, y de ahí el desarrollo de leucemias.

La hematoxicidad del benceno aparece resumida en el siguiente cuadro.

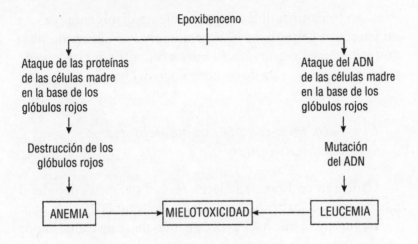

Esquema 4.
Hipótesis del mecanismo de hematoxicidad
del benceno a partir del epoxibenceno

De hecho, a pesar de un considerable número de publicaciones (varios millares), los mecanismos íntimos de esta toxicidad (genotoxicidad) no han sido totalmente identificados. En efecto, persisten dificultades de interpretación de los procesos implicados en las intoxicaciones a largo plazo. Por lo tanto, el nivel de alerta es suficiente para que debamos prevenir las exposiciones a este tipo de sustancias. Ante un tóxico como el benceno, es indispensable proponer unos productos de sustitución que sean igual de eficaces en sus principales aplicaciones industriales (molécula de base de los disolventes de las grasas presentes en las pinturas, lacas, tintas, colas), pero sin su actividad cancerígena. El primer producto propuesto para las llamadas pinturas al aceite fue el tolueno (el metilbenceno), que no tiene efecto tóxico sobre las células madre (mielotóxico). Desgraciadamente el tolueno ha sido recientemente reconocido por la Unión Europea como tóxico para el feto (reprotóxico de clase 3, véase pág. 30) y ha sido por lo tanto clasificado como un compuesto CMR. Desde entonces se propuso otro compuesto alquileno del benceno, el cumeno (o isopropilbenceno), excelente disolvente, ya que no parece ni genotóxico ni reprotóxico. Por ahora, no obstante, debemos seguir siendo muy prudentes puesto que de todas maneras se trata de un homólogo del benceno.

El tabaco: unos compuestos inquietantes – Cómo dejar de fumar

Cada año en Francia fallecen 66.000 personas debido al tabaquismo, o sea aproximadamente un francés de cada nueve. La sustancia que hace problemático dejar de tomarlo por ser el responsable de la dependencia es la nicotina, un alcaloide. Aparte de esta, es asombroso constatar la cantidad de compuestos tóxicos que contiene.

Lista no exhaustiva de los compuestos tóxicos de los cigarrillos

Acetona	Metanol
Ácido cianhídrico	Metopreno
Alquitrán	Monóxido de carbono
Amoniaco	Naftalina
Arsénico	Nicotina
Butano	Plomo
Cadmio	Polonio 210
Cloruro de vinilo	Trementina
Formaldehído	Xileno

Para dejar de fumar, hay que empezar evaluando vuestro grado de dependencia. Podéis analizarlo vosotros mismos gracias al test de Fagerstrom.

Hay que comprender bien que el hecho de fumar activa unos receptores en el cerebro (receptores nicotínicos) que generan la dependencia. Cuando se produce el síndrome, hay que lograr desactivarlos, pero de manera muy progresiva, de lo contrario la rápida vacuidad de los receptores provocará un síndrome de abstinencia. Existen varios métodos, y los tabacólogos recomiendan algunos, elaborados y eficaces. Por la vía natural, se puede proponer reducir un tercio el consumo durante diez días; luego, preparar cada día los cigarrillos contando uno de menos. Si estáis a doce cigarrillos diarios, pasad durante diez días a once diarios, luego los diez días siguientes a diez, etc.: de este modo la desactivación es progresiva.

Además, podéis utilizar plantas que actúen sobre determinados receptores, la valeriana por ejemplo (acción sobre los receptores Gaba), y plantas sedantes como la pasiflora, la «adormidera» de California *(Eschscholtzia californica)*. Hay igualmente otras plantas que pueden asociarse a este proceso, como el espino blanco en caso de estrés. Estas plantas se toman en forma de cápsula de extractos secos en dosis de 200 mg. En general, una o dos cápsulas diarias son suficientes para una duración mínima de quince días. Es indispensable realizar en paralelo una actividad física regular y suficientemente constante, bajo la supervisión de un cardiólogo.

6

Cosméticos y textiles

COSMÉTICOS

Hay los cosméticos clásicos, los perfumes, las *eaux de toilette*, pero también los múltiples desodorantes, los productos de maquillaje, de coloración del cabello y, desde hace poco más de un decenio, el uso cada vez más corriente de productos de protección solar y también de cremas antiarrugas que se presentan como «antiedad». El uso de los cosméticos ha aumentado de manera exponencial y, hoy en día, nos invade una oferta proliferante, destinada a hacernos más guapos, más jóvenes, más limpios, más deseables, en una palabra más felices, puesto que las promesas del marketing en esta materia carecen de límite... ¿Debemos preocuparnos por la composición de estos productos, sobre todo si los aplicamos diariamente sobre nuestra piel? ¿Cómo orientarnos ante un etiquetado tan complejo? ¿Qué sencillas medidas debemos tomar para limitar los principales riesgos, ya que existen realmente? Debemos darnos cuenta, efectivamente, de que los productos no han sido suficientemente probados. Los progresos realizados en el ámbito de la reglamentación son aún insuficientes. La situación es tal que la Unión Europea se está preparando para prohibir el uso de un determinado número de sustancias presentes en los cosméticos.

En este capítulo os damos las claves para elegir mejor vuestros cosméticos (sin ser exhaustivos con los nombres de marcas (que son muchas y cuyas gamas de productos cambian con frecuencia).

Las cremas solares

Las cremas solares contienen generalmente unos filtros químicos para absorber los UV y unos filtros minerales que reflejan los rayos. La dificultad para orientarnos se debe al hecho de que pueden existir bajo dos formas, con distintos efectos. O bien en forma mineral (su estado «normal»), o bien en forma «nano». En el primer caso, los compuestos de esos filtros minerales, esencialmente el dióxido de titanio (E171) y el óxido de zinc, no parece que se absorban por la piel, salvo que esté debilitada, es decir que presente lesiones (eczema, cicatrices...). En cambio, cuando se presentan en forma de nanopartículas —¿lo habéis visto mencionado en la etiqueta?—, podemos legítimamente temer sus efectos nocivos a la luz de diferentes estudios científicos, incluso si todavía son parcelarios. Los compuestos «nano» son sospechosos de penetrar y lesionar las células de los diferentes órganos del cuerpo.

En estas cremas solares encontramos también productos como el 4-MBC, metilbencilideno alcanfor, filtro solar químico contra los ultravioletas, que está considerado como un perturbador endocrino (véase pág. 271). Sin embargo, no hay que sobrestimar el riesgo para la salud, puesto que las aplicaciones de tales productos se limitan a periodos cortos, los de las vacaciones. En cambio, no se excluye que esos filtros que se supone que protegen de los UV ¡puedan favorecer la aparición de cánceres de piel! Esto puede parecer totalmente paradójico, pero los filtros disminuyen la protección de los rayos (fotoprotección) que se hace naturalmente por las células de la piel. Su aplicación regular podría también aumentar la producción de oxidantes radicales nocivos y reducir la producción de vitamina D en el cuerpo. Aunque todavía son necesarios algunos estudios independientes, los factores citados están de todas maneras implicados, en parte, en la aparición de los cánceres de la piel.

En el terreno medioambiental el uso de las cremas solares es una catástrofe a escala del planeta, puesto que su difusión a partir de la piel en el agua de mar deja unos residuos químicos importantes. Se estima que se expanden en varios miles de toneladas cada año (alrededor de cuatro mil), originando el posible blanqueamiento del 10% de los corales en el globo, pero, sobre todo, los perturbadores endocrinos procedentes de la química se difunden por todas partes, lo que puede conducir a la feminización de los peces, de ciertos moluscos, y podría tener numerosos efectos aún no inventariados.

Por todos estos motivos, lo ideal consiste en evitar el uso de las cremas solares protegiéndonos naturalmente del exceso de los rayos de sol, como hacían los antiguos, reduciendo el tiempo de exposición, vistiendo prendas holgadas y un sombrero, y resguardándonos bajo una sombrilla.

Los productos para bebé

Deben tomarse medidas específicas respecto al uso de cremas y de otros productos que podríamos clasificar dentro de la categoría de cosméticos para niño. El año 2008 estalló una bomba cuando el Comité para el Desarrollo Sostenible en Salud (C2DS) y su representante Olivier Toma estimaron que productos utilizados y distribuidos en las maternidades no habían pasado por una prueba de inocuidad. En esta ocasión, quien lanzó la alerta fue ni más ni menos que el director de una clínica... ¡al que le dieron las gracias poco tiempo después! De resultas, la Agencia Sanitaria de Control (AFSSAPS) pudo darse más amplia cuenta de que, aunque los fabricantes seguían generalmente la reglamentación, los criterios de evaluación de la seguridad de esos productos para la salud infantil, sobre todo la de aquellos destinados a los menores de tres años, parecían insuficientes. No se había tenido suficientemente en cuenta la especificidad de esta edad, de la que se conoce, sin embargo, la «prematuridad metabólica» de la piel, que hace al organismo más vulnerable frente a diferentes sustancias de las que algunas no aparecen como tóxicas a priori.

Esta sensibilización tuvo sus frutos. Es cierto que quedan progresos por hacer, ya que ¿cuántos productos aún en circulación dejarán de estarlo en los años venideros? Un ejemplo emblemático es el de la cloroacetamida: este conservante puede provocar trastornos de reproducción. Reprotóxico de la categoría 2, fue prohibido en los cosméticos por la Agencia del Medicamento (ANSM) el 14 de junio de 2012. [En España no existe prohibición. El Instituto Nacional de Salud e Higiene en el Trabajo solo reproduce las advertencias de la CCE y de la IPCS.] ¿Por qué no se tomó antes esta medida? Cuando se anunció la decisión de prohibir este conservante, la mayoría de los fabricantes ya lo había retirado de sus productos. Las recomendaciones de las agencias sanitarias a menudo tardan en llegar, incluso cuando las señales de alerta existen desde hace tiempo.

También hay mucho que decir en términos de información. Cuando uno de los miembros del Réseau Environnement Santé, el químico Bernard Petit, leyó la etiqueta de cierto producto cosmético (en este caso un desodorante), lo asaltaron las dudas y escribió al fabricante, que le dio esta asombrosa respuesta: «La composición completa no se puede divulgar al público; le proponemos enviarla a su médico, para que le informe un poco más.» ¡Sí, habéis leído bien! ¿La ausencia de información no se convierte aquí en una desinformación, en un engaño incluso? Sin contar con que el médico, a menos que sea dermatólogo o especialmente competente en materia medioambiental, tendrá dificultades para interpretar los datos facilitados por los fabricantes. ¿Acaso todo esto no incita a tomar precauciones en el plano individual?

¿Cómo evitar la sopa química?

Se haría pesado leer la lista de los múltiples compuestos químicos presentes en muchos cosméticos... Pero ¿estamos hechos para absorber por la piel los fenoxietanoles, diversos agentes sintéticos, ftalatos, butilhidroxianisol, etc.? En el caso de estos últimos, no es el contacto ocasional el que nos plantea problemas por sí mismos, sino la repetición de la exposición. Recordemos que la vía de penetración cutánea contamina más que la vía alimentaria, ya que los jugos digestivos destruyen una parte de los productos tóxicos. Además, se utilizan prácticamente a espaldas vuestras unos elementos en forma de nanopartículas que aseguran una homogeneización del producto y una mejor presentación, pero cuya inocuidad es muy discutible, sobre todo porque carecemos de estudios sobre sus impactos. Optad prioritariamente por productos cosméticos bio que no contengan, o contengan menos, productos sintéticos y ningún tipo de nanopartículas.

Lo mínimo que debemos evitar
Lista técnica (no exhaustiva)

Dióxido de titanio (TiO_2) Óxido de zinc (ZnO)	Riesgo de que se halle en forma de nanopartículas en los productos convencionales*

* En relación con estas nanopartículas, las agencias sanitarias pretenden mostrarse tranquilizadoras aunque no obstante prudentes. Según la ANSM, «la penetración cutánea del TiO_2 y del ZnO en forma de nanopartículas parece limitada a las capas superiores de la piel sana. Sobre piel lesionada, no es posible sacar conclusiones... Los resultados de los estudios de genotoxidad obtenidos de la literatura científica sobre las nanopartículas de TiO_2 y de ZnO son contradictorias. [...] Los datos de toxicidad crónica y de cancerogénesis siguen siendo limitados a día de hoy». Existen numerosos estudios, preocupantes a veces, como la de un equipo japonés que indicó que las nanopartículas de dióxido de titanio en el ratón en gestación atravesaban la barrera placentaria, llegando por lo tanto al embrión. La descendencia presentaba ataques del sistema nervioso y en los machos una reducción del número de espermatozoides.

Ftalatos disolvente (fijador)** BHA o Butihidroxianisol o E320 (conservante) E214-E219 Parabeno (conservante) y sin Isotiazolinona*** Oxibenzona (BP-3 o Bz-3) (filtro solar) Metilbenzclideno-Alcanfor(4-MBC) (filtro solar) Resorcinol (tinte para el cabello) Triclosán (antiséptico)	Son los perturbadores endocrinos, tienen un impacto sobre el sistema metabólico, sobre la tiroides y sobre la fertilidad, y se sospecha que favorecen ciertos cánceres, la diabetes y la obesidad****

** La mención de los ftalatos sigue no estando muy clara, ya que se utilizan siglas del tipo DEP por ejemplo.

*** La isotiazolinona, que sustituye al parabeno, es a menudo mucho más alérgica.

**** Hay que reforzar los estudios independientes y la reglamentación frente a todos estos componentes tan controvertidos todavía.

Detengámonos un poco en el triclosán. El triclosán se utiliza como un conservante antiséptico para desinfectar. Podemos encontrarlo en una infinidad de productos higiénicos como los jabones líquidos, los desodorantes o las pastas dentífricas. El problema principal es que se trata de una molécula, ¡del tipo perturbador endocrino![102] Es tóxico para los organismos acuáticos, nefasto para el medio ambiente y muy dudoso para el hombre ya que, además, su uso comporta el paradójico efecto de poder provocar resistencias a los microorganismos que el producto se considera que combate, y esto incluso a pequeñas dosis. El triclosán puede provocar también un riesgo de contracción muscular. Las autoridades sanitarias se decantaron por este producto, por supuesto, pero es posible que los fabricantes no hayan proporcionado todos los datos y, según la lectura de los diversos elementos, parece que las autoridades no tienen una idea muy precisa del umbral de toxicidad, de ahí que las recomendaciones sean confusas, y esto en todos los

102. Según Bernard Petit, «el triclosán introduce dioxinas por la síntesis de la molécula y también cuando se incineran los residuos que lo contienen» (conversación con el autor).

países. Sin embargo, algunos reaccionan, como las autoridades noruegas, que explican: «Desaconsejamos el uso del triclosán en los productos de belleza y demás [incluso, pues, para un índice de 0,3% del producto acabado, como estaba autorizado]», e insisten en el hecho de que «es necesaria una reducción de la exposición humana». Todos los europeos están en su derecho de esperar unas medidas más adecuadas y radicales. Habiendo notado que el producto corría el riesgo de ser rechazado por la opinión pública, algunos fabricantes utilizan a veces otros bactericidas como las sales de plata, de zinc, etc., aunque estos también pueden causar problemas o son al menos fuente de interrogantes, especialmente cuando están en forma de nanopartículas.

¿Qué precauciones tomar?
Elegir mejor nuestros productos cosméticos

PRINCIPIOS BÁSICOS

Insistamos en el hecho de que debemos optar prioritariamente por productos cosméticos bio sin conservantes sintéticos, a pesar de que su duración sea más limitada (máximo tres meses) y que, una vez abiertos, deben mantenerse en frío para reducir los riesgos de desarrollo de microorganismos; también deben ser sin perturbadores endocrinos. Hay que tener cuidado igualmente con los aceites esenciales: algunos son sintéticos, y los demás, naturales, pueden ser muy irritantes y deben manejarse con cuidado, es decir siempre diluidos y según recomendación médica. No por ser natural un producto deja de tener efectos secundarios, en especial por lo que se refiere a alergias.

Deben potenciarse los productos bio, ya que tienen la doble ventaja de no contener ingredientes químicos sintéticos (o muchos menos), que en la mayoría de casos han sido insuficientemente estudiados en términos de impacto sobre la salud para exposiciones prolongadas, y tienen un mayor respeto por el medio ambiente (esto afecta también a los envases). Entre los productos bio, escoged prioritariamente aquellos que lleven la marca, y hay que ser en especial muy prudente en relación con los bebés y los niños (véase lista pág. 309). Los criterios para los productos cosméticos naturales con la certificación BDIH son interesantes a título de ejemplo; aquí los tenéis resumidos:

- Materias primas vegetales, procedentes en la medida de lo posible de cultivo biológico controlado y de cosecha salvaje biológica controlada.
- Protección de los animales, sin tests realizados sobre animales y sin recurrir a materias primas procedentes de vertebrados muertos (por ejemplo, grasa de ballena, aceite de tortuga, aceite de visón, grasa de marmota, grasa animal, colágeno animal).
- Renunciar a los colorantes orgánicos sintéticos, a las sustancias aromáticas sintéticas, a las materias primas etoxiladas, a la silicona, a la parafina y demás productos derivados del petróleo. El criterio para la autorización de sustancias olorosas naturales es conforme a la norma ISO 9235.
- Para la conservación y la seguridad microbiológica de los productos, solo están autorizados determinados conservantes en su estado natural; aparecen mencionados en la etiqueta.

POR GRUPOS DE PRODUCTOS

- Jabones, geles de ducha y champús

Insistamos bien en el principio de elegir prioritariamente productos bio. Los champús convencionales contienen fácilmente agentes irritantes y potencialmente alergíferos (el laurilsulfato de sodio, SLS, y el laurilsulfato de amonio, ALS...). Los productos recomendados contienen plantas como la caléndula, el castaño de Indias, la hiedra, pero cuidado con los timos, la mención de las plantas puede figurar en primer término, cuando los productos contienen por otro lado numerosos elementos sintéticos. Los productos a base de plantas puras tienen un menor poder detergente, hacen menos espuma, pero estropean menos el cabello. Si tenéis tendencia a tener el cabello seco, a menudo por efecto de agresiones, es preferible escoger champús enriquecidos con manteca de karité. Hay quienes, en caso de importante presencia de caspa, se masajean también el cuero cabelludo con aceite de jojoba bio y lo dejan puesto una noche. Los cabellos grasos tampoco deben ser agredidos con productos convencionales diversos: en este caso debe emplearse poco champú, preferentemente suave, y mojarlos regularmente con agua sin llegar a lavarlos. El zumo de limón o de vinagre añadido en el último aclarado también puede mejorar la calidad de los cabellos y limitar el exceso de caspa. Para la caída del cabello, la ortiga en tisana o en cápsulas tomadas como cura tres semanas al mes, en otoño y en primavera, tiene fama de revitalizar los cabellos, pero no esperéis milagros.

En caso de piojos, los champús clásicos pueden resultar agresivos. Un método sencillo consiste en friccionar por la noche el cuero cabelludo con aceite de oliva (o bien aceite de avellana o de jojoba) acompañado de unas gotas de aceite esencial de lavanda, y envolver la cabeza con una toalla. A los piojos no les gusta nada el aceite y mucho menos la lavanda; aunque moderadamente, el método resulta eficaz. Se pueden sugerir algunas marcas de champú como la gama de productos bio Melvita® (que posee también una gama de cosméticos del tipo limpiadoras, hidratantes bio...), Centifolia®, Ciel d'Azur®...

Incluso entre los jabones pueden esconderse una cantidad impresionante de productos sintéticos, algunos de los cuales son bien dudosos. Así pues, tened cuidado, incluso cuando son anunciados como «naturales» o «puros», ya que esto no corresponde a ninguna denominación oficial y pueden contener perfectamente perfumes sintéticos, bactericidas... La norma consiste pues en elegir jabones sin colorantes sintéticos, sin bactericidas y sin perfumes sintéticos. Deben evitarse por lo tanto muchos geles de ducha, aunque existen marcas con los criterios que acabamos de enunciar y que debéis pedir a los vendedores. Lo ideal es el verdadero jabón de Marsella o de Alepo, con algunas restricciones de empleo para las pieles secas (especialmente en caso de eczema y de psoriasis, pero también de acné, para no secar demasiado y provocar en reacción la secreción de sebo «malo»), y cuidado con los falsos, sobre todo de Alepo: no debe contener ni grasa, ni aceite de palma, ni «aroma de laurel», que es sintético, sino al menos un 15% de aceite de laurel natural y un 50% de aceite de oliva. Para todas las pieles secas, sea cual sea la edad, debe optarse por productos que limpien sin jabón (sustituido por tensoactivos aniónicos), que no contienen ni conservantes ni perfumes. Existen varias gamas de productos, sobre todo de las diversas pastillas de jabón dermatológicas.

• Desodorantes

¿Los desodorantes son realmente indispensables? ¡En cualquier caso no deben servir de coartada para una dudosa higiene corporal! Hoy en día, inducen unas inhalaciones de compuestos a menudo muy sospechosos, al atravesar ciertas moléculas la piel y las mucosas para volver a encontrarse en la sangre. Todo ello duplicado por un mayor riesgo de contaminación para el planeta (productos convencionales).

Es indispensable limitar su uso y elegir aquellos que están desprovistos de sales de aluminio, sin ftalatos como el DEP y exentos de los productos que ya hemos mencionado. El clorhidrato de aluminio se considera un perturbador endocrino y podría interferir con los receptores de los estrógenos y potenciar de esta manera la aparición de cáncer de mama. Una encuesta del periódico *60 millions de consommateurs* (abril de 2012) demostró grandes disparidades de concentración de aluminio según las marcas. También en este caso, un cuidadoso lavado con un jabón lo más natural posible, tipo jabón de Marsella o de Alepo, aunque también de marcas como Ballot-Flurin®, debería ser suficiente. No obstante, utilizar desodorantes está tan asimilado que se ha convertido, para muchos, en una especie de acto reflejo; optad entonces por productos lo menos químicos posible, el agua de Colonia a la antigua, por ejemplo, que podéis incluso fabricar en casa con las fórmulas a vuestra disposición (véase más adelante), los productos preferentemente bio, y los productos convencionales cuya información es clara, legible y comprensible, a condición de que no lleven clorhidrato de aluminio ni otros compuestos que puedan revelarse tóxicos. En cuanto a la piedra de Alumbre, hay que son falsas. No obstante, son necesarias ciertas reservas para estos productos: aunque no contengan clorhidratos de aluminio, en algunos se encuentra sulfato de aluminio.

- Productos hidratantes y desmaquillantes
  (cremas, lociones, aceites)

Demasiados productos de los que nos ofrecen contienen numerosos elementos sintéticos, pero también compuestos minerales inútiles, nefastos incluso, ya que tienden a tapar los poros de la piel.

Elegid productos naturales (si no existe reacción alérgica a sus aceites esenciales):

1. Aceite de macadamia (el que da menos sensación de graso; cuidado, es el más caro).
2. Aceite de avellana (una buena opción entre los aceites).
3. Aceite de almendra dulce (el más clásico, el menos caro), a veces alergífero.
4. Aceite de argán, de jojoba bio (aceites más exóticos, eficaces, pero que en ocasiones pueden crear también reacciones alérgicas).
5. La manteca de karité bio.
6. Las cremas bio tipo Planter's.

Y, además, ¿por qué no preparar uno mismo sus lociones?

Loción hidratante

1 cucharada sopera de aceite de argán
2 cucharadas soperas de aceite de avellana
3 gotas de aceite esencial de lavanda en caso de piel grasa
3 gotas de aceite esencial de Néroli en caso de piel seca

Loción desmaquilladora

6 cucharadas soperas de gel de *Aloe vera*
5 cucharadas soperas de leche entera bio o bien 2 yogures
2 gotas de aceite esencial de melaleuca (árbol del té)

Poner en un pequeño frasco, agitarlo bien y conservarlo en la nevera (receta adaptada de Julien Kaibeck).
Todos estos ingredientes básicos pueden encontrarse en la farmacia, ¡salvo la leche!
También es posible mezclar sencillamente un poco de aceite de almendra dulce (50 ml) con agua floral del tipo aciano bio (30 ml de las marcas sin alcohol tipo Florame) y aplicarlo por la noche.

Existen distintas marcas que proponen cremas para el rostro a base de manteca de karité bio, por ejemplo, o de aceite de jojoba bio: cuidado, algunas marcas pueden tener a la vez productos convencionales y productos certificados como eco bio, leed siempre muy bien las etiquetas. Destaquemos también las cremas hidratantes de Avène® y de Uriage®.

• Maquillaje, tinte del cabello y espray fijador, esmalte de uñas

Por lo que se refiere al **maquillaje**, el rímel raramente es mal tolerado. En la gama bio, según la opinión de la asociación Sos-Mcs, asociación creada para apoyar a las personas con hipersensibilidades a los productos químicos, se consideran bastante seguras las marcas Logona® y Lavera®. Para las bases de maquillaje, optad prioritariamente por los productos bio, aunque se esperen todavía algunas mejoras, como las correspondientes a veces a su extensión sobre la piel.

Las personas que manipulan periódicamente productos para los **tintes para el cabello** tienen más posibilidades de traer al mundo niños con malformaciones.[103] Lo más increíble es que los poderes públicos, a pesar de un estudio del INSERM que dio la voz de alarma, nunca juzgaron adecuado sensibilizar y emitir recomendaciones específicas. Esto afecta también a las asistentas domésticas, expuestas a los productos de limpieza y a sus disolventes, y a las enfermeras, en contacto con múltiples productos químicos sintéticos, sobre todo bactericidas. Para el público, el tinte del cabello afecta sobre todo a las mujeres a partir de los cuarenta y cinco años y bastante más a aquellas en edad de procrear. El consejo esencial es que las mujeres jóvenes no los utilicen, y especialmente en caso de que deseen quedarse embarazadas. Todas deben ser conscientes de que los productos químicos sintéticos (p-fenilenediaminas, derivados amoniacados...) tienden a deteriorar la envoltura del cabello, la cutícula, para que el pigmento químico penetre bien. Para los productos bio, al contrario, el compuesto tiende más bien a envainar la cutícula del cabello, por lo que no lo estropea tanto, aunque, en contrapartida, el tinte dura menos tiempo. Hay marcas, como Henna de Shiraz®, que tienen productos bio para tintes castaño claro, y también más oscuros (cuidado con la llamada henna reforzada, que puede contener productos sintéticos). Preguntad de todos modos a la peluquera que se encarga de vuestros tintes si utilizan pigmentos naturales (henna auténtica, índigo, cártamo, cúrcuma...); insistamos en el hecho de que hay muchas plantas tintóreas y que es completamente posible utilizar colorantes naturales asociados con aceites vegetales y arcilla (arcilla blanca para los cabellos secos, arcilla verde para los cabellos debilitados). Existen bastantes marcas en las gamas Logona®, Lavera Neutral® y Couleur Gaïa®.

103. «Maternal occupational exposure to solvents and congenital malformations: a prospective study in the general population», R. Garlantézec, C. Monfort, F. Rouget, S. Cordier, *Occup Environ Med.*, julio de 2009; 66(7): 456-463.

En cuanto a los **esprays fijadores**, os sorprendería analizar su composición: encontraréis en ellos muchos compuestos sintéticos, algunos de los cuales pueden resultar cancerígenos. La prudencia es, pues, obligada, a la espera de unos estudios complementarios indispensables. Para quienes creen que no pueden prescindir del fijador, los hay bio, pero ¿no es lo ideal prepararlo uno mismo con agua tibia y un poco de miel? Un cuarto de litro de agua por dos cucharaditas de café de miel, por ejemplo, pero no más, para evitar que los cabellos fijados queden demasiado pegajosos.

Muchos **esmaltes de uñas** y **quitaesmaltes** contienen acetona, y algunos también formaldehído. Sin embargo, teniendo en cuenta la superficie cubierta y a pesar de la falta de estudios sobre el tema, cabe pensar que el riesgo para la salud es limitado.

• Perfumes y *eaux de toilette*

Para la mayor parte de perfumes y de *eaux de toilette* la desconfianza solo puede ser admisible en la medida en que no se conoce su composición exacta. Aunque a partir de una directiva europea ya no pueden contener productos CMR (cancerígenos, mutagénicos y reprotóxicos), ¡los fabricantes no están obligados a hacer pública su composición exacta! Estos «secretos» de fabricación pueden desvelar sorpresas respecto a los productos sintéticos y, además de los posibles efectos sobre el metabolismo, muchos asmáticos sufren reacciones adversas en presencia de perfumes y otros, irritaciones cutáneas.

La aplicación ocasional de perfume y de *eau de toilette* en pequeña cantidad tiene poco impacto en la salud, aparte de las alergias. En cambio, debemos evitar usarlos diariamente. Esto vale también para las lociones para después del afeitado, que están lejos de ser indispensables. El juicioso marketing logra hacernos comprar esos numerosos productos inútiles. Los «perfumes» tienden a estar en todas partes y no solo en los productos cosméticos, geles de ducha, desodorantes, etc., sino también en muchos productos de limpieza, ambientadores, que invaden nuestra vida diaria. Los encontramos también en diversos productos como detergentes, suavizantes, lavavajillas ¡e incluso a veces en el papel higiénico! Todos aquellos que contengan disolventes orgánicos y múltiples compuestos químicos sintéticos deben evitarse.

La introducción de sustancias sintéticas en los perfumes y *eaux de toilette* es históricamente muy reciente, ya que, antes de los años veinte, solo se utilizaban productos naturales. Para usos reiterados es necesario elegir los productos más neutros, idealmente sin perfume sintético, sin conservantes del tipo isotiazolinona (MIT metilisotiazolinona), sin fenoxietanol (disolvente del tipo éter de glicol), y sin parabenos (actualmente menos presentes).

- Cremas antiarrugas

Hay que tener siempre en mente que son dos los factores esenciales que favorecen el envejecimiento de la piel y las arrugas: el tabaquismo y el exceso de sol. La selección de las cremas y lociones antiarrugas debe hacerse en función de la edad y de la naturaleza de la piel. En todos los casos, como siempre, debemos priorizar el uso de los productos bio.

Para las mujeres jóvenes, mejor los productos que protegen las células con vitaminas, en especial la vitamina E y C, y polifenoles, en especial los que proceden de las pepitas de uva y del té verde.

Para las mujeres menopáusicas, la piel, más seca, debe estar ante todo hidratada. En muchos productos se nota la presencia de estrógenos naturales (tipo soja). Es cierto que pueden contribuir a mejorar el estado de la piel, pero son, no obstante, unos perturbadores endocrinos naturales y, por esta razón, no hay que utilizarlas de manera continua sin recomendación médica, sobre todo en casos de antecedentes de cáncer de mama personales o familiares.

- Cremas solares y esprays

Para completar lo que ha sido expuesto al principio de este capítulo, hay que evitar los productos químicos sintéticos y las nanopartículas, de ahí el interés de los productos bio en las gamas insignia mencionadas en nuestros consejos básicos. Marcas como Lavera®, Body Nature® o L'Occitane® desarrollan cremas solares más bien «eco». Optad por las cremas solares bio sin ingredientes procedentes de la petroquímica (parafina, silicona, PEG), sin parabenos, sin nanopartículas, sin aceites ni ceras minerales sintéticos y sin OGM. Estos últimos contienen generalmente vitaminas, glicerina, aceites vegetales y/o aceites esenciales (que por otra parte pueden generar reacciones cutáneas de tipo alérgico). En cuanto a los filtros minerales, como ya hemos visto antes, su presencia en el agua plantea problemas para los ecosistemas, incluso en su forma bio. Es del todo posible prescindir de crema solar si nos exponemos solo por una duración determinada y a horas escogidas. En la playa, sombrilla y sombrero son indispensables; en el campo y en la montaña, prendas holgadas y protectoras. Hay que ser también especialmente cuidadoso con los niños.

Aunque conviene elegir mejor los productos cosméticos, como acabamos de exponer, la primera actitud continúa siendo utilizarlos lo menos posible, incluso si se está mejorando la normativa europea. Los productos básicos son un jabón lo más natural posible sin el añadido de diversos compuestos químicos sintéticos (Marsella, Alepo...), un champú bio y una hidratante bio para el rostro para aquellos que la necesitan.

Hay que preguntarse siempre por la utilidad real de un producto cosmético y resistirse al marketing, teniendo en mente que su finalidad es que empecéis a utilizarlo para intentar luego convenceros de que no dejéis de usarlo. Hay que volver a los productos básicos, no caer en las trampas de los falsos elixires de belleza e, igual que con la alimentación, tener mucho cuidado, y especialmente con los envases (la elección de los plásticos debe ser la misma que para la alimentación, véase pág. 269).

Textiles: elección de las prendas de vestir y de la ropa de casa

Nos encontramos con una situación anormal en la que apenas podemos intervenir. Para las prendas de vestir y sus opciones la problemática es sumamente aguda, habida cuenta, por una parte, de la impregnación de muchas prendas por una gran cantidad de productos químicos y, por otra, de la contaminación generada por su fabricación. Pero la ecuación no es siempre fácil de resolver individualmente. La mayor parte de las prendas que vestimos actualmente procede de los países más laxos en el ámbito medioambiental y en la legislación laboral. Así, determinados países de Asia, de América del Sur o de África utilizan unos pesticidas como el endosulfán que están prohibidos en Europa. Unos pesticidas contaminantes, en especial para el cultivo del algodón, unos defoliantes químicos que empobrecen los suelos, luego unos disolventes para la purificación de las fibras, hipoclorito (lejía) y diferentes compuestos, sobre todo ácidos, utilizados para el blanqueamiento y para el tinte de los compuestos azoicos tóxicos, etc. Todo esto contamina enormemente. ¡Qué increíble vertido de productos químicos en un planeta tan frágil! Paralelamente, los trabajadores de las cadenas de producción también resultan a menudo intoxicados debido a una protección insuficiente. Los occidentales apenas tratan superficialmente la problemática social y medioambiental, más por cinismo que por ignorancia, todo esto pasa tan lejos... ¿Lo esencial no es tener prendas de vestir a bajo precio? No podemos imaginarnos hasta qué punto están impregnadas de productos químicos, por su modo de fabricación y luego para su conservación (hay que protegerlas del moho y demás microorganismos), después hay que tratarlas, para evitar que ardan, con productos ignífugos, sospechosos de actuar como perturbadores endocrinos. Así pues, vistiendo este tipo de prendas tan comunes, contengan o no fibras sintéticas, estáis automáticamente contaminados en grados diversos por vía cutánea (al actuar la piel en parte como un papel secante). Todo esto a vuestras espaldas, ¡ya que las etiquetas de vuestros vestidos son muy poco explícitas! El año 2012, de manera espectacular como es su costumbre, Greenpeace denunció esta exagerada intrusión de la química en numerosas marcas de ropa. A partir de entonces, algunos fabricantes se comprometieron a reducir el uso de ciertos compuestos como los nonilfenoles, sospechosos también de ser unos perturbadores endocrinos.

¿Qué soluciones tenemos?

He aquí las principales fibras utilizadas para los textiles, prendas de vestir y ropa de casa.

LAS FIBRAS NATURALES

Las fibras naturales pueden ser de origen animal, como la lana (oveja), la seda (gusano de seda) o el *cashmere* (cabra de pelo largo originaria de la India), o de origen vegetal, como el algodón, el lino o el cáñamo, por no mencionar de las pieles de animales, cuyo uso debería estar prohibido. Hay que ser conscientes de que todos estos productos, básicamente naturales, sufren después una terrorífica cantidad de tratamientos y transformaciones. Luego, para limpiar y tratar las fibras, se utilizan diversas sustancias, entre ellas, a menudo, ácido sulfúrico. La mayoría de detergentes y de productos de limpieza sencillamente no son biodegradables. ¡Cuántos tratamientos para el desengrase, el blanqueamiento, el tinte, la ignifugación, la impermeabilización y, finalmente, la impresión con tintas a veces muy dudosas! Además, algunos tejidos son más tratados aún, para facilitar su mantenimiento con menos planchado o para «envejecerlos», como los tejanos (técnica llamada de arenado).[104] Además, el cultivo del algodón de for-

---

104. Esta técnica del arenado, aunque prohibida en Europa, consiste en una pulverización a fuerte presión a través de los tejidos de unas finas

ma convencional conlleva el uso masivo de pesticidas y de agua, lo cual es muy contaminante; el cultivo del lino lo es mucho menos; lo ideal sigue siendo el cáñamo, planta robusta que prácticamente no necesita pesticidas, salvo en alguna situación especial.

LAS FIBRAS SINTÉTICAS

Las fibras sintéticas proceden básicamente del acrílico, el elastano, el poliéster y la poliamida. Las contaminaciones pueden ser importantes con índices de antimonio elevados en las fibras (>260 ppm), por ejemplo, con la emisión de compuestos orgánicos volátiles, de protóxido de nitrógeno, etc. Los empleados que tratan este tipo de fibras pueden estar, además, anormalmente sometidos a los vertidos de hidrocarburos aromáticos policíclicos (HAP), de disulfuro de carbono, de azufre, de zinc, de agentes clorados a veces y de colorantes diversos durante el tratamiento de los tejidos. Todo esto se conoce demasiado poco. Los fabricantes, sobre todo fuera de Europa, no están obligados a revelar sus procesos de elaboración ni a justificar la conformidad de las emanaciones de la totalidad de los compuestos orgánicos volátiles. ¿Es normal?

En cuanto al producto acabado, una parte de estos elementos que impregnan los tejidos solo emiten moderadamente, pero las informaciones de que disponemos son parciales.

---

partículas de sílice para darles el aspecto de usado. Estas partículas se alojan en parte en los pulmones de los trabajadores mal protegidos, provocando la aparición de la silicosis. Lo que no está autorizado en Europa no debería estarlo en ninguna otra parte. En todo caso, lo mínimo sería prohibir la importación de prendas de vestir resultantes de tales procedimientos.

LOS ZAPATOS Y LAS ZAPATILLAS DEPORTIVAS

¿Sabéis cómo se ablanda el cuero de vuestros zapatos? Con cromo. Pero el cromo trivalente se considera que provoca alergias y dermatitis en las personas sensibles. No penséis que se trata de un producto para los zapatos de baja gama; al contrario: por lo general, cuanto más caros, más contienen. En unos análisis efectuados por investigadores, el 95% de los zapatos, sandalias y botas de piel contenían cromo.[105] Para los demás materiales, nos encontramos con la misma problemática que para las prendas de ropa, especialmente en lo que se refiere a los compuestos ignífugos con las sustancias clasificadas en la categoría de los perturbadores endocrinos.

ROPA DE CASA Y TEXTIL DECORATIVO

Además de lo que acabamos de enunciar, para orientaros, encontraréis desarrollados otros aspectos distintos en el capítulo sobre la vivienda de la guía al final de la obra.

Las etiquetas

La primera de las actitudes es el aspecto ético. Esto puede pareceros sorprendente, ¿acaso no deberíamos poner la salud en primer lugar? No, nunca deberíamos comprar prendas de vestir para las cuales niños trabajadores han sido sometidos a la exposición de los tóxicos que hemos mencionado. Hay que exigir un etiquetado, o un acceso a la información, sobre los modos de producción y que garanticen a la vez una trazabilidad real de los productos. Es indispensable tener información sobre aquellos que los han fabricado y saber mucho más so-

---

105. «Chromium in leather footwear-risk assessment of chromium allergy and dermatisis», J. P. Thyssen *et al.*, *Contact Dermatitis*, 2012, 66: 279-285.

bre la naturaleza exacta de los productos utilizados para la fabricación de los tejidos, más allá de las sencillas menciones «algodón» o «poliéster». Como los vendedores no están siempre en condiciones de contestar a las preguntas, guiaros prioritariamente por determinadas etiquetas. Garantizan que las prendas han sido fabricadas reduciendo el impacto sobre el medio ambiente y *de facto* sobre la salud. Garantizan también que se ha mejorado la protección para las condiciones laborales de los asalariados de las empresas de confección.

Una tabla al final del libro indica las etiquetas de las que podemos fiarnos actualmente (no todas son bio, es decir procedentes de la agricultura biológica para las fibras naturales).

Varias marcas empiezan, asimismo, a proponer unas prendas más respetuosas con el medio ambiente (polímeros biodegradables, algodón bio, poliestirenos reciclados...) y se plantean recoger directamente las usadas a través de sus almacenes. Otras empiezan a crear líneas específicas. Como es evidente, de manera subyacente, hay unas segundas intenciones de marketing, pero hay que alentar cualquier objetivo que tenga como ambición reducir el uso del agua, los gases de efecto invernadero, la contaminación, los productos químicos sintéticos dudosos, controvertidos y a menudo inútiles.

7

NEUTRALIZAR LOS COMPUESTOS QUÍMICOS
Los medios naturales

Después de analizar los distintos riesgos tóxicos, el tema que nos queda por plantear es el de la reacción natural del organismo frente a estas numerosas amenazas. ¿Padece irremediablemente sus daños o bien es capaz de neutralizar en parte los compuestos químicos? Y, en ese caso, ¿de qué manera podemos ayudarlo?

UN SISTEMA DE DEFENSA

El organismo dispone de un sistema de defensa contra las bacterias, los virus y otros microorganismos llamado sistema inmunitario, que se compone principalmente de anticuerpos, de glóbulos blancos y de células macrófagas capaces de absorber las bacterias indeseables. Por otra parte, el organismo también es capaz de neutralizar una cierta cantidad de sustancias químicas. Este sistema está cada vez más bien estudiado y comprendido, y hay que decir que está demostrado que actúa muy bien, aunque, como ocurre con el sistema inmunitario, no debe estar sobrecargado. En un caso, habrá infección, en el otro, intoxicación. Aunque el término «detox» se ha vuelto común a fuerza de utilizarse de manera inadecuada, existe con toda seguridad un sistema de desintoxicación natural. ¿A qué obedece y de qué modo?

Desde un punto de vista finalista, la respuesta es bastante evidente, en la medida en que existen en la naturaleza unos compuestos tóxicos para el hombre que proceden por ejemplo de algunas setas venenosas, o que están presentes en las plantas (por ejemplo, ciertos alcaloides, diversos elementos naturales del tipo de las piretrinas para luchar contra los insectos). De la mayoría de las toxinas halladas de forma natural se encarga el organismo, que las transforma y las elimina. Pero algunas pueden ser mortales, como las que se encuentran en la *Amanita phalloides*. Salvo de manera accidental, el ser humano ha aprendido a alejarse de las toxinas más nocivas que se presentan en estado natural. Para el hombre, el nuevo reto lo constituye la proliferación de productos químicos, elementos extraños de síntesis. En el caso de una sobreexposición a las sustancias químicas, principalmente a los perturbadores endocrinos, el sistema de detoxificación se muestra insuficiente e inadecuado, y el organismo maltratado desarrolla patologías como cánceres, enfermedades del metabolismo, infertilidad...

Antes que nada, para entender los mecanismos a través de los cuales el organismo llega a deshacerse de las sustancias químicas extrañas, hay que saber que los tóxicos pueden ser solubles sea en el agua («hidrosolubles»), es decir en los medios acuosos del organismo (la sangre, la linfa), y entonces pueden eliminarse bastante fácilmente por la orina, sea «liposolubles», es decir que se almacenen en las grasas y a partir de ese momento son más difíciles de rechazar. El tejido adiposo que concentra las grasas se sitúa en distintos niveles, el vientre, los muslos, debajo de la piel, pero también en las meninges (barrera a base de lípidos) que protegen nuestro sistema nervioso, en la placenta vital, para la supervivencia del feto, y en múltiples órganos y tejidos del cuerpo (senos, sistema nervioso, hígado, riñones, corazón, médula ósea...). Se las denomina grasas de sostenimiento. En realidad, a través de diversos mecanismos, muchos productos químicos son solubles en el agua y en las grasas a la vez. Eso significa en primer lugar que unos lípidos pueden ser tratados y llegar hasta el sistema acuoso. El organismo sabe pues transformar en parte unas sustancias «liposolubles» en «hidrosolubles», y luego eliminarlas totalmente. Sin embargo, a pesar de que el tiempo de su presencia en el organismo sea limitado, los compuestos hidrosolubles pueden causar importantes daños en el caso de una exposición diaria (este es el caso del bisfenol A principalmente) o concretamente en el momento de su eliminación por vía urinaria, provocando alteraciones en los riñones, la vejiga, los uréteres.[106] Pero los compuestos químicos de síntesis lipófilos no transformables son los que resultan más peligrosos,[107] puesto que dichos tóxicos tienden por naturaleza a almacenarse en los órganos ricos en grasas. Penetran con bastante facilidad en las células, cuyas membranas están formadas en su mayor parte por lípidos, mientras que estas últimas actúan inversamente como barrera para los productos hidrosolubles. Así se entiende mejor cómo ciertas sustancias pueden atacar las células nerviosas y convertirse en neurotóxicas. Pues el organismo solo pone en marcha toda una serie de reacciones para intentar defenderse y neutralizarlos cuando los com-

106. Es el caso, por ejemplo, del etileno-glicol ($HO-CH_2-CH_2-CH_2-OH$), un tóxico (dialcohol) que tuvo su momento de gloria como antigel. Su transformación final en el organismo produce un diácido, el ácido oxálico ($HO-C-C-0-4$), cuya sal de calcio, muy insoluble, se precipita en los riñones, causando su inflamación (nefritis), ¡lo que puede ser fatal en los lactantes!

107. En esta categoría de los tóxicos lipófilos, encontramos disolventes clorados (tricloretileno, percloroetileno, etc.) muy conocidos. Más recientemente, ha surgido la preocupación por la presencia en muchos productos corrientes (prendas de vestir, materias plásticas) de compuestos organobromados, unos ignifugantes reconocidos como potentes perturbadores endocrinos bioacumulables. Ocurre lo mismo con la dioxina (la 2, 3, 7, 8-TCDD), encontrada en estado de contaminante en numerosos productos alimenticios (carnes grasas, grandes peces grasos carnívoros). Eliminada muy lentamente de las grasas del organismo, su promedio de vida es de siete años en el adulto. Los constantes esfuerzos desde hace más de un decenio para limitar las emisiones de dioxinas procedentes de la metalurgia y de las incineradoras han conseguido afortunadamente disminuir de forma progresiva la contaminación global de la población francesa.

puestos lipófilos han pasado a través de la membrana de las células. La primera será la de procurar expulsarlos. Un sistema de transporte membranal garantiza esta tarea. Si ello no resulta suficiente, despega una maquinaria enzimática (enzimas de metabolismo de los xenobióticos, EMX) para transformar las moléculas hidrófobas en compuestos hidrófilos, lo que va a facilitar su eliminación a través de la orina. Dentro de esta compleja maquinaria lo esencial se sitúa en el hígado.

El hígado: centro antiveneno del organismo

Si bien las células son capaces, parcialmente, de repeler los ataques químicos, gran parte de los tóxicos transitan por el hígado: ahí es donde reside nuestro verdadero «centro antiveneno». La acción que permite neutralizar los xenobióticos lipófilos se desarrolla progresivamente a través de enzimas de biotransformación que van a modificar las sustancias indeseables que no han podido ser expulsadas directamente por las células.[108] Al primer tipo de enzimas que entran en acción se las llama de metabolización (funcionalización) y son unas (metalo) proteínas con base de hierro.[109] Por desgracia, esta primera transformación no es suficiente, generalmente, ya que la sustancia obtenida no es lo bastante soluble debido al agua (siendo todavía demasiado grande su parte lipófila). Entonces entra en acción un segundo tipo de enzimas, llamadas enzimas de transferencia (las transferasas). Van a añadir una pequeña molécula endógena polar, una entidad sulfato, por ejemplo, con objeto de que el conjunto se vuelva soluble en el agua y pueda ser eliminado por la orina. Además, en el hígado existe también otra vía de eliminación de los compuestos xenobióticos lipófilos in-

108. En algunos casos, es posible dosificar los metabolitos finales en la orina, lo que puede ser muy útil en medicina laboral para determinar la exposición a los xenobióticos.

109. De estructura parecida a la de la hemoglobina (el pigmento rojo transportador del dioxígeno), van a oxidar el xenobiótico liposoluble en un metabolito primario menos soluble en las grasas.

deseables, que pasa por el intestino, más exactamente por la bilis derramada en los intestinos y, finalmente, en gran parte de las heces. Así pues, existe una compleja maquinaria para eliminar a los intrusos (químicos) como la del sistema inmunitario que actúa contra los microorganismos. Pero, a pesar de que el organismo no esté desprovisto de recursos, se entiende que hay que limitar cueste lo que cueste el contacto con cualquiera de las sustancias químicas de síntesis.

El tejido graso protector en parte

A estas alturas, seguramente os estaréis preguntando qué nueva paradoja os expondremos a continuación. ¿Cómo es posible que el tejido graso o adiposo desempeñe un papel protector, cuando almacena tóxicos, los «lipófilos»? Hay que saber que el tejido adiposo tiene múltiples funciones, la de reserva energética, por supuesto; la de aislamiento, también. Actúa como una glándula (tejido endocrino), puesto que segrega numerosas sustancias hormonales (leptina) que actúan sobre el comportamiento alimentario, sobre la regulación de los aportes energéticos, pero también sobre el grado de inflamación de los vasos sanguíneos (pared vascular). Todo ello está cada vez mejor documentado, pero aquí queremos limitarnos a exponer el papel de este tejido adiposo frente a ciertos contaminantes (los contaminantes orgánicos persistentes como las dioxinas, los PCB, los polibromuros). El tejido adiposo tiene un efecto protector porque, en caso de aporte masivo, absorbe los contaminantes y los encierra. Protege por lo tanto contra las intoxicaciones agudas. Sirve como esponja pero, al mismo tiempo, provoca una exposición latente y crónica ya que la eliminación de estos contaminantes es muy progresiva y, por ejemplo, en caso de adelgazamiento excesivamente rápido, los contaminantes que, esquemáticamente, ya no están fijados en las grasas que se funden pueden contribuir a la «intoxicación» de órganos más sensibles como el aparato genital o el cerebro.

En resumen, en situación normal, gracias a las enzimas del hígado, el organismo puede transformar numerosas sustancias solubilizándolas para que sean eliminadas por la orina o por la bilis y luego por las heces. Todo se complica con la exposición a un número incalculable de moléculas nuevas, los xenobióticos de síntesis. El aumento de las enfermedades crónicas como los cánceres, las enfermedades neurológicas, la obesidad, la diabetes o la infertilidad se explica en gran parte por estas exposiciones. La situación actual es más que preocupante. Pero, individualmente, existe la posibilidad de protegerse si ponemos todos los medios para limitar las exposiciones, por un lado, y, por el otro, si cuidamos el «buen funcionamiento» de nuestro centro antiveneno, que es el hígado.

¿CÓMO AYUDAR CONCRETAMENTE AL ORGANISMO A NEUTRALIZAR LAS SUSTANCIAS TÓXICAS?

Reforzar las defensas del organismo en contra de los microorganismos es una preocupación milenaria del ser humano que ha conducido a la higiene y a la fabricación de vacunas. Resulta pues del todo legítimo que busquemos hoy en día reforzar la detoxificación respecto a los productos químicos. Pero en este sentido nos vemos obligados a constatar que nuestros conocimientos sobre cómo lograrlo todavía son modestos, dado que los estudios aún no son demasiado numerosos. En cambio, se trata de un hueco comercial sobreexplotado —la detox— que puede engañar a mucha gente. Disponemos, sin embargo, de algunos puntos de referencia, usos tradicionales y estudios científicos que indican el camino a seguir. Repitamos ante todo que hay que proteger el hígado (os remitimos a la guía del final del libro, pág. 259).

Limitar la absorción de sustancias tóxicas

Un estudio bastante reciente[110] demuestra que hay otras posibilidades de «detoxificarse», especialmente con los aportes de clorofila, pigmento que está presente en todas las verduras de color. Se ha podido demostrar que un añadido de clorofila en la alimentación (estudios experimentales en animales) reduce el riesgo de cáncer a más de la mitad (estudio relacionado con el cáncer de hígado y de estómago). La explicación es que la clorofila se combina con el contaminante del intestino e impide su asimilación, provocando su eliminación (fenómeno de quelación). De una manera general, los vegetales, con sus fibras, aprisionan los contaminantes y, acelerando su tránsito, limitan el contacto de estos con las paredes del intestino, lo que contribuye igualmente a reducir su absorción. Los vegetales sanos (evidentemente es necesario que no estén contaminados con residuos de pesticidas), ricos en fibras y de color (coles, judías verdes) podrían ser, por lo tanto, unos excelentes alimentos «detox». Diversos estudios y un trabajo de síntesis realizado por un estudiante en 2012[111] señalan el papel que podrían desempeñar las bacterias del colon, la flora bacteriana o microbiota. Así, parece que ciertas cepas de lactobacilos pueden secuestrar el cadmio, el arsénico y el plomo. Lograrían así impedir su absorción a través de las células del tubo digestivo. Se trata de una pista interesante dentro de la utilización de probióticos.

110. «Cancer chemoprevention by dietary chlorophylls: A 12,000-animal dose-dose matrix biomarke and tumor study», T. J. McQuistan, M. T. Simonich, M. M. Pratt *et al.*, *Food Chem. Toxicol.*, 3 de noviembre de 2011.
111. Marc Alberto Monachese, «Sequestrations of lead, cadmium and arsenic by lactobacillus species and detoxication potential», Master of Science, University of Western Ontario, junio de 2012.

La pista de las vacunas

Otra pista, que atañe a los metales traza, se refiere a los medios para estimular las proteínas quimiocinas (tipo CC). Esas pequeñas proteínas, actualmente conocidas sobre todo por su función de centinelas del sistema inmunológico, podrían proteger así el cerebro contra la neurotoxicidad del mercurio. Se podría idear la inyección de las mismas como una vacuna para neutralizar ciertos elementos tóxicos. Hacen falta muchas investigaciones todavía, por supuesto, pero se abren unas cuantas vías de futuro.

La insospechada importancia de la actividad física

La actividad física también es un buen medio para eliminar en parte los contaminantes de origen medioambiental. Al comparar un grupo de personas sedentarias con otro que realiza deporte, mediante análisis de orina, se ha descubierto que los deportistas eliminaban dos veces más deprisa el cadmio, así como otros metales traza tóxicos.[112]Aunque el mecanismo de esta detoxificación todavía no ha sido identificado, ¡se trata de un elemento poco oneroso, y fácil de aplicar! Parece pues inútil esperar una demostración absoluta.

Otras pistas detoxificantes

UNA ALIMENTACIÓN RICA EN OMEGA 3

La contaminación atmosférica y sus micropartículas tienen efectos deletéreos en el corazón. Parece que se produciría

112. «Comparison of urine toxic metals concentrations in athletes and in sedentary subjects living in the same area of Extremadura (Spain)», F. Llerena, M. Maynar, G. Barrientos, *et al.*, *Eur. J. Appl. Physiol.*, 17 de diciembre de 2011.

una mejoría con un mayor consumo de alimentos ricos en omega 3. En realidad, el efecto sería indirecto, a través de una mejor protección cardiovascular.

UN POCO DE JALEA REAL

Por muy sorprendente que pueda parecer, la jalea real tendría un efecto detoxificante por el hecho de favorecer la eliminación de las toxinas. Un experimento llevado a cabo por el profesor Enomoto,[113] de Okayama,en ratones que fueron sometidos a sustancias radiactivas, le permitió observar una disminución de la concentración de dichas sustancias más importante en los que habían consumido jalea real. Los mecanismos están mal identificados y parece oportuno que se realicen trabajos más amplios, pero se trata de una vía interesante.

IMPORTANCIA DE LA CALIDAD DEL AGUA

Una buena hidratación gracias a un agua de calidad es un parámetro importante a tomar en consideración. El agua es el principal constituyente del cuerpo humano, y su calidad es

---

113. El profesor Enomoto, en ocasión de la conferencia sobre nutrición dada por la Japan Society of Nutrition and Food Science en la Universidad de Tohoku el 20 de mayo de 2012, presentó un experimento que consistió en comparar los efectos de la jalea real sobre el organismo de ratones expuestos a sustancias radiactivas. Ocho roedores recibieron una débil cantidad de estroncio, de cesio y de yodo 13. La mitad de estos ratones consumieron después jalea real. El examen de su orina demostró una eliminación más rápida de las sustancias nocivas. Sería como si la jalea real pudiera estimular el metabolismo y provocar una diuresis más importante, de ahí una incrementada eliminación de las toxinas. Claro está que el número de ratones incluidos en el protocolo experimental es bajo y es indispensable que se realicen otros estudios, pero se trata de una pista no desdeñable y extensible quizás al análisis de otros tóxicos.

esencial para el buen funcionamiento del organismo. Además, es en el medio acuoso del organismo (sangre, linfa, células) donde se producen numerosas reacciones. Cuanta más agua absorbamos que tenga unos componentes químicos indeseables, más corremos el riesgo de que unas nefastas interacciones perturben el metabolismo. Para detoxificarse correctamente, el agua absorbida debe ser lo más pura posible.

LIMITAR EL USO DE LOS MEDICAMENTOS

No tendría ningún sentido tratar de los tóxicos sin llevar a cabo previamente una reflexión sobre los medicamentos. Hay dos aspectos a considerar: la relación beneficio/riesgo, que todo médico debe evaluar antes de recetar, y una revisión de los medicamentos que se destinan a las personas mayores. Esta tarea es urgente, y es indispensable redefinir en muchos casos las posologías para limitar los efectos deletéreos.

Conclusión

Perspectivas para el futuro

A pesar de que las enfermedades evolucionan y de que disponemos de estudios que documentan estos fenómenos, se intenta acallar la evidencia y replantear la relación entre determinados compuestos de la química de síntesis y las patologías emergentes. Sin embargo, los contaminantes son destructores de vida y de empleos. Como señalamos en un libro anterior,[114] el 45 % de los franceses sufren trastornos o enfermedades crónicas. [Para el caso de España, véase J. Costa-Font y J. Gil, «Una exploración de las desigualdades socioeconómicas de morbilidad en España», Cuadernos Económicos 75.] Ahora bien, sin hablar del factor humano, que es incalculable, las enfermedades tienen un coste. Una persona afectada de un cáncer, de diabetes o que ha sufrido un infarto es, de hecho, menos competente en el trabajo y debería adaptar sus horarios, por no hablar de los múltiples costes indirectos, en primer lugar el coste para la colectividad: según cifras de la Caja Nacional del Seguro de Enfermedad, el 83 % de los gastos sanitarios de la Seguridad Social francesa están relacionados con las enfermedades crónicas debidas en buena parte a factores medioambientales. [Para España, véase «Diez temas candentes de la sanidad española para 2013», en www.pwc.es.] Por otro lado, es el propio trabajo el que puede comportar enfermedades. Este hecho motivó la implantación de la

114. *Mes ordonnances alimentaires*, Les Liens qui libèrent, 2010.

«medicina del trabajo» (desde el año 1946, luego transposición de las directivas europeas en 1991), cuyo objetivo es identificar los riesgos y prevenirlos. Por desgracia, aunque se hayan registrado sensibles progresos, sus limitaciones se señalan cada vez con más insistencia. Annie Thébaud-Mony, investigadora del INSERM, declaraba hace poco: «Los *lobbies* industriales se muestran muy agresivos sobre la cuestión de los cánceres de origen laboral y despliegan unas estrategias impresionantes para evitar el reconocimiento de estas enfermedades.»[115] Y añadía: «En los ámbitos de los pesticidas y productos petrolíferos, volvemos a topar con lo que sucedió con el amianto: la negación del vínculo entre la exposición al producto y la enfermedad.» La investigadora demostró, en los años noventa, que el recurso a la subcontratación por parte de la industria nuclear permitía hacer menos visible la exposición de los trabajadores a la radiactividad.[116] En su opinión, esta práctica se extendió a otras industrias, en especial a las de productos tóxicos: «Carecemos de un seguimiento profesional de los trabajadores afectados, lo que permite hacer desaparecer el problema de salud. [...] Cada vez más, la investigación en salud laboral está financiada por fabricantes que son a la vez juez y parte.» La investigadora subraya la impunidad de la «criminalidad industrial»,[117] y la falta de medios de la justicia en materia de salud laboral. Annie Thébaud-Mony demostró de una manera espectacular la coherencia entre sus análisis y sus actos al renunciar en junio de 2012 a la Legión de Honor.

LA REVOLUCIÓN TOXICOLÓGICA

Ya hemos demostrado, especialmente con los perturbadores endocrinos, que no existe necesariamente una linealidad

115. *Le Monde*, 8 de agosto de 2012.
116. *L'industrie nucléaire. Sous-traitance et servitude*, INSERM, 2000.
117. *Le Monde*, 8 de agosto de 2012.

en los efectos negativos de las sustancias químicas y que incluso unas dosis muy bajas pueden resultar deletéreas. Se está empezando a comprender mejor los mecanismos del desarrollo de las enfermedades medioambientales y de su transmisión, y se entrevé, ¡y esto sí es una novedad!, que las enfermedades contraídas por la contaminación pueden transmitirse de generación en generación (efecto transgeneracional). El medio ambiente puede influir en la expresión de los genes, lo que podrá tener consecuencias muy graves para la especie humana si no reaccionamos a tiempo: esta es la noción de epigenética.[118] Como señalaba hace poco el investigador Robert Barouki, director de investigación del INSERM, cada vez parece más claro que «en el ámbito molecular, la hipótesis de una programación funcional se produce durante el desarrollo, sobre todo en el periodo perinatal. Las moléculas que están en juego en el origen de las enfermedades [ulteriores] no modifican la estructura de los genes y, hasta ahora, no se entendía cómo podían ocasionar la aparición de enfermedades en la edad adulta».[119] Por este motivo, la expresión de los genes puede ser afectada por factores medioambientales, es decir por los xenobióticos de origen químico, sin que el propio gen, el genoma, sea modificado. En la línea de las de Robert Barouki, muchas investigaciones presentan argumentos preocupantes al sostener la influencia negativa de ciertos compuestos químicos durante la exposición en el periodo perinatal (probablemente el periodo más vulnerable de la vida), lo que propiciaría la aparición de diversas enfermedades en la infancia y en la edad adulta. Es forzoso constatar que los criterios clásicos de la toxicología ya no dan cuenta de la realidad.

En lugar de coger el toro por los cuernos, las autoridades europeas no han encontrado nada mejor que mantenerse en un marco obsoleto, intentando definir recientemente unos

118. Esta noción fue desarrollada en *Je maigris sains, je mange bien, op. cit.*
119. «La toxicologie réglementaire ne suffit plus», entrevista de Paul Benkimoun, *Le Monde*, 18 de mayo de 2012.

«umbrales toxicológicos preocupantes». Pero, además de que no toma suficientemente en consideración los alarmantes estudios científicos, esta noción es especialmente confusa. Sin embargo, Europa ha sugerido tímidamente una normativa que obligará a los fabricantes a demostrar la inocuidad de sus productos antes de lanzarlos al mercado, e imponiendo que el coste de esta prueba les fuera devuelto con el protocolo REACH. ¿Por qué esto no se impuso antes? Y, sobre todo, ¿se respetará? Como denunciaba André Picot en una de nuestras conversaciones, el calendario del programa REACH no podrá mantenerse ya que faltan miles de expertos en toxicología en Europa, y particularmente en Francia. Nuestro país, asegura, tiene un déficit de formación. Para demostrar la inocuidad de sus productos, los fabricantes se inclinan cada vez más por los laboratorios asiáticos... «Un 95% de las moléculas lanzadas al mercado no han sido correctamente probadas», añade. ¿Es así como despilfarramos el tiempo e hipotecamos los decenios venideros en beneficio de ciertos fabricantes?

Previamente, la presión de los representantes de los fabricantes es intensa, ya que mira de oponerse a los grandes principios del derecho medioambiental (carta del medio ambiente, derecho europeo e internacional) con la puesta en tela de juicio parcial o total del principio de prevención, ya lo hemos visto, y también del de contaminador-pagador; es este último aspecto el que más les preocupa. No dejan de discutir los criterios medioambientales, definidos no obstante por la ley RSE (responsabilidad social de las empresas), acerca de la contribución de las empresas en relación con el reto del desarrollo sostenible, que a ellos les parece coercitiva. Ciertamente, denuncian con toda la razón el hecho de que esas obligaciones medioambientales se apliquen a las empresas francesas y europeas y no suficientemente a las de fuera de esta zona (asiáticas, especialmente), lo que comporta una pérdida de competitividad. Rozamos el absurdo cuando los fabricantes europeos abandonan la producción de compuestos para evitar análisis largos y costosos, ¡y vuelven a comprarlos ellos mismos a un precio mucho más elevado en el extranjero![120] Para que efectivamente solo se puedan importar productos que respeten los códigos laborales y del medio ambiente vigentes en Europa, es indispensable que exista una verdadera voluntad política. Pero faltan signos de firmeza de este tipo.

Controlados y controladores necesitan conocer mejor sus derechos y sus deberes, y la legislación debe evolucionar para facilitar la tarea de todos y garantizar una protección eficaz a los consumidores. Esto pasa en primer lugar por la lucha contra la dependencia directa o indirecta de los fabricantes de los organismos de control. La situación es alarmante. Por ello un reciente informe publicado por unas ONG[121] ha puesto en duda la independencia de las recomendaciones formuladas por la EFSA, que está en el centro de varias polémicas. Señala el hecho de que la Autoridad Europea de Seguridad Alimentaria se apoya en datos facilitados por expertos de la industria para evaluar el impacto de los pesticidas y de los aditivos alimentarios. Esto levanta serias dudas en cuanto a la pertinencia y la fiabilidad de las recomendaciones emitidas por las «autoridades» sanitarias. «Nuestra investigación demuestra que los intereses industriales han penetrado en el corazón de la EFSA», declaró Nina Holland, del Corporate Europe Observatory (CEO). A finales de 2012, es el Tribunal de Cuentas de los veintisiete países miembros de la Unión Europea la que hace hincapié en la existencia de «evaluaciones discutibles». Recordemos brevemente que el año 2012, la presidenta del consejo de administración de la EFSA abandonó esta estruc-

120. En este aspecto el ejemplo de Total-Arkema es emblemático: «Total vendía unos intermediarios bromados para la fabricación de medicamentos, pero, a partir de ahora, las industrias farmacéuticas francesas los recompran mucho más caros a unos laboratorios extranjeros» (André Picot).

121. «Conflits indigestes», Corporate Europe Observatory (CEO), Earth Open Source (EOS), apoyado por las ONG francesas Réseau Environnement Santé (RES) y Générations Futures (GF), febrero de 2012: http://reseau-environnement-sante.fr/wp-content/uploads/2012/02/conflits_indigestes.pdf

tura pública (¿destitución?, ¿dimisión?), para adquirir inmediatamente responsabilidades en el seno de la ILSI (International Life Science Institution), que no es otra cosa que un *lobby* de la industria agroalimentaria que cuenta con 400 miembros (Monsanto o Syngenta entre los más grandes de ellos...). ¿Qué podemos pensar de la protección de los consumidores europeos? La conclusión del CEO es inapelable: «La manera de trabajar de la EFSA debe revisarse completamente.»

Hay que aludir finalmente a otro tipo de ignominias, que se sitúan en el nivel más fundamental del acceso a los datos y a la circulación de los estudios, como el caso denunciado por el *British Medical Journal*.[122] En un artículo sobre los ensayos terapéuticos, el *BMJ* subrayaba que se debería poder consultar el conjunto de los estudios sobre un tema, es decir también aquellos que no han sido publicados. Actualmente, cuando los resultados son desfavorables —es decir, contrarios a menudo a lo que inicialmente esperan los fabricantes—, ¡es más cómodo sacarlos discretamente de en medio! También en este caso las autoridades europeas y nacionales deben estar más alerta. Por supuesto, aquí no se trata de los estudios que no han sido objeto de publicación debido a su falta de interés o porque han sido rechazados por comités de lectura, sino, aunque parezca imposible, de la accesibilidad al conjunto de los estudios efectuados. Efectivamente, son necesarios para lo que llamamos los metaanálisis, especie de superestudios que reúnen todos los elementos referidos a un tema, y a partir de los cuales se sacarán orientaciones y recomendaciones. Si faltan los que molestan, las elecciones realizadas sobre una base de resultados parciales solo pueden ser imperfectas.

122. «Effect of reporting bias on meta-analyses of drug trials: reanalysis of meta-analyses», B. Hart, *et al.*, *BMJ* 2011; 344; d 7202 doi: 10.1136/bmj.d7202.

El hecho es flagrante, la actual sociedad industrial genera riesgos para nuestra salud y la de las futuras generaciones y, de manera evidente, para el medio ambiente. La solución pasa por un gobierno responsable y por unas tecnologías innovadoras y que no contaminen. Es imprescindible que entendamos bien que, «para los ciudadanos, los factores que vuelven aceptable o no una tecnología tienen más que ver con la confianza, o no, en las instituciones que los gestionan, que con el conocimiento científico».* El poder público debe empezar por tomar una postura clara entre el derecho al secreto profesional y el derecho a saber de los consumidores, y el derecho a un entorno sano. Si se les procuran los medios, la ciencia, la industria y la política son capaces de garantizar esta evolución.

* Centro de Análisis Estratégico: «Cómo debatir las nuevas tecnologías», (8 de noviembre de 2011).

ECOLOGIZAR LA SOCIEDAD

No hay que contraponer una democracia representativa (miembros electos locales, diputados, senadores...) y sus insuficiencias a una democracia participativa (asociaciones, ONG...) ideal. Aunque los actores de esta última permiten hacer mover las líneas, las instituciones y las políticas, no hemos de pecar de exceso de ingenuidad. Algunas asociaciones representan en ocasiones unos intereses ocultos y pueden ser manipuladas o creadas en su totalidad de manera oculta por los propios fabricantes o por unos grupos de presión, especialmente políticos. Vincent Chriqui, por ejemplo, director general del Centro de Análisis Estratégico, sentenció durante un coloquio[123] que «las cosas deben hacerse con transparencia, en democracia. Esto no quiere decir que haya un momento en que decidamos, incluso contra la opinión de algunos,

123. «Comment débattre des nouvelles technologies», 8 de noviembre de 2011.

que no se decida sin haber tenido un tiempo para que cada uno pueda expresarse y dar a conocer su parecer». Si desde 1960 el grado de conciencia de los políticos hubiera estado suficientemente cerca del de A. W. Willcox y de J. F. Kennedy, se habrían evitado muchos dramas humanos, y sin duda una mejor gestión de los recursos naturales habría sido posible. El desarrollo de muchas de las llamadas enfermedades de la civilización (diabetes, obesidad, enfermedades cardiovasculares, cáncer, etc.), debido en parte a los contaminantes medioambientales, se habría podido controlar mejor. Los poderes públicos no están inactivos, pero actúan de forma muy insuficiente habida cuenta de lo que está en juego, y también lo hacen muy a menudo bajo la presión de las asociaciones, de los representantes electos y de la prensa.

La comunidad científica se moviliza también un poco más cada día para aplicar unos medios con el objetivo de limitar la contaminación y para que se propongan acciones protectoras para la salud y el medio ambiente. Para ello debe luchar contra los científico-escépticos de todo tipo de opiniones, puesto que la sensibilización está todavía lejos de ser generalizada. Científicos, asociaciones eruditas e institutos diversos lanzan periódicamente la voz de alarma. En 2006, por ejemplo, durante un congreso de la Sociedad Europea de Neumología, médicos e investigadores pidieron a las instancias europeas que actuaran, subrayando que los valores límites de las partículas finas y ultrafinas retenidas en el proyecto de directiva referente al aire no eran suficientemente bajos, recordando que «[se había] demostrado que esos contaminantes emitidos principalmente por los vehículos y las fábricas [están] implicados en la sobrevenida de enfermedades a más o menos largo plazo, como el cáncer de pulmón, el asma o las dolencias cardiovasculares». Más tarde, el Consejo Superior de Higiene Pública francés se pronunció en el mismo sentido, al estimar especialmente que el techo de concentración establecido [para los PM 2,5] «no garantiza la protección de la salud de la población» y deducir que «la adopción del texto propuesto, en ausencia de enmienda, constituiría una regresión perjudicial desde el punto de vista de la sanidad pública».[124] [En el caso de España, el RD 102/2011, de 28 de enero, relativo a la mejora de la calidad del aire, indica, entre otras normativas, técnicas que el IME (indicador medio de exposición) deberá ser igual o menor a 20 μg/m³ a más tardar en 2015.]

Existen también otro tipo de acciones, llevadas a cabo por personalidades de diversos ámbitos: economistas, políticos, asociaciones, que trabajan para que se revisen las ayudas a las empresas más contaminantes, o para que incluso se corten en seco. Las «ventajas concedidas a la contaminación representan cada año varios miles de millones de euros de gasto para el Estado», especialmente a través de exoneraciones de impuestos sobre el queroseno de los aviones o el reembolso parcial del impuesto sobre la energía de los transportistas de carretera. Guillaume Sainteny, economista y profesor de la Escuela Politécnica, va más lejos: «Hasta ahora Francia ha utilizado poco la herramienta fiscal en beneficio de la protección de la diversidad y del clima. Al contrario, [...] la fiscalidad francesa y los recursos públicos que proporciona han contribuido más a su degradación que a su gestión duradera.» [En España, la nueva Ley 21/2013, de 9 de diciembre, de Evaluación Ambiental unifica en un solo cuerpo legal las leyes de evaluación ambiental estratégica y de evaluación de impacto ambiental al emplear un esquema similar para ambos procedimientos y homogeneizar su terminología. Parte de la oposición la critica por no ser una verdadera fiscalidad «verde» y tener un propósito meramente recaudatorio.]

La toma de conciencia debe hacerse a la vez sobre los aspectos de la biodiversidad —óptica naturalista— y los riesgos sanitarios —óptica sanitaria—, que no son contradictorios. Numerosos investigadores participan en la elaboración de técnicas de desarrollo sostenible no contaminantes e innovadoras, como el químico Stéphane Sarrade, a cargo del departamento de físico-química de Saclay (CEA), que considera que es posible un enfoque industrial diferente, suficientemente

124. APM del 5 de septiembre de 2006.

respetuoso con el medio ambiente. Sarrade indica también en uno de sus escritos[125] que «la energía que hará avanzar a nuestro siglo tomará todas las formas imaginables y, a ser posible, deberá ser renovable y no emisora de gases de efecto invernadero», e insiste juiciosamente sobre el hecho de que la química del mañana deberá estar «al servicio del medio ambiente, y no tiene más perspectivas que convertirse irremediablemente en sostenible»... Añadamos que siempre debería haber tenido como única ambición el estar al servicio del ser humano, de la sociedad y del medio ambiente. Muy pronto, y esperemos que lo más rápidamente posible, la química del carbono vinculada con el petróleo, debería pertenecer al pasado. El futuro que se perfila será el del hidrógeno, el de la gasificación de la biomasa, pero también el del cultivo de microalgas, por ejemplo, que pueden contener hasta un 60% de materias grasas útiles para fines energéticos o cosméticos. Frente a estas esperanzadoras perspectivas, confiemos que la atracción en todo el mundo por el gas de esquisto o gas pizarra no frenará este proceso. Prescindir de disolventes orgánicos es también, desde un punto de vista técnico, perfectamente realizable en un gran número de situaciones. Tomemos como ejemplo el caso concreto del café descafeinado. Durante mucho tiempo se utilizaron diferentes disolventes orgánicos, el diclorometano entre ellos, cuyos residuos podían ser tóxicos (afecciones neurológicas), clasificado como cancerígeno de la clase 2 B (véase pág. 30). Pero después se desarrolló un procedimiento bastante sencillo, que consiste en arrastrar las moléculas de cafeína fuera del café mediante presión (la llamada técnica del CO_2 supercrítico), que permite aislar la cafeína. En cuanto al hidrógeno, que es a la vez el principal constituyente del agua (H_2O) y el carburante utilizado para el lanzamiento de cohetes, ¿por qué no pensar en aplicarlo a los coches mediante técnicas innovadoras, con unas indispensables precauciones, por supuesto, para evitar los riesgos de explosión? El hidrógeno

125. Stéphane Sarrade, *La chimie d'une planète durable*, Le Pommier Essais, 2011.

está presente en el metano CH_4 producido por la descomposición de las materias orgánicas; se puede promover mediante la técnica de metanización. El CH_4, bajo la acción del calor, proporciona H_2, hidrógeno, y CO_2. Para reducir la producción de CO_2, el gas carbónico, existen técnicas; también es posible hacer que las bacterias y las microalgas produzcan hidrógeno.

Los ejemplos podrían multiplicarse: el agua, que tenemos medios para reciclar a partir de la orina, como en las naves espaciales, la energía, que se puede encontrar en la naturaleza, el hidrógeno, el sol, el viento, etc., y, a pesar de lo que digan algunos, estos últimos a un nivel capaz de cubrir las necesidades. Esta breve estimación tiene como simple objetivo el de recordarnos, insistamos en este punto, que existen innumerables soluciones técnicas gracias a la imaginación y al talento de múltiples investigadores tanto del sector público como del privado, y quedan otras por inventar. Suprimir los disolventes orgánicos (tricloretileno, etc.) no es pues un problema en sí mismo: es posible sustituirlos por extracciones a presión o disolventes (como el agua), igual que encontrar nuevas fuentes de energía o repensar el devenir de los residuos. El reto se sitúa precisamente aquí, y con él unos ejes de crecimiento posibles.

El marco reglamentario debe reforzarse: no son las empresas las que deben decidir lo que hay que hacer frente a los riesgos sanitarios y medioambientales, sino las instancias políticas. La Agencia Europea de Sustancias y Mezclas Químicas (ECHA), por su parte, ha abierto a consulta pública y análisis un nuevo paquete de sustancias peligrosas:

- cancerígenas, mutágenas o tóxicas para la reproducción (CMR),
- persistentes, bioacumulables y tóxicas,
- sustancias identificadas, a partir de pruebas científicas, como causantes de efectos graves para la salud humana o el medio ambiente.

Destaquemos que el fracaso del principio de responsabilidad compete a la industria, tanto más cuanto los beneficios tentadores y rápidos parecen estar muy por delante de cualquier otra consideración. Es del todo anormal que la colectividad soporte los costes de la contaminación cuando se puede señalar a ciertos fabricantes como responsables directos de emisiones contaminantes. Las capacidades técnicas para una industria limpia existen. Desde el punto de vista ideológico, el pensamiento dominante hoy en día considera que toda la acción económica debe estar orientada hacia el crecimiento. Una parte del debate debe situarse en el ámbito de las necesidades. Estas aumentan, muy a menudo artificialmente, por unas ofertas inútiles, al estar el público condicionado por un sistema de marketing y por la publicidad. Sin embargo, solo generan frustraciones ya que, por esencia, ¡las necesidades materiales, prácticamente ilimitadas, jamás son satisfechas! ¡Qué tragedia! En cuanto al despilfarro, este es generalizado y se acepta como una consecuencia inevitable. El hecho de que haya que producir siempre más, piedra angular del sistema actual, comporta una preocupante acumulación de residuos. Su reciclaje, imperfecto, ha creado nuevos beneficios para diferentes operadores. Pero el 80% de los gastos relacionados con los residuos (recogida, tratamiento) son financiados por los contribuyentes, especialmente a través de los impuestos locales. Para ser precisos, siete mil millones al año, ¡o sea un promedio de quinientos euros por año y familia![126] Es verdad que se va aumentar el impuesto francés sobre las actividades contaminantes (TGAP), pero el coste repercutirá sobre el producto acabado, por lo tanto sobre el consumidor.

[En España no existen datos comparativos, pero abundan las críticas al criterio de una línea jurisprudencial que afirma, sin tapujo alguno, que el hecho de que la recaudación por la prestación del servicio exceda del coste del mismo no es motivo para la nulidad de la tasa, ya que se habla de «previsiones presupuestarias».]

126. *Le Figaro*, 10 de septiembre de 2012.

Ante todo habría que actuar desde el principio, reduciendo envases y empaquetados, por ejemplo, y, de manera general, dejar de producir cualquier cosa que no pueda ser realmente reciclada. También deberíamos ponernos de acuerdo sobre este término, ya que, para algunos, la incineración es reciclaje. ¡Falso! Es indispensable cuestionar de forma radical el statu quo actual, que se sustenta en una esquizofrenia y, para ello, trabajar políticamente para «ecologizar» la sociedad, sea cual sea la tendencia política. Hay que organizar en el aspecto estratégico, individual y colectivo un desarrollo adecuado y responsable cuyo objetivo absoluto debería ser, sencillamente, el de residuos cero. Toda la historia de las tecnologías se ha hecho a base de saltos hacia delante acompañados de unas resistencias inevitables, pero la evolución debe hacerse para una mayor seguridad gracias a la ciencia y al buen uso de esta.

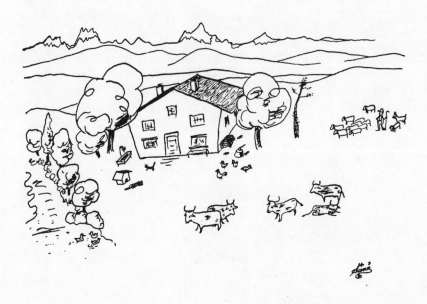

GUÍA DE LOS TÓXICOS QUE DEBEMOS EVITAR

1

LOS DIEZ MANDAMIENTOS ANTITÓXICOS

1. De mí, me fío. Ya no soy tan ingenuo como para creer que todo lo que se comercializa ha sido suficientemente evaluado. El libro antitóxico me da las claves necesarias para evitar las trampas.
2. Me desacostumbro de la mala comida: de productos transformados industrializados, los menos posibles; en su lugar alimentos crudos, frescos o congelados. Si tengo varios alimentos transformados para elegir, la regla es no escoger los que contienen más de tres aditivos (E): ¡cuidado con los efectos cóctel!
3. Prefiero el bio: me expone menos a los productos químicos y a los residuos de los pesticidas. No se trata de consumirlo todo bio, pero sí el máximo posible.
4. Desconfío de muchos envases y de muchos utensilios de cocina. Doy prioridad al cristal, al inox, a la cerámica (la verdadera) y al hierro colado.
5. En casa, utilizo lo menos posible productos detergentes y los que contienen disolventes (que no sea el agua). Desde que tomé la decisión y los sé utilizar, me encantan el bicarbonato de sosa y el vinagre blanco. En cuanto a los colorantes y demás perfumes de síntesis, ¡no gracias!
6. He comprendido que, para mi piel, los distintivos Ecocert y el Ecolabel europeo me ofrecen más garantías.
7. Dedico más atención a mi ropa. Descifro la etiqueta y doy prioridad a los distintivos Bio Équitable, el Ecolabel europeo y Max Havelaar.
8. Beberé agua del grifo. Pero nunca antes de haberme informado

de su composición (www.eaupotable.sante.gouv.fr). [Existe en España el Sistema de Información Nacional de Agua de Consumo (SINAC), pero al entrar en información para usuarios de la web dice: «En estos momentos se está desarrollando esta funcionalidad para la nueva versión de SINAC. Perdonen las molestias. Estamos trabajando para usted» (Si quiere información sobre la calidad del agua de consumo humano de su ciudad puede dirigirse a la entidad que gestiona su abastecimiento.) En Barcelona, por ejemplo, la entidad es Aigües de Barcelona que solo trae datos para hacer trámites, publicidad o comentarios de la calidad del agua. Teóricamente la página de SINAC debería estar funcionando desde octubre de 2013.]

9. Pensaré en mi hígado: es mi fábrica de detoxicación y debe funcionar lo mejor posible. Aunque sea un poco amarga, ¡viva la alcachofa!

10. Me olvidaré para siempre del cigarrillo: es la principal fuente de contaminación.

2

PROTEGER EL HÍGADO

- Limitar la concentración de los tóxicos que llegan al hígado a través de la circulación sanguínea mediante la estrategia de evitar numerosos productos químicos alimenticios y de limpieza.
- Limitar la aportación de grasas animales, que es una fuente de contaminación.
- Prestar atención a un exceso de aportación de azúcar, ya que este puede ser transformado en grasa por el hígado. Esto concierne sobre todo al exceso de fructosa industrial añadido a los alimentos (zumos industriales, productos transformados diversos...).
- Limitar la aportación de bebidas alcohólicas que, según la dosis, alteran el hígado.
- Tomar infusiones protectoras del hígado. El principio activo es soluble en agua caliente.

Las plantas reconocidas como protectoras:
- Uso tradicional:
Alcachofa (hojas, aunque amargas), boldo (hojas), grosella (hojas), albura de tilo (corteza), bardana (raíz, un poco amarga), ulmaria (cimas florecidas), agracejo (corteza de la raíz, pero planta poco abundante), diente de león (raíces), melisa (hoja).

- Infusiones, por ejemplo:
Alcachofa 60 g, ulmaria 40 g, grosella 30 g, verbena 25 g (por el sabor). Añadir una cucharada sopera de la mezcla por taza, llevar a

hervor, dejar en infusión diez minutos, colar y beber por la noche como prevención para una cura de diez a veinte días al mes; esta infusión debe tomarse con más frecuencia en caso de lesión del hígado, o para protegerlo, según recomendación médica.

- Alimentación equilibrada para mejorar el funcionamiento del híga-do: además de una alimentación poco grasa, no demasiado azu-carada, con mucha moderación en bebidas alcohólicas, no deben faltar algunas vitaminas, principalmente las provitaminas A (frutas de color) y consumir, por qué no con regularidad, rábano negro, co-nocido por sus virtudes protectoras.
- La actividad física es también una buena manera de eliminar par-te de los contaminantes de origen medioambiental.
- Limitar el uso de los medicamentos es igual de indispensable, solo debemos tomarlos si el beneficio obtenido es superior al ries-go, pues todos los medicamentos tienen efectos secundarios y se metabolizan en el hígado y/o riñones.

3

LOS ADITIVOS

Listado de los aditivos no peligrosos (en cursiva) según nuestros conocimientos actuales; en negrita los que, según algunas publicaciones, se sospecha que pueden causar algún problema, o que resultan de procesos nano u OGM, o que sencillamente no han estado lo suficientemente evaluados o reevaluados con criterios más exhaustivos.

Aunque para algunos todavía no se ha evaluado su inconveniencia (peligrosidad) y su consumo ocasional, en principio, no tiene ningún riesgo, se impone la prudencia, sobre todo para todos aquellos que son inútiles nutricionalmente, que son muchos. Para vosotros, el principio básico debe ser el de limitar su ingesta consumiendo productos alimenticios crudos y lo menos transformados posible. Marcamos con un asterisco los que debemos evitar en primer lugar, en especial los que pueden ser nano (véase también pág. 265 los que proceden de las tecnologías OGM).

E100	*Curcuminas*	**E123**	**Amaranto**	**E142**	**Verde S**
E101	**Riboflavina o fosfato-5' de Riboflavina**	**E124**	**Ponceau 4R o rojo cochinilla***	**E150a**	**Caramelo simple**
		E127	**Eritrosina**	**E150b**	**Caramelo de sulfito cáustico**
E102	**Tartracina***	**E128**	**Rojo 2G**	**E150c**	**Caramelo amónico**
E104	**Amarillo de quinoleína***	**E129**	**Rojo allura AC**	**E150d**	**Caramelo al sulfito amónico**
E110	**Amarillo ocaso FCF o Amarillo anaranjado S***	**E131**	**Azul patente V**		
		E132	**Indigotina o carmín índigo**	**E151**	**Negro brillante BN o Negro PN**
E120	**Cochinilla o ácido carmínico, o carmines**	**E133**	**Azul brillante FCF**	*E153*	*Carbón vegetal medicinal*
		E140	*Clorofila o clorofilina*	**E154**	**Marrón FK**
		E141	*Complejos cupíricos de clorofilas y complejos cupíricos de clorofilinas*	**E155**	**Marrón HT**
E122	**Azorrubina o carmoisina***			*E160a*	*Mezcla de carotenos o beta-caroteno*

E160b	Bija o Bixina o Norbixina	E251	**Nitrato sódico**	E353	*Ácido metatartárico*
E160c	*Extracto de pimentón o Capsantina o Capsorrubina*	E252	**Nitrato de potasio**	E354	*Tartrato cálcico*
		E260	*Ácido acético*	E355	*Ácido adípico*
		E261	**Acetato de potasio**	E356	*Adipato sódico*
		E262	*Acetato de sodio*	E357	*Adipato potásico*
E160d	*Licopeno*	E263	*Acetato de calcio*	E363	*Ácido succínico*
E160e	*Beta-apo-8'-carotenal (C30)*	E270	*Ácido láctico*	**E380**	**Citrato triamónico**
		E280	*Ácido propiónico*	**E385**	**Etilenodiamino tetracetato cálcico disódico**
E160f	*Ester etílico del ácido beta-apo-8'-carotenoico (C30)*	E281	*Propionato de sodio*		
		E282	*Propionato de calcio*		
		E282	**Propionato de potasio**	E400	*Ácido algínico*
E161b	*Luteína*	**E284**	**Ácido bórico**	E401	*Alginato sódico*
E160g	*Cantaxantina*	**E285**	**Tetraborato de sodio (Borax)**	E402	*Alginato potásico*
E162	*Rojo de remolacha o betanina*			E403	*Alginato amónico*
		E290	*Anhídrido carbónico*	E404	*Alginato cálcico*
E163	*Antocianinas*	E296	*Ácido málico*	E405	*Alginato de propano-1,2-diol o alginato de propilenglicol*
E170	*Carbonatos de cálcico*	E297	*Ácido fumárico*		
E171	**Dióxido de titanio***	E300	*Ácido ascórbico*		
E172	**Óxido e hidróxido de hierro**	E301	*Ascorbato de sodio*		
		E302	*Ascorbato de calcio*	E406	*Agar-agar*
E173	**Aluminio***	E304	*Ésteres de ácidos grasos del ácido ascórbico (palmitato de ascorbilo o estearato de ascorbilo)*	**E407**	**Carragenanos**
E174	*Plata*			**E407a**	**Algas Eucheuma procesadas**
E175	*Oro*				
E180	**Litolrrubina BK**			E410	*Goma garrofín o goma de semillas de algarrobo*
E200	*Ácido sórbico*				
E202	*Sorbato potásico*	E306	*Extractos naturales ricos en tocoferoles*		
E203	*Sorbato cálcico*			E412	*Goma guar*
E210	**Ácido benzoico***	E307	*Alfa-tocoferol*	E413	*Goma tragacanto o aldragante*
E211	**Benzoato sódico***	E308	*Gamma-tocoferol*		
E212	**Benzoato potásico**	E309	*Delta-tocoferol*	E414	*Goma de acacia o goma arábiga*
E213	**Benzoato cálcico***	**E310**	**Galato de propilo**		
E214	**Etil p-hidroxibenzoato**	**E311**	**Galato de octilo**	E415	*Goma xantana*
E215	**Etil p-hidroxibenzoato sódico**	**E312**	**Galato de dodecilo**	E416	*Goma karaya*
		E315	**Ácido eritórbico**	E417	*Goma tara*
E216	**Propil p-hidroxibenzoato**	**E316**	**Eritorbato sódico**	E418	*Goma gellan*
		E320	**Butilhidroxianisol, BHA***	**E420**	**Sorbitol o jarabe de sorbitol**
E217	**Propil p-hidroxibenzoato sódico**				
		E321	**Butilhidroxitolueno BHT**	**E421**	**Manitol**
				E422	*Glicerol o glicerina*
E218	**Metil p-hidroxibenzoato**	**E322**	**Lecitinas**	E425	*Konjac o goma Konjac o glucomananos de Konjac*
		E325	*Lactato sódico*		
E219	**Metil p-hidroxibenzoato sódico**	E326	*Lactato potásico*		
		E327	*Lactato cálcico*	**E431**	**Estearato polioxietileno**
		E330	*Ácido cítrico*		
E220	**Anhídrido sulfuroso o dióxido de azufre**	E331	*Citratos de sodio*	**E432**	**Monolaurato de sorbitán polioxietinelado o polisorbato 20**
		E332	*Citratos de potasio*		
E221	**Sulfito sódico**	E333	*Citratos de calcio*		
E222	**Sulfito ácido de sodio**	E334	*Ácido tartárico*		
E223	**Metabisulfito sódico**	E335	*Tartratos de sodio*	**E433**	**Monooleato de sorbitán polioxietinelado o polisorbato 80**
E224	**Metabisulfito potásico**	E336	*Tartratos de potasio*		
E226	**Sulfito cálcico**	E337	*Tartrato doble de sodio y potasio*		
E227	**Sulfito ácido de calcio**			**E434**	**Monopalmitato de sorbitán polioxietinelado o polisorbato 40**
E228	**Sulfito de potasio**	**E338**	**Ácido fosfórico**		
E234	*Nisina*	**E339**	**Fosfatos de sodio**		
E235	*Natamicina*	**E340**	**Fosfatos de potasio**		
E239	**Hexametilene-tetramina**	**E341**	**Fosfatos de calcio**		
		E343	**Fosfatos de magnesio**	**E435**	**Monoestearato de sorbitán polioxietinelado o polisorbato 60**
E242	**Dimetil bicarbonato**	E350	*Malatos de sodio*		
E249	**Nitrito potásico**	E351	*Malatos de potasio*		
E250	**Nitrito sódico**	E352	*Malatos de calcio*		

E436	**Triestearato de sorbitán polioxietinelado o polisorbato 65**	*E472f*	*Ésteres mixtos acéticos y tartáricos de los mono- y diglicéridos de los ácidos grasos*
E440	*Pectinas o pectinas amidadas*	*E473*	*Sucroésteres de los ácidos grasos*
E442	**Fosfátidos de amonio**	*E474*	*Sucroglicéridos*
E444	*Acetato isobutirato de sacarosa*	*E475*	*Ésteres poliglicéridos de los ácidos grasos*
E445	*Ésteres glicéridos de colofonia de madera*	*E476*	*Polirricinoleato de poliglicerol*
E450	**Difosfatos**	**E479b**	**Aceite de soja oxidado térmicamente en interacción con mono- y diglicéridos de ácidos grasos**
E450a	**Difosfatos disódicos**		
E451	**Trifosfatos**		
E452	**Polifosfatos**		
E459	*Beta-ciclodextrina*		
E460	*Celulosa o celulosa microcristalina o celulosa en polvo*	*E481*	*Estearoil-2-lactitato de sodio*
E461	*Metilcelulosa*	*E482*	*Estearoil-2-lactitato de calcio*
E463	*Hidroxipropilcelulosa*	*E483*	*Tartrato de estearilo*
E464	*Hidroxipropilme- tilcelulosa*	*E491*	*Monoestearato de sorbitano*
E465	*Etilmetilcelulosa*	**E492**	**Triestearato de sorbitano**
E466	**Carboximetilcelulosa de sodio**	**E493**	**Monolaurato de sorbitano**
E468	**Carboximetilcelulosa de sodio reticulada**	**E494**	**Monooleato de sorbitano**
E469	**Carboximetilcelulosa de sodio hidrolizada enzimáticamente**	**E495**	**Monopalmitato de sorbitano**
		E496	*Polietilenglicol 6000*
E470a	*Sales de sodio, potasio y calcio de los ácidos grasos*	*E500*	*Carbonatos de sodio*
		E501	*Carbonatos de potasio*
E470b	*Sales de magnesio de los ácidos grasos*	*E503*	*Carbonatos de amonio*
		E504	*Carbonatos de magnesio*
E471	*Mono- y diglicéridos de los ácidos grasos*	*E507*	*Ácido clorhídrico*
		E508	*Cloruro de potasio*
E472a	*Ésteres acéticos de los mono- y diglicéridos de los ácidos grasos*	*E509*	*Cloruro de calcio*
		E511	*Cloruro de magnesio*
		E512	*Cloruro de estaño*
		E513	*Ácido sulfúrico*
E472b	*Ésteres lácticos de los mono- y diglicéridos de los ácidos grasos*	*E514*	*Sulfato de sodio*
		E515	*Sulfato de potasio*
		E516	*Sulfato de calcio*
E472c	*Ésteres cítricos de los mono- y diglicéridos de los ácidos grasos*	**E517**	**Sulfato de amonio**
		E520	**Sulfato de aluminio**
		E521	**Sulfato sódico de aluminio**
E472d	*Ésteres tartáricos de los mono- y diglicéridos de los ácidos grasos*	**E522**	**Sulfato potásico de aluminio**
		E523	**Sulfato amónico de aluminio**
E472e	*Ésteres monoacetiltartáricos de los mono- y diglicéridos de los ácidos grasos*	*E524*	*Hidróxido sódico*
		E525	*Hidróxido potásico*
		E526	*Hidróxido cálcico*
		E527	**Hidróxido amónico**
		E528	*Hidróxido magnésico*

E529	*Óxido de calcio*
E530	*Óxido de magnesio*
E535	**Ferrocianuro de sodio**
E536	**Ferrocianuro de potasio***
E538	**Ferrocianuro de calcio***
E541	**Fosfato ácido de sodio y aluminio**
E551	**Dióxido de silicio***
E552	**Silicato de calcio***
E553a	**Silicato magnésico o trisilicato de magnesio (sin amianto)***
E553b	**Talco (sin amianto)***
E554	**Silicato de sodio y aluminio***
E555	**Silicato de potasio y aluminio***
E556	**Silicato de calcio y aluminio***
E558	**Bentonita***
E559	**Silicato de aluminio (caolín)***
E570	*Ácidos grasos*
E574	*Ácido glucónico*
E575	*Glucono-delta-lactona E576*
	Gluconato sódico
E577	*Gluconato potásico*
E578	*Gluconato cálcico*
E579	*Gluconato ferroso*
E585	*Lactato ferroso*
E620	**Ácido glutámico**
E621	**Glutamato monosódico o glutamato de sodio**
E622	**Glutamato monopotásico**
E623	**Glutamato cálcico**
E624	**Glutamato amónico**
E625	**Glutamato magnésico**
E626	*Ácido guanílico*
E627	*Guanilato disódico*
E628	*Guanilato dipotásico*
E629	*Guanilato cálcico*
E630	*Ácido inosínico*
E631	*Inosinato disódico*
E632	*Inosinato dipotásico*
E633	*Inosinato cálcico*
E634	*S'-ribonucleótidos cálcicos*
E635	*S'-ribonucleótidos disódicos*
E640	*Glicina y su sal sódica*
E650	*Acetato de zinc*

E900	Dimetilpolisiloxano	E951	Aspartamo*	E1412	Fosfato de dialmidón
E901	Cera de abeja blanca y amarilla	E952	Ácido ciclámico o ciclamato de calcio o	E1413	Fosfato de dialmidón fosfatado
E902	Cera candelilla		ciclamato sódico*	E1414	Fosfato de dialmidón
E903	Cera carnauba	E953	Isomaltosa		acetilado
E904	Goma laca	E954	Sacarina y sus sales	E1420	Almidón acetilado
E905	Cera microcristalina		de sodio, potasio y	E1422	Adipato de dialmidón
E907	Poli-L-deceno		calcio*		acetilado
	hidrogenado	E955	Sucralosa	E1440	Hidroxipropil
E912	Esteres del ácido	E957	Taumatina		almidón
	montánico	E959	Neohesperidina DC	E1442	Fosfato de dialmidón
E914	Cera de polietileno	E962	Sal de aspartamo y		hidroxipropilado
	oxidada		acesulfamo	E1450	Octenil succinato
E920	L-Cisteina	E965	Maltitol o jarabe de		sódico de almidón
E927e	Carbamida		maltitol	E1451	Almidón oxidado
E938	Argón	E966	Lactitol		acetilado
E939	Helio	E967	Xilitol	E1452	Octenil succinato
E941	Nitrógeno	E999	Extracto de quilaya		alumínico de
E942	Óxido nitroso	E1103	Invertasa		almidón
E943a	Butano	E1105	Lisozima	E1505	Citrato de trietilo
E943b	Isobutano	E1200	Polidextrosa	E1517	Diacetato de glicerilo
E944	Propano	E1201	Polivinilpirrolidona		(diacetina)
E948	Oxígeno	E1202	Polivinilpolipirro-	E1518	Triacetato de glicerilo
E949	Hidrógeno		lidona		(triacetina)
E950	Acesulfamo K o	E1404	Almidón oxidado	E1519	Alcohol bencílico
	acesulfamo de	E1410	Fosfato de	E1520	Propano-1,2-diol,
	potasio		monoalmidón		propilenglicol

4

LOS OGM EN VUESTRO PLATO

**Lista oficial de los derivados de OGM autorizados
en los aditivos alimentarios**

Derivados resultantes del maíz:

E1404	almidón oxidado
E1410, E1412 a E1414	fosfatos de almidón
E1420, E1422	almidones acetilados
E1440, E1442	almidones hidroxipropilados
E1450	succinato de almidón
E1451	almidón oxidado acetilado
E150a a E150d	caramelos
E420	sorbitol
E421	manitol
E953	isomaltosa
E965	maltitol
E966	lactitol
E967	xilitol
E575	glucono-delta-lactona
E315, E316	eritorbato

Derivados resultantes de la soja:

E322	lecitina
E479b	aceite de soja oxidado

Los OGM, más allá de los aditivos, también pueden utilizarse como soportes de aromas, que es necesario diferenciar de los aditivos desde el punto de vista reglamentario. Se refieren también a los productos derivados del maíz como los almidones, maltodextrinas y betaciclodextrinas.

Lista autorizada de OGM en la alimentación*

Alimentos:

- A base de maíz: harina y sémola de maíz, aceite de maíz, chips de maíz salados, copos de maíz para el desayuno.
- A base de soja: aceite de soja, leche de soja, tofu, postres de crema a base de soja, salsa de soja.
- A base de colza: aceite de colza.
- A base de remolacha azucarera: azúcar.

Ingredientes:

- Harina de maíz en el pan, los cereales del desayuno, las galletas saladas...
- Copos de maíz en las barritas de cereales.
- Sémola de maíz en las galletas saladas, pan rallado, cervezas, cereales para el desayuno.
- Almidón de maíz y amiláceos espesantes (fécula) en los platos preparados, salsas, embutidos, cremas para postres, preparados para postres deshidratados, sopas, potitos para bebés, repostería.
- Derivados del almidón de maíz (jarabe de glucosa, dextrosa, maltodextrinas...), salsas, galletas, barritas de cereales, cervezas, sopas, galletas saladas, preparados de fruta incorporados en yogures y postres diversos, helados.
- Harinas de soja en el pan, pan de miga, repostería.
- Proteínas de soja en platos preparados, embutidos, preparados para bebés.
- Materias grasas vegetales (maíz, soja, colza) en las barritas de cereales, pan de miga, galletas saladas, repostería, materias grasas para untar, sopas.
- Aceite de algodón en las frituras para alimentos.

* Fuente: Ministerio de Agricultura.

¡Hasta los bebés tienen derecho a ellos a través de las proteínas de la soja!

5

LOS AROMAS

Los aromas son sustancias añadidas que dan sabor a los alimentos transformados que suelen ser muy sosos. Las menciones que precisan su naturaleza, naturales o sintéticos, son casi incomprensibles. Esta es una tabla que permite descifrarlos:

Mención en la etiqueta	Significado
«Aroma»	Aroma sintético
«Aroma natural»	Aroma procedente de procesos industriales, por ejemplo de bacterias que elaboran compuestos aromáticos; diferentes elementos orgánicos pueden también servir de soporte al aroma
«Aroma natural de»	Verdadero aroma natural

6

ENVASES Y UTENSILIOS DE COCINA

	Consejos de utilización
Envases	• **Evitar seleccionar plásticos** que contengan las cifras **3-6** y **7** en el interior del triángulo (de reciclaje), posible presencia de ftalatos y de bisfenol A. Los plásticos más seguros según los conocimientos actuales llevan los números **2**, **4** y **5**. • **Atención con el film transparente**, sobre todo al calentar alimentos grasos en el microondas por el riesgo de difusión de ftalatos en los alimentos. • Evitar los moldes y las minicocottes de silicona; carecemos de información suficiente sobre su composición exacta, principalmente sobre el grado de migración de los elementos que los componen a los alimentos.

Utensilios de cocina	**Evitar revestimientos antiadherentes de sartenes que puedan contener perfluorados (PFOA).** Elegir sartenes de inox o cerámica.
	• Recalentar los alimentos en recipientes de cristal. Atención a los utensilios de plástico que se deterioran en algunos casos a partir de 70 ºC.
	• No dejar calentar los robots de cocina, riesgo de difusión de bisfenol A y de policromados.
	• Los materiales más seguros que pueden utilizarse normalmente puesto que las interacciones son casi inexistentes son:
	  – **inox (acero inoxidable)**
	  – **cristal**
	  – **cerámica (la verdadera)**

7

LO BIOLÓGICO

No siempre resulta fácil consumirlo todo bio. ¿Cuáles son los alimentos de consumo cotidiano que deberían ser preferentemente biológicos?

1. Frutas y verduras

En Estados Unidos, el Environmental Working Group, después de analizarlas, considera que las doce frutas y verduras de consumo habitual más contaminados en ese país son:

a) Melocotones

g) Cerezas

b) Manzanas

h) Lechuga

c) Pimientos

i) Uvas

d) Apio

j) Peras

e) Nectarinas

k) Espinacas

f) Fresas

l) Patatas

• Frutas biológicas: manzanas, peras, melocotones; las fresas y la uva en caso de gran consumo (las más contaminadas en Francia son las cerezas, pero la media de consumo es de 800 gramos al año por habitante, lo que limita la exposición). Aquellos que no encuentren manzanas bio, además de pelarlas, deben quitar bien el cono de la monda que rodea el tallo, ya que se considera que se trata de un lugar privilegiado de acumulación de pesticidas. Estas acciones tienen sin embargo un efecto limitado, puesto que la mayoría de los pesticidas tienen un poder sistémico y se reparten por toda la planta.

• Verduras biológicas: lechuga y otros tipos de ensaladas. En la agricultura convencional las lechugas son frágiles. Es cierto que la reglamentación es estricta sobre el uso de pesticidas, pero ¿cómo saber si realmente se respeta? A continuación vienen los pimientos y el apio que, sin duda, se consumen mucho menos. Para las patatas, el uso de pesticidas depende de las temporadas y de las regiones en función del grado de invasión de los hongos (moho). Globalmente, cuantas más verduras bio mejor, sobre todo en el caso de aquellas que no se pueden pelar (con las limitaciones citadas).

2. Productos lácteos

Los bio tienen más densidad nutricional: leche (para quienes la toleran), yogur, queso fresco, *faisselle*, más ricos en ácido graso omega 3.

3. Carnes y huevos

Los animales bio, incluidas las aves, tienen una alimentación mejor adaptada y sin OGM.

4. Cereales

Los índices de residuos de pesticidas pueden variar en función de las regiones y las estaciones; se impone la prudencia, de ahí el interés de lo biológico.

5. Productos transformados

Normalmente son mucho más caros que los biológicos sin que esto tenga una justificación. Para los productos crudos o congelados, optad preferentemente por lo bio.

6. Pescados de piscifactoría

Los biológicos están mejor alimentados, viven en mejores condiciones y están menos tratados; sin embargo, no pueden escapar de la contaminación de los mares. Entre los pescados y los productos del mar que se consumen habitualmente, optad por el salmón y las gambas de piscifactoría biológica (aunque son mucho más caros). No es fácil dar una lista de los pescados menos contaminados, por lo enormes que son las diferencias según las zonas geográficas. Para consumo muy regular, evitad los pescados carnívoros (véase pág. 139). Entre los pescados ricos en omega 3, que se consideran (con cierta prudencia) los menos contaminados, se encuentran la anchoa, la caballa del Atlántico y el salmón salvaje de Alaska.

8

LOS PERTURBADORES ENDOCRINOS SINTÉTICOS

Cómo evitar de forma práctica los perturbadores endocrinos sintéticos

Bisfenol A

Selección de productos	Explicaciones
Bebidas: **mejor botellas de cristal que latas**.	El bisfenol A puede estar presente en las resinas epoxi de los revestimientos internos de las latas en concentraciones variables.
Conservas alimentarias: **mejor conservas en tarros de cristal que conservas en metal**.	El revestimiento interno de las latas de conserva puede contener bisfenol A. Los tarros de cristal son más aconsejables, aunque no obstante existen dudas sobre algunas tapas por la presencia posible o indirecta de bisfenol A.
Envase de plástico de los platos preparados para consumir: fijaros en la cifra dentro del triángulo (de reciclaje). Recordad: **cuidado en caso de cifra 7, prudencia con las cifras 3 y 6**.	El bisfenol A puede entrar en la fabricación de policarbonatos cifra 7. Para las 3 y 6, según el origen de los plásticos, que muy frecuentemente se desconoce, presencia posible o indirecta de bisfenol A.

Selección de productos	Explicaciones
Pequeño electrodoméstico sin BPA (bisfenol A).	El calentamiento puede potenciar la difusión de bisfenol A en los alimentos, preguntad a los vendedores y, en caso de duda, absteneros de comprar el producto.
Algunos compuestos dentales para obturar las caries pueden contener bisfenol A.	Preguntad a vuestro dentista.

Estas opciones permiten limitar la exposición al bisfenol A. Es el contacto con los alimentos el que plantea problemas, así como con los tiques de caja (papel térmico), que puede contenerlo en caso de exposiciones muy repetidas. Si no, ninguna inquietud especial cuando se encuentra en los discos de CD, cascos de bicicleta, parachoques... ¡mientras no os dediquéis a lamer estos objetos!

Dioxinas y PCB

Selección de productos	Explicaciones
Evitad el consumo de materias grasas animales y más especialmente de carnes grasas y de embutidos: ningún exceso en consumir pescados grasos.	Las dioxinas y los PCB (policlorobifeniles), resultado de la combustión de materias orgánicas y sintéticas, y los «piralenos» (PCB), productos inflamables utilizados antaño como aislantes que, a pesar de su prohibición, están aún presentes en la naturaleza debido a su carácter persistente. Estos productos se caracterizan por almacenarse en las grasas: se los denomina lipófilos, igual que los productos polibromados (véase *infra*) actualmente utilizados como antifuego.

Evitad consumir materia grasa animal ya contaminada; se trata de una recomendación nutricional (no hay exceso de aporte de ácidos grasos saturados). Hay que evitar potenciar la emisión de dioxinas, especialmente al quemar residuos diversos en vuestro jardín.

Revestimientos antiadherentes del tipo perfluorados, antimanchas, impermeabilizantes

Selección de productos	Explicaciones
Evitad los revestimientos antiadherentes de las sartenes (pueden ser a base de perfluorados del tipo PFOA), y utilizad **sartenes y cacerolas en inox** (+ chorrillo de aceite para impedir que los alimentos se peguen) y **sartenes de auténtica cerámica** (logo NF, normas francesas) o de hierro colado esmaltado.	Atención, existen sartenes que se anuncian como de cerámica y que de hecho son dudosas mezclas de cerámicas en polvo y de resinas sintéticas forzosamente no muy recomendables.
Cuidado también con muchos productos antimanchas e impermeabilizantes (textiles, moquetas, alfombras...).	Muchas de ellas pueden contener también PFOA.

Compuestos antifuego (ignífugos o llamados retardantes de llama ya que retardan la propagación del fuego en caso de incendio) tipo polibromados:

Están muy presentes, incorporados en cantidad de productos corrientes.

Consejos y selección de productos	Explicaciones
Lo aconsejable es **no dejar que se caliente demasiado el casco de los aparatos eléctricos**.	**Los productos ignífugos del tipo polibromados están muy extendidos**, pero un análisis reciente demuestra que afortunadamente los índices en el aire interior de las casas son **bajos**.
Elegid las prendas de vestir y las diversas telas menos tratadas, con etiquetas que aseguren una cierta garantía. En los coches nuevos, tejidos, cuero, plásticos, volante, reposabrazos y elementos acolchados están impregnados de productos ignífugos en grados diversos.	Los productos ignífugos polibromados pueden ser, o bien añadidos al final del proceso de fabricación, o bien incorporados durante la síntesis del producto, lo cual, en este caso, limita los riesgos de migración. Por desgracia, la información acerca de los modos de fabricación muy raramente se encuentra disponible.

Actualmente resulta imposible escapar de forma individual de los productos ignífugos de tipo polibromados, pero están todos bajo rigurosa vigilancia (sobre todo los de la clase de los HBCD). Recordemos que una de las fuentes de contaminación real, aunque indirecta de productos polibromados, está también relacionada con el consumo de grasas de productos animales ya que, presentes en el medio ambiente, quedan acumulados en él. Se está empezando a desarrollar la utilización de compuesto fosforado en lugar de polibromados, lo que constituye una evolución favorable. Directamente incorporados en las fibras de los tejidos, por ejemplo, son menos emisivos, aunque todavía no se conoce perfectamente su toxicidad.

Los ftalatos

Ampliamente utilizados, en especial para flexibilizar los plásticos, plastificantes, no todos deben considerarse de la misma manera. Según los datos de que disponemos actualmente, algunos tienen un índice de migración bastante acusado, aunque desdeñable en otros. Como la información es globalmente imperfecta, la norma debería ser la prudencia:

Selección de productos	Explicaciones
Juguetes para niños, alfombras para juegos, revestimientos de suelo, y todo lo que pueden llegar a tocar y a meterse en la boca: comprad solamente productos «garantizados sin ftalatos» (ver también la tabla de juguetes).	Preguntad sistemáticamente a los vendedores la composición de los objetos y, ante la mínima duda, absteneros de comprarlos. Aunque los ftalatos más peligrosos están prohibidos para los niños menores de tres años (juguetes y artículos de puericultura): DEHP, DBP, BBP, así como DINP, DIDP y DNOP cuando hay el riesgo de que se los lleven a la boca, se puede considerar que otros, autorizados, requieren evaluaciones reforzadas.
Nada de prendas de vestir, en especial camisetas, ni pijamas para niño con impresiones plastificadas.	Difusión y posible migración de diversos ftalatos.
Evitar el PVC, y los plásticos flexibles en general.	Aunque no todos son idénticos, ¿acaso no se impone la prudencia? Y sobre todo no calentarlos, en especial los de los envases alimentarios.

Selección de productos	Explicaciones
Nada de comprar cosméticos ni productos de belleza que contengan ftalatos.	Prestad atención (cremas diversas, lápices de labios), muy especialmente las mujeres embarazadas. Leed las etiquetas, aunque no siempre son comprensibles; en cambio, siempre podéis preguntar al vendedor.

Con estas sencillas medidas es posible limitar la exposición a los ftalatos. Entre estos, algunos, como el DEHP y el DBP, se encuentran entre los que las autoridades han identificado como susceptibles de una «acción prioritaria». ¡Y sin embargo se encuentran todavía presentes en múltiples productos!

Aditivos alimentarios (presentes igualmente en ciertos productos cosméticos y medicamentos)

Se utilizan como conservantes o para limitar los riesgos de degradación de los productos (antioxidantes), pero no son necesariamente unos productos anodinos.

Consejos	Explicaciones
E320 para el BHA y E321 para el BHT (su compuesto cercano).	Antioxidante fácil de localizar en las etiquetas de los productos alimentarios y cosméticos. Es probable que las exposiciones ocasionales no provoquen ningún problema, pero sería mejor disponer de más estudios independientes.
E310 galato de propilo.	Un antioxidante utilizado para la conservación de los alimentos grasos y en cosmética.
E214 a E219 indican la presencia de parabenos.	Podemos encontrarlos como conservantes a la vez en los alimentos, los cosméticos y los medicamentos. También los hay de forma natural y en baja concentración en las frutas. No es deseable una exposición importante y regular a través de los productos industriales, sobre todo en el ámbito de la cosmética (aplicación sobre la piel); su uso está en regresión.

Leer las etiquetas permite limitar fácilmente la exposición a estos aditivos que se considera que pueden ser perturbadores endocrinos.

Pesticidas

Entre los pesticidas, algunos de la clase de los organofosforados están considerados como perturbadores endocrinos, aunque por suerte de muy débil acción.

Selección de productos	Explicaciones
Optad por los productos **bio** para limitar el riesgo de exposición.	Una cuarentena de pesticidas organofosforados son considerados perturbadores endocrinos.

Consumir productos bio es una de las soluciones más fáciles para limitar la exposición a los PE.

Alquilfenoles, etoxilatos de nonilfenoles; éteres de glicol; resorcinol

Incorporados en múltiples productos como aditivos (coadyuvante, detergentes...).

Selección de productos	Explicaciones
Optad por productos de limpieza y por pinturas con etiquetado eco, sin alquilfenol; vigilad también las prendas de vestir (sin NPE) y diversos productos cosméticos.	Leed bien las etiquetas y preguntad a los vendedores, evitad los que tengan alquilfenoles; cuidado también con ciertos cosméticos y champús que los puedan contener. En 2012 Greenpeace denunció su presencia en muchas prendas de vestir (consultad las marcas incriminadas en el dosier «Puntadas tóxicas: El oscuro secreto de la moda»*) en forma de NPE (etoxilatos de nonilfenoles) que se degradan en NP (nonilfenoles), una sustancia que se considera «prioritariamente peligrosa» y un potente perturbador endocrino (en teoría en Europa los productos no deberían contener más del 0,1%).

Selección de productos	Explicaciones
Elegid productos «sin fenoxietanol» y «sin butoxietanol» para los cosméticos y todos los productos en contacto con la piel.	Los éteres de glicol, de toxicidad variable, están presentes en múltiples productos domésticos, pinturas, colas, barnices y diversos productos cosméticos. Es de estos últimos de los que debemos desconfiar ante todo; especialmente usados en los desodorantes, los encontramos también en medicamentos.
Resorcinol: a limitar.	El resorcinol puede estar presente en los productos capilares (tintes para el cabello). Este compuesto puede ser igualmente utilizado en la industria del caucho y para la fabricación de colas. Por suerte es poco tóxico.

* Descargable en la dirección: http://www.greenpeace.org/espana/Global/espana/report/contaminacion/detox.pdf [Véase también http://www.greenpeace.org/espana/es/]

Es posible limitar la exposición a los alquifenoles y a los éteres de glicol mediante simples medidas, pidiendo sencillamente información a los vendedores.

Triclosán

Se trata de un biocida, antiséptico, que limita el desarrollo de microorganismos, aunque con diversos efectos indeseables.

Selección de productos	Explicaciones
Dentífricos y diversos cosméticos (jabones líquidos, desodorantes en especial): evitad aquellos que contengan triclosán.	Leed bien las etiquetas para evitar el contacto regular con este producto biocida clasificado como perturbador endocrino.

Metales

Los metales, los metales «traza» y otros compuestos mixtos pueden encontrarse en múltiples productos.

Consejos	Explicaciones
La exposición al **aluminio** debe reducirse igual que al **cadmio**, el **antimonio** y el **tributiletano**. Pero, jerarquizando, el cadmio es un cancerígeno probado, potente perturbador endocrino, mientras que el impacto del aluminio es más modesto y solo se sospecha de sus efectos.	Todavía se encuentran sales de estaño en los revestimientos de suelo en PVC y materiales diversos en PVC. En otro tiempo se utilizaban como estabilizantes en ciertas pinturas (antifouling).

Filtro de las cremas solares

Omnipresente en una gran cantidad de cremas solares convencionales.

Consejos	Explicaciones
Las etiquetas con la mención 4-MBC, benzofenonas entre otras o simplemente **filtros anti-UV** indican la posible presencia de perturbadores endocrinos.	En las cremas solares se utilizan diferentes tipos de filtros. Aquellos que pueden contener PE son los filtros anti-UV. No obstante, tienen un impacto que por suerte continúa siendo limitado para la salud, ya que sus aplicaciones son reducidas en el tiempo, por lo tanto es fácil evitarlas si leemos las etiquetas. Aunque su impacto sobre el ecosistema no es desdeñable.

Es posible limitar su uso, ante todo para el medio ambiente.

9

LOS PRINCIPALES METALES TRAZA Y OTROS ELEMENTOS MIXTOS

Para evitar una exposición crónica al cadmio

Consumid productos bio, informaos sobre los métodos agrícolas para los productos convencionales y evitar el consumo de productos cultivados cerca de fábricas que pueden emitirlo. Ciertamente no siempre es sencillo obtener este tipo de información, ya que los alimentos pueden venir de muy lejos, de ahí el interés de convertirnos en un «locavore» prevenido que consume productos de proximidad.

Pero la norma absoluta es, antes que ninguna otra, no fumar. En caso de tabaquismo, siempre es posible aplicar estrategias para dejarlo (pág. 206).

Para evitar una exposición crónica al mercurio

Normas para las amalgamas dentales
Concretamente, deberíais cambiaros vuestras viejas amalgamas progresivamente «sin esperar más», sobre todo si tenéis varios tipos de metales en la boca, aunque con múltiples precauciones, por supuesto. Hay que reemplazarlas por compuestos de calidad, sin bisfenol A, pero no cualesquiera, o por cementos de cristal ionoméricos. La Comisión Europea indica: «Los materiales sin mercurio han sido objeto de continuas mejoras técnicas en los

últimos años, y esta tendencia debería proseguirse.» La Comisión recomienda «actuar inmediatamente para eliminar el uso del mercurio en odontología». Comentádselo a vuestro dentista. Todos los cuidados de mantenimiento son reembolsados en Francia por la Seguridad Social (amalgamas, composites o cementos de cristal ionoméricos). [La Seguridad Social española no cubre gastos de odontología que no sean extracciones o cirugía maxilofacial.]

Pescados que debe evitarse consumir durante el embarazo
Las tablas de los pescados a evitar varían según los países, los análisis y sobre todo las zonas de pesca o de criadero... Es forzoso constatar que el nivel de información es todavía insuficientemente preciso.

- Lubina común
- Emperador (importación)
- Esturión (salvaje)
- Mero oualioua

- Rescaza (Pacífico)
- Tiburón
- Escorpeno
- Atún rojo

Algunas normas para limitar la exposición al plomo

- En el ámbito doméstico, comprobad que vuestra vivienda no contiene pintura de plomo (revisión antes de comprar o alquilar). Si se diera el caso, dirigíos a profesionales para que procedan a una evaluación precisa y decapen las partes sospechosas.
- En el ámbito profesional, en el caso de trabajar en ciertas fábricas, seguid y adoptad las medidas de protección adecuadas bajo la supervisión de la medicina laboral.

Algunas normas para limitar la exposición al antimonio

- No reutilicéis las botellas de plástico, sobre todo para poner en ella zumos de fruta.
- Optad, pensando también en el planeta, por botellas de cristal, incluso si el coste del carbono puede ser más elevado. El plástico no se recicla perfectamente e invade los fondos de los mares.

Otros metales

Lista de los aditivos que contienen aluminio

Código	Nombre	Alimento afectado	Efecto sospechoso
E173	Aluminio	En muchos productos alimenticios	Se sospecha que los compuestos a base de aluminio pueden propiciar la enfermedad de Alzheimer, el Parkinson y también diversos trastornos digestivos; sin embargo, el grado de asimilación por parte del organismo es muy variable, siendo probablemente el más débil el silicato de aluminio, si está bajo una forma convencional, es decir no nano.
E520 a E523	Sulfatos de aluminio	Salmueras, frutas y verduras confitadas	
E541	Fosfato de aluminio	Polvo sintético para subir la masa	
E554 a E559	Silicato de aluminio	Antiaglomerantes en diversos productos	
E1452	Octenil succinato de almidón y aluminio	Emulsionante	

Para conocer el índice de aluminio de vuestra agua del grifo: www.eaupotable.sante.gouv.fr

10

AGUAS DEL GRIFO-
AGUAS EMBOTELLADAS:
EL ETERNO DILEMA

	Agua del grifo	Agua embotellada
Sabor a cloro	Posible	Ausencia
Caliza	Concentración ocasional Sin impacto en la salud	Proporción de calcio variable
Nitrato	Proporción variable según las regiones de Francia	Índice variable, a menudo débil
Aluminio	Dieciséis millones de franceses están expuestos a él debido a antiguos métodos de tratamiento	Posible en una cantidad muy débil; relacionado con el fondo geoquímico natural
Residuos de pesticidas y otros productos contaminantes	Insuficientemente evaluada, sobre todo por lo que se refiere a los metabolitos de los pesticidas	Posible presencia de metabolitos de productos químicos, teniendo en cuenta la generalizada contaminación
Residuos de medicamentos	El 75% de las muestras extraídas en agua de superficie y subterránea demuestran la ausencia de residuos de medicamentos	

	Agua del grifo	Agua embotellada
Perturbadores endocrinos	Posibles, especialmente en cuanto a los residuos de pesticidas en determinadas aguas Sin evaluación comunicada acerca del eventual relanzamiento de las partículas (bisfenol, etc.) de los revestimientos de las tuberías de las instalaciones	Posibles, según algunos investigadores, debido, probablemente, al contenido de las botellas de plástico, y sin evaluación comunicada sobre el eventual relanzamiento de las partículas (bisfenol, etc.) de las tuberías de las instalaciones, del transporte y del embotellado
Nanopartículas de origen industrial esparcidas en la naturaleza	Sin información	Sin información
Riesgo microbiológico (bacterias, virus, parásitos)	Bajo	Bajo
Coste del agua	Hasta 300 veces menos cara que el agua embotellada	Hasta un 30% del precio de la botella, según las marcas, está destinado al marketing
Información al consumidor	Sensible mejoría, especialmente gracias a la posibilidad de consultar la calidad de las aguas de vuestro municipio (aunque la información es todavía incompleta)	Limitada, ya que no existe la obligación de indicar la totalidad de los compuestos químicos que pueden estar presentes (perturbadores endocrinos, nanopartículas...) ni el aspecto bacteriológico, aunque por supuesto los industriales y los servicios públicos realizan controles. Etiquetas insuficientemente explícitas

A veces se indica el grado de turbiedad, que indica la cantidad de partículas en suspensión en el agua. Se mide en unidad de turbiedad nefelométrica (NFU): un agua de calidad va de $\geq$ 0,5 NFU, aceptable (límite de calidad) hasta 1 NFU. Elevados valores de turbiedad pueden volver el agua más o menos turbia y perturban la eficacia de los tratamientos, en especial el de desinfección (cloro, UV) lo que comporta un riesgo incrementado de contaminación bacteriológica.

11

ESAS PEQUEÑAS
BESTIAS INDESEABLES
EN VUESTRO HOGAR

	Remedios naturales a probar	Productos naturales comercializados*
Hormigas	• Sal, poso de café, pimientos a colocar en sus trayectos.	Emulsión de extracto de plantas como el neem, que es un árbol asiático.
Polillas	• Saquitos de lavanda. • Aceite de madera de cedro.	Trampas a base de feromona (hormona sexual) para atraerlas y luego tira cola para aprisionarlas; existen también repulsivos con diversos aceites esenciales.
Mosquitos	• Trampas con agua azucarada y levadura de panadero en una botella.	Repulsivos a base de extractos de plantas como el *Eucalyptus citriodora*.
Arañas	• Aceite esencial de castaño.	Polvo de microalgas con tierra de diatomea; también posible uso puntual de piretro extraído de la planta.

	Remedios naturales a probar	Productos naturales comercializados*
Cucarachas	• Trampas con cajitas en cuyo fondo colocamos fécula de maíz y agua.	Trampas listas para usar del tipo HoyHoy® con una superficie superpegajosa y un cebo alimentario.
Pulgas, garrapatas	• Buena higiene de los animales.	Mezcla de aceites esenciales.
Piojos	• Friccionad el cuero cabelludo con aceite por la noche. • Aceite esencial de lavanda.	Productos cosméticos bio etiquetados (se utilizan puros solo en el cuello de las prendas de vestir, diluidos en aceite detrás de las orejas).
Ácaros	Evitad todos los productos a base de permetrino y biocidas diversos. Cuidado con los productos «naturales», en especial aquellos a base de aceites esenciales (geraniol, neem) que pueden producir alergias. La norma debería ser sencillamente no usar productos tratados contra los ácaros, sean naturales o no. Haced lo posible por limitar la presencia de polvo. Optad por los suelos duros, por ejemplo de baldosas.	Un solo producto aconsejable, el bicarbonato de sosa: espolvoread el colchón, esperad dos horas y luego pasad el aspirador.
Chinches	Vaselina alrededor de los pies del mueble infectado; limpiad siempre muy bien la ropa de cama.	Los mismos que para las arañas.

* Existen diversas marcas (Aries® entre ellas...); pedid siempre información a los vendedores.

12

LA CONTAMINACIÓN DEL AIRE EN VUESTRA VIVIENDA

Aire interior

Estas etiquetas no aportan una garantía absoluta de inocuidad, pero se trata de un avance significativo ya que, al respetar mejor el medio ambiente, son por definición menos contaminantes.

NF Environnement, Norme Française environnement, etiquetado facilitado por la Afnor (Asociación Francesa de Normalización) que distingue los productos con un impacto más reducido sobre el medio ambiente a lo largo de todo su ciclo vital; son menos contaminantes, y menos peligrosos.

[En España, el control y la certificación de la producción agraria ecológica se lleva a cabo mayoritariamente a través de Consejos o Comités de Agricultura Ecológica territoriales, que son organismos dependientes de las Consejerías o Departamentos de Agricultura de las Comunidades Autónomas, o directamente por Direcciones Generales adscritas a las mismas. No obstante, tres Comunidades Autónomas han autorizado a su vez organismos privados para la realización de estas funciones, Andalucía, Castilla-La Mancha y Aragón. Como distintivo para que el consumidor pueda distinguir en el mercado los productos de la agricultura ecológica, todas las unidades envasadas, además de su propia marca, llevan una etiqueta (o contraetiqueta) numerada y un logotipo o anagrama específico, con el nombre y/o el código de la autoridad u organismo de control y la leyenda «Agricultura Ecológica». Ello significa que la finca o industria donde se ha producido o elaborado el producto, está sometida a los controles e inspecciones correspondientes de la Autoridad o del Organismo establecido al efecto en la respectiva Comunidad Autónoma. Constituye, a su vez, la única garantía oficial de que el producto responde a la calidad supuesta por el consumidor y cumple las normas establecidas en el Reglamento (CEE) 2092/91. Cada CA tiene su sello distintivo, pero además también se utiliza el oficial de EcoCert/SHC para la certificación de alimentos procedentes de la agricultura ecológica en España, uno oficial de España con la misma función y el EEE (Etiqueta Ecológica Europea) o Ecolabel. Recientemente se ha aprobado el RD 234/2013, de 5 de abril, por el que se establecen normas para la aplicación del Reglamento (CE) n.° 66/2010, relativo a la etiqueta ecológica de la Unión Europea.]

El **Ecolabel europeo** garantiza que se toman en cuenta diferentes criterios ecológicos, especialmente en el aspecto de la composición en productos químicos.

Fuentes de polución del hábitat	Medidas individuales para limitar el impacto
Cocción inadecuada de los alimentos (frituras, cocciones vivas...).	No quemar los alimentos. Nada de frituras o muy ocasionalmente. Lo ideal es la cocción a fuego suave, a fuego lento, como no hace todavía tanto tiempo en Europa. – Para las carnes y pescados, cocción: • al horno • caldos a fuego lento • con la sartén (con poca materia grasa), cuidado con los revestimientos antiadherentes, en especial aquellos a base de perfluorados (PFOA) (véase pág. 121). Optar idealmente por aquellos en inox o en fundición • con la olla a presión

Fuentes de polución del hábitat	Medidas individuales para limitar el impacto
Cocción inadecuada de los alimentos (frituras, cocciones vivas...) *(continuación)*	– Para las verduras y féculas, cocción: • al vapor, estofadas • al horno • hervidas con agua • en olla a presión Hay que elegir también los utensilios de cocina adecuados, en inox o madera sin tratar.
Muebles nuevos, especialmente de materiales aglomerados	– Limitad el uso de maderas aglomeradas, lo ideal es no comprar ninguna, pueden emitir productos como el formaldehído durante años; inclinaos por los muebles de madera maciza, mientras preguntáis al vendedor por los tratamientos a la que ha sido sometida. Si compráis el mueble lo menos tratado posible, luego podéis pintarlo y barnizarlo con productos poco emisivos (Ecolabel especialmente). – Otra posibilidad, optad por muebles de ocasión (una solución menos cara), siempre sin madera aglomerada. – Lo ideal, dejad el mueble nuevo adquirido y todos los que hayan sido tratados durante unas semanas en un local como un garaje, pero ventilado, para que los compuestos orgánicos volátiles puedan evaporarse. – Elegid mesas y estantes de cristal. – Para dar brillo a vuestros muebles de madera, usad cera de abeja virgen.
Productos de limpieza doméstica y detergentes	Las normas absolutas son: – limitar su uso – elegir los etiquetados **NF Environnement**, **Ecolabel** [En España existe, además, la etiqueta de la Sociedad Española de Normalización y Certificación (AENOR), concedida a aquellos productos fabricados en el país que se adaptan a las normas técnicas voluntarias UNE de criterios ecológicos.]

Fuentes de polución del hábitat	Medidas individuales para limitar el impacto
Productos de limpieza doméstica y detergentes *(continuación)*	– elegirlos **sin perfume convencional, sin colorante que no sea bio.** Productos de limpieza: – Inútil encarnizarse con la lejía. Debe utilizarse con mucha moderación (en caso de moho) y ventilar siempre bien tras su uso. No utilizar si tenéis hipersensibilidad a los productos químicos. – Un trapo húmedo basta para quitar el polvo; la fregona (con mango) para el suelo, usando productos ecoetiquetados o bien un poco de jabón negro líquido o vinagre blanco. – Como antisépticos o desengrasantes utilizar también vinagre blanco, bicarbonato de sosa (ver cuadro más adelante) o jabón bio. Pueden ser, por supuesto, menos «corrosivos» que los productos convencionales, pero eficaces a pesar de todo, y mucho mejores para la salud. – Cada vez son más numerosas las marcas a base de jabón vegetal o de bicarbonato, sin hablar del jabón de Marsella o de Alepo los suelos y las superficies alicatadas con un poco de aceites esenciales. Debe destacarse también Biolav® como gel limpiador de sanitarios sin perfume. Vajilla: Diferentes marcas proponen productos como Ecodoo®, Étamine du lys®, citados antes; el brillo queda garantizado sencillamente con un poco de vinagre blanco. Colada: Elegir preferentemente los detergentes en polvo; los líquidos contienen más compuestos, sobre todo de «biocidas» contra los compuestos orgánicos.

Fuentes de polución del hábitat	Medidas individuales para limitar el impacto
Productos de limpieza doméstica y detergentes *(continuación)*	Nuestra selección: jabón de Marsella rallado, los detergentes bio en polvo, Sonett® polvo [lo distribuye Bio Bio de Madrid]. Por otra parte, Persil® [en España se comercializa como Wip] 0% sin perfume, sin colorante, es fácil de encontrar en grandes superficies (aunque se trata de un detergente líquido), gamas Ecover® [lo comercializa en España la web Ecomarket], Arbre Vert® y Rainette®. **No utilizar jamás suavizante, sobre todo aquellas personas hipersensibles a los compuestos químicos, sino un poco de vinagre blanco en el aclarado.**
Ambientadores de atmósfera	Además de airear y ventilar bien mediante VMC (ventilación mecánica controlada): – Los malos olores **no deben combatirse con bombas aerosoles perfumadas, añaden contaminantes** a vuestro aire interior, a menudo de forma muy considerable. – Colocad bolsitas de lavanda como antaño, lo que contribuye además a alejar las polillas. – Utilizad bicarbonato sódico. Para los aseos, eventualmente, podéis usar ocasionalmente productos lo menos emisivos posible, en líquido o en gel, tipo Air Wick® con mecha de lavanda. Cuidado con los aceites esenciales, incluso bio, son más o menos emisivos de compuestos orgánicos volátiles, sobre todo si los calentamos (los convencionales pueden ser sintéticos). **Las menciones «natural» o «nature» no corresponden a ninguna reglamentación precisa**: ¡cuidado con la publicidad!
Productos de bricolaje	– No almacenar productos de bricolaje dentro de casa, sino en un local exterior o en el garaje. – Seleccionad los que tengan etiqueta Eco.

Fuentes de polución del hábitat	Medidas individuales para limitar el impacto
Productos de bricolaje *(continuación)*	Siempre, al final del bricolaje: pasar la aspiradora, luego un trapo o una fregona húmeda para eliminar el polvo y diferentes partículas, especialmente en caso de colocación de fibra de vidrio o de roca. [Tres cuartas partes de los países que disponen de programas de etiquetado ecológico pertenecen a la GEN (la Red de Etiquetado Ecológico Mundial, entre ellos España).Varias CC.AA. disponen de organismos para otorgar la EU Ecoetiqueta, incluyendo el sector del bricolaje.]
Desatascar las cañerías	Preparación adaptable en función del grado de obstrucción: 100 g de bicarbonato de sosa, un poco de sal, 50 cl de vinagre blanco. Introducir en la cañería y, media hora después, verter agua hirviendo en cantidad suficiente.

Alternativas sencillas y económicas

Productos	Posible uso
Vinagre blanco	Limpiador, desengrasante (vasos, jarra, cacerola, mármol, pero también plata), desinfectante (suelo: mezclar en el cubo de agua), desincrustante (hervidor: ½ vaso en pequeño electrodoméstico y calentar, dejar reposar un poco y vaciar), suavizante para la ropa (½ vaso en la lavadora durante el lavado).
Limón	Desodorante, limpiador de cobre especialmente, decapante
Bicarbonato de sosa	Limpiador (baldosas, cristales, sanitarios: 1 cuchara sopera para 5 litros de agua; vajilla: añadir ½ cuchara sopera al producto lavavajillas), decapante (placa eléctrica, horno: no diluir demasiado, aplicar y dejar durante una noche, luego aclarar), suavizante y blanqueador de la colada (aproximadamente 2 cucharas soperas a espolvorear sobre la ropa), también contra los ácaros y el moho siguiendo el mismo protocolo. Otros usos como herbicida: espolvorear ligeramente.

Plantas con propiedades descontaminantes*

Plantas	Efectos neutralizantes	Precauciones
Azalea	El amoníaco, presente en los productos de limpieza tradicionales.	Las hojas de algunas especies de azalea pueden ser tóxicas si se ingieren.
Crisantemo	El tricloroetileno, presente en las pinturas y los disolventes.	
Ficus	El formaldehído, sustancia cancerígena presente especialmente en las colas (moquetas, muebles, etc.).	La ingestión de hojas de ficus puede causar un poco de diarrea. No se ha descrito ninguna intoxicación grave.
Cintas (Chlorophytum)	El monóxido de carbono y el formaldehído.	
Hiedra	El benceno, disolvente frecuentemente utilizado en las pinturas, las tintas, las materias plásticas o los detergentes.	Las hojas, y sobre todo las bayas de hiedra, son tóxicas (trastornos gastrointestinales), si se ingieren en una cantidad importante.

* Fuente: Association Santé Environnement France, estudio a profundizar.

13

LAS PINTURAS Y LOS PAPELES PINTADOS

Los diferentes tipos de pinturas

Las pinturas contienen disolventes que pueden ser de aceite o al agua; unas argamasas a base de resinas sintéticas, pero también a base de aceites vegetales (lino...), de resina de pino, de cera de abeja e incluso de caseína; unos pigmentos a base de metales traza, pero también (elegid estos preferentemente) los naturales a base de tierra de Siena, de óxido de hierro, aunque también de té y de muchas otras plantas.

- Las pinturas «de aceite» son pinturas gliceroftálicas con muchos disolventes (hidrocarbonatos, hidrocarburos con núcleos bencénicos, como xileno o tolueno; hidrocarburos alifáticos; disolventes oxigenados de tipo acetona...).
- Las pinturas «al agua» también pueden contener disolventes de tipo hidrocarburos, alcoholes o éteres de glicol, aunque aquellos identificados como más peligrosos ya no sean utilizados (hay dudas para muchos productos). La ausencia de olor no quiere decir que no haya compuestos volátiles sospechosos.

Vuestra selección:

- Idealmente, pintura de tipo cal.
- Pintura que lleve la etiqueta «bio», **NF Environnement** y **Eco-label** ofrecen una mínima garantía aunque pueden contener disolventes en menor cantidad. [En España, la pintura Sate Vital lleva etiqueta Ecolabel.]

- Existen también unas capas de arcilla fáciles de aplicar, del tipo Argil Déco®. Absorben los olores y tienen unas propiedades indirectamente antialérgicas, en el sentido de que evitan productos a base de disolventes sintéticos.

Consejos:
- Comprobad que la lista de compuestos esté bien indicada.
- Desconfiad de todos los botes con menciones del tipo: «No utilizar en un local cerrado», «no inhalar los vapores»...
- Preguntad al vendedor sobre el carácter emisivo o no de los compuestos. Él debe saberlo, y su función es informaros; normalmente el etiquetado solo os informa en parte. Optad por productos «A». Evidentemente elegid solo pinturas que emitan el mínimo posible de compuestos orgánicos volátiles quince días después de su aplicación.
- En cualquier caso, no dormir jamás en una habitación que acaba de ser pintada. Esperad al menos quince días.

Papeles pintados

Raros son los papeles pintados estrictamente a base de papel. Generalmente contienen vinilo expandido con ftalatos que sirven de plastificante al PVC. Pueden incorporarse diversos aditivos. Las tintas también pueden emitir compuestos orgánicos e incluso formaldehído. Solicitad papeles pintados sin ftalatos y, a ser posible, sin PVC.

14

LOS SUELOS DE LAS VIVIENDAS

Las moquetas

Plantean múltiples problemas, en especial a causa de ciertas colas utilizadas que desprenden disolventes compuestos orgánicos volátiles a través de las fibras naturales o sintéticas.

Optad por moquetas que tengan un reverso de fieltro que pueda engancharse sobre velcro (banda adhesiva sin uso directo de cola).

La marca **Gut** garantiza, asimismo, una baja emisión de compuestos. Entre las colas menos emisivas figura la etiqueta **Emicode**. [En España existen tanto la marca Gut como la etiqueta Emicode. El Emicode® es un sello que garantiza bajas emisiones de COV en el aire en los adhesivos, selladores, barnices y otros productos de parquet de la construcción. Cualquier producto etiquetado con el sello Emicode debe contener menos de 0,5% m / m disolventes, donde un disolvente se define como COV con punto de ebullición de máx. 200 °C.]

Los parquets o entarimados

La vitrificación de los parquets, aunque no tengan olor residual y sequen rápidamente, desprende diversos compuestos entre los cuales, a menudo, éteres de glicol.

No instalar nunca sin protección especial y, sobre todo, evitarlo terminantemente en presencia de niños pequeños y de mujeres embarazadas.

Los revestimientos de suelo en PVC contribuyen de manera importante a la presencia de ftalatos en el polvo de las viviendas.

15

TEXTILES DEL HOGAR Y COLCHONES

Las sustancias menos tratadas son la lana y la seda.

Ropa de casa

Etiqueta	Características
Ecolabel EU [Existen marcas en toda España con esta etiqueta.]	Una de las etiquetas que asegura una de las mejores garantías.
Oeko-Tex Confianza textil [En Barcelona, Girona y Valencia existen empresas textiles que llevan esta certificación.]	Una marca privada, bastante recomendable de entrada para la gama estándar 100, ya que en principio no lleva colorantes sensibilizantes ni tintes prohibidos en Europa.
Otras etiquetas (son muchas las que se reivindican como «naturales» o quieren sugerirlo).	Aunque sean de origen natural, muchos productos pueden haber sufrido múltiples tratamientos muy contaminantes a veces. **No dejarse engañar.**

Colchones recomendados por la asociación Sos-Mcs

Marcas	Características
Futon bio	Colchón bio (http://www.futonselection.com)
Coco-mat	A base de algas, lino, lana y algodón (http://www.coco-mat.com)
Stoll	Posibilidad de encargarlo sin aditivos

16

GUÍA PARA ELEGIR LOS JUGUETES
DE VUESTROS HIJOS
SIN SENTIROS CULPABLES

Naturaleza del juguete	Precauciones
Juguetes de plástico	Igual que para lo alimentario, hay que ir con cuidado con los que presentan las cifras 7 en un pequeño triángulo (véase pág. 269). Prudencia también con aquellos que lleven las cifras 3 y 6, ya que pueden contener bisfenol A. El bisfenol A fue prohibido en Francia en enero de 2013 para los envases alimentarios destinados a niños, ¡pero no en toda Europa! Los ftalatos, los flexibilizantes de plásticos que se consideran más peligrosos: DEHP, DBP, BBP, están prohibidos para todos los juguetes y artículos de puericultura; DIDP, DINP y DNOP, para los juguetes destinados a ser llevados a la boca por los niños. Otros ftalatos irán siendo prohibidos en los años venideros, cuidado, pues. [En mayo de 2013, en España, el sindicato CC.OO. y las organizaciones Greenpeace, Ecologistas en Acción y Amigos de la Tierra se sumaron a una campaña de la Fundación Vivo Sano que pide al gobierno español que prohíba los envases de alimentos con Bisfenol. Véase, D. Valvi, «Prenatal Bisphenol A Urine Concentrations and Early Rapid Growth and Overweight Risk in the Offspring. Epidemiology 2013», *Inspira*, 21 de enero de 2014.]

Naturaleza del juguete	Precauciones
Juguetes textiles	Cuidado, pueden contener cantidad de sustancias sospechosas, colorantes, perfumes sintéticos y productos diversos, en especial antifuego. Pero los productos ignífugos son a menudo perturbadores endocrinos (véase pág. 275). La Comisión Europea acaba de prohibir en los juguetes el TCEP (tris-2-cloretil fosfato), un retardante de llama con propiedades CMR. Preguntad al vendedor.
Juguetes de madera	Nos decimos: ¡ya tenemos la solución! Mala suerte, pueden haber sido tratados especialmente y desprender formaldehído, así como otros productos que pueden provocar irritaciones y alergias... Elegid únicamente maderas no tratadas, sin barnices y sin pintura potencialmente tóxica (pueden haber trazas de plomo especialmente y de otros metales). El problema es que no siempre es fácil aclararse, ya que las informaciones son prácticamente inexistentes.
Juguetes metálicos	También en este caso se pueden encontrar diferentes sustancias bien dudosas: cadmio, níquel, incluso plomo...

No desesperéis, hay algunas normas para elegir mejor los juguetes, más allá del hecho de que vosotros y vuestros hijos podéis fabricar algunos de muy ingeniosos con muchas materias controladas.

Criterios de selección de los juguetes:
- Sin perfume.
- Sin bisfenol A (7 y prudencia con el 3 y el 6) para lo que pueda ser llevado a la boca.
- Sin ftalatos (aunque no todos deban considerarse igual).
- Sin productos ignífugos (lo que a pesar de todo hoy en día resulta difícil).
- Con marcación CE (conformidad europea). La responsabilidad del fabricante está —teóricamente— comprometida.

- Con etiqueta «bio» (aunque todavía no existe un Ecolabel europeo), **Oeko-Tex** 100 y 1.000, **Nordic Swan**, **Spiel Gut** (no siempre fáciles de encontrar). [Hay delegaciones de OEKO-TEX en Valencia y Alicante, y varias empresas que fabrican en España tienen la certificación de Nordic Swan.]

También podéis consultar la página www.wecf.eu de las mujeres europeas que trabajan por un medio ambiente más saludable.

Directiva sobre los juguetes y artículos de puericultura en PVC blando que contengan ftalatos

«La Comisión Europea prohíbe el uso de ftalatos en los juguetes infantiles.

»Hay seis ftalatos prohibidos en este tipo de juguetes: el di-isononilftalato (DINP), el di-(2-etilhexil)ftalato (DEHP), el ftalato de dibutilo (DBP o DNBP), el ftalato de disodecilo (DIDP), el di-n-octilftalato (DNOP) y el bencil n-butil ftalato (BBP).

»El año 2005, una directiva de la UE (2005/84/EC) hizo permanente la prohibición. La directiva ampliaba la prohibición a los artículos de puericultura, ya que son también susceptibles de que los niños pequeños se los lleven a la boca. Cuando se habla de artículos de puericultura, se hace referencia a cualquier producto destinado a facilitar el sueño, la relajación y la higiene así como la alimentación y la succión de los niños.»*

   * http://europa.eu/legislation_summaries/internal_market/single_market_for_ goods/technical_harmonisation/l32033_es.htm

---

17

LOS COSMÉTICOS

Conviene seleccionar mejor los productos cosméticos, igual que la primera postura sigue siendo la de utilizarlos lo menos posible, a pesar de que la normativa europea tiende a mejorar. Los productos básicos son un jabón lo más natural posible sin añadido de diversos compuestos químicos sintéticos (Marsella, Alepo...), un champú bio y una hidratante facial bio para aquellos que la necesiten.

Productos cosméticos bio

- **Cosmebio** (el 95% de los ingredientes deben ser de origen natural).
- **Cosmos, Cosmos Organic** «carta cosmebio» (ausencia de perfumes, de colorantes, y de conservantes sintéticos, de OGM). Este etiquetado se utiliza a escala europea.
- **Ecolabel EU** (uno de los primeros, común para todos los países de la Unión Europea).
- **BDIH** (esta etiqueta alemana certifica que las materias primas no proceden de la petroquímica ni son de origen animal).
- **Nature et Progrès** (una de las mejores gamas de productos con el 100% de compuestos bio).

Otras marcas como Ballot-Flurin® [distribuidora en España: La Abeja Egipcia] y numerosos productos vendidos por diferentes tiendas bio como las Biocoop, reúnen criterios de calidad. Esta lista no es exhaustiva pero representa ya una buena selección de productos. [Todas estas marcas y certificaciones se utilizan en España además de IMO-Controol (www.imo-control.net) Este sello independiente del Instituto de Ecomercado suizo y la Asociación española Vida Sana, garantiza la ausencia en la composición de los productos cosméticos de perfumes artificiales, derivados del petróleo como siliconas y parafinas, conservantes sintéticos y en general sustancias de síntesis química que puedan resultar agresivas para la piel, así como la ausencia de organismos que hayan sido manipulados genéticamente. Hay que fijarse también en el organismo certificador de los productos bio, uno de los más reputados desde hace tiempo es Ecocert (está indicado en la etiqueta). Tiene en España una filial, Ecocert Ibérica, que certifica con el sello de garantía Ambicert el cumplimiento normativo de seguridad y respeto por el medio ambiente de su actividad. *(El Distintivo de garantía de calidad ambiental es un sistema de etiquetado ecológico que se creó a través del Decreto 316/1994, de 4 de noviembre, de la Generalidad de Cataluña.)* En España, recientemente se ha aprobado el Real Decreto 234/2013, de 5 de abril, por el que se establecen normas para la aplicación del Reglamento (CE) n.º 66/2010 del Parlamento Europeo y del Consejo (del 25 de noviembre de 2009), relativo a la etiqueta ecológica de la Unión Europea. A través de esta regulación se transfiere la gestión de la etiqueta ecológica a las Comunidades Autónomas (información de AEC).] Aunque algunos de estos productos bio todavía pueden perfeccionarse, presentan ya unos avances significativos para el consumidor.

Para los bebés y los niños pequeños

Lo ideal es limitar al máximo el uso de cosméticos y demás toallitas refrescantes desechables totalmente inútiles, algunas de las cuales pueden contener compuestos controvertidos o bien alcohol.

Linimento oleocalcáreo sin conservantes, el jabón de Marsella (aunque según el tipo de piel y no todos los días, pues reseca), o bien un jabón «supergraso» (Syndet®) para las pieles sensibles o atópicas. Si queréis realmente otras cremas para el pañal, cremas protectoras o hidratantes, optad preferentemente por productos bio, del tipo gama cosmética para el bebé bio Le Sens des Fleurs® y aquellos que lleven las etiquetas antes citadas. Pensad en las limpiadoras sin jabón. El agua utilizada debe ser lo más pura posible; no olvidar jamás la importancia de una buena higiene de las manos para la persona que se ocupa del bebé. Los champús son inútiles, los geles de lavado del cuerpo (bio) suficientes, incluso para el pelo; nada de talco (riesgo de que se apelmace a nivel de los pliegues). Nada de productos que contengan: fenoxietanol, parabenos, EDTA (ácido etilenediaminotetraacético), dióxido de titanio, hidróxido de aluminio, metilisotiazolinona o perfumes sintéticos.

Recetas

Nuestros antepasados tenían también algunas fórmulas para los cosméticos[127] en las que podríais inspiraros bajo supervisión médica o de vuestro farmacéutico (las damos sobre todo a título indicativo).

Mascarilla de noche

Harina de cebada	90 g
Miel blanca	35 g
Clara de huevo	1 g

Crema suavizante

Aceite de vaselina	10 g
Aceite de almendras dulces	10 g
Esencia de lavanda	1 g
Esencia de romero	1 g
Tanino	5 g
Bálsamo del Perú	1 g

Crema para pieles grasas brillante

Tintura de benjuí	1 g
Bórax	2 g
Lanolina	10 g
Aceite de almendras dulces	30 g
Agua de flor de naranjo	30 g
Tragacanto	0,50

Pomada calmante (pruritos)

Lanolina	5 g

Cremas faciales suavizantes

Aceite de almendras dulces	125 g
Aceite de oliva	125 g
Cera virgen	15 g

Crema astringente y tónica (para los rostros con acné y arrugas)

Vaselina	60 g
Lanolina	60 g
Ranúnculos	40 g
Almizcle	0 a 15

Loción contra la piel flácida o las arrugas

Agua de rosas	100 g
Claras de huevo n.° 4	15 g
Aceite de almendras dulces	15 g

Hervir hasta lograr una consistencia de pomada: aplicar por la noche.

En compresa (arrugas)

Agua de rosas	200 g

127. *Hygiène du visage, formulaire cosmétique et esthétique*, por el doctor Paul Gastou, París, Librairie Baillière, 1913.

Vaselina 15 g

Piel sensible (herpes)
Leche de almendra 150 g
Agua de rosas 150 g

Fórmulas de aguas de Colonia
Esencia de limón 40 g
Esencia de romero 8 g
Esencia de bergamota 60 g
Esencia de cidro 12 g
Esencia de nerolí 8 g
Esencia de alhelí 17 g
Esencia de lavanda 8 g
Esencia de geranio 8 g
Alcohol de 90° 1.000 g

Agua de Colonia J.-M. Farina
Esencia de bergamota 100 g
Esencia de limón 100 g
Esencia de Portugal 60 g
Esencia de lavanda 20 g
Esencia de romero 20 g
Esencia de pequeños cereales 20 g
Esencia de nerolí 10 g
Esencia de rosas 10 gotas
Extracto de milflores 100 g
Benjuí a la vainilla 10 g

Tinte vegetal de nogal y de henna
A. Tinte de henna
Henna en polvo 50 g
Agua destilada de rosas 100 g
Alcohol de 90° 80 g
Agua destilada simple Q.S. p. 300 cl
B. Infusión de cáscara de nuez
    Cáscara de nuez triturada
    y dejada veinticuatro horas
    en la bodega 1.000 g
Alcohol de 90° 1.000 g
Dejar macerar de ocho a quince días
Mezclar
A. Tinte de henna 100 g
B. Infusión de cáscara de nuez 50 g

Leche de almendra espesa 50 g
Agua de laurel cerezo 10 g
Agua destilada de rosas 140 g
Glicerina neutra 50 g
Extracto de violeta 5 gotas

Tinte rubio
Vino blanco 500 g
Ruibarbo 159 g
Hervir para reducir a la mitad, colar.
Empapar el cabello. Dejar secar.

Tinte castaño claro
Tinte vegetal de henna y de agalla
Henna en polvo 50 g
Agalla en polvo 30 g
Hojas de nogal en polvo 20 g
Alcohol de 90° 80 g
Agua destilada de rosas 100 g
Glicerina neutra de 30° 6 g
Esencia de ylang-ylang 0,60 g
Colar el tinte después de sacar la
grasa; luego lavar

18

LA ROPA

Os indicamos las etiquetas de las que podemos fiarnos actualmente (no todas son bio, es decir procedentes de la agricultura biológica para las fibras naturales).

Elegid en primer lugar vuestras prendas de vestir y vuestra ropa interior, cuando podáis, entre estas (lista no exhaustiva).* Estos sellos están generalmente destacados con una etiqueta:

• Ecolabel europeo: ec.europa.eu/environment/ecolabel/*
• Bio equitativo: www.bioequitable.com* [La asociación Bio equitativa, creada en 2002, federa las pymes del sector agrobiológico concienciadas en la producción... Sitio internet: www.bioequitable.com Alter Eco propone numerosos productos alimenticios bio y de comercio justo.]
• Biogarantie: www.bioforum.be/* [Picando allí va a http://es.limafood.com/es-es que tiene varias distribuidoras en toda España de productos ecológicos alimenticios.]
• Biore: www.remei.ch*
• Max Havelaar: www.maxhavelaarfrance.org* [La marca Max Havelaar está presente en unos veinte países llamados «del Norte»: Alemania, Austria, Bélgica, España, Finlandia, Francia, Gran Bretaña, Italia, Irlanda, Noruega, Suecia, Suiza, Canadá, Dinamarca, Japón, Luxemburgo, Estados Unidos y Holanda, donde fue fundada en 1988.]
• Gots: www.global-standard.org/es/*

Los organismos garantizan también el origen biológico de los tejidos en Biogarantie, Biore.

La primera norma es también la de evitar los tejidos antimanchas, antiestáticos, antifuego, antiencogimiento, antiolores, antibacterianos, inarrugables/antiarrugas, impermeabilizados, o con impresión plastificada.

Por definición, todos estos tejidos están impregnados de numerosos compuestos químicos más o menos emisivos. El objetivo es el de limitar la exposición al perfluorado (PFC), a los alquilfenoles (como el nonilfenol...), a ciertos ftalatos y otros perturbadores endocrinos, y a determinados colorantes azoicos.

La segunda norma es, asimismo, la de empezar por lavar todo téxtil nuevo antes de ponérselo para liberarlo al máximo de los compuestos químicos que pueda llevar encima.

* El WWF, en su documento «Éco-conception des produits textiles-habillement» (2011), listó un cierto número de marcas aconsejables, de las que hemos retenido algunas.

19

EL AUTOMÓVIL

Interior de los vehículos (PVC, productos ignífugos, poli-bromados)

- Optad por los vehículos de ocasión. Contienen menos productos químicos en el habitáculo; la ausencia de olor, de «nuevo», está para dar testimonio de ello.
- Si compráis un coche nuevo, evitad aquellos que corran el peligro de tener una elevada concentración de compuestos volátiles según los análisis de asociaciones y que son los que más contaminan la atmósfera.
- No uséis desodorantes en los coches, sobre todo aquellos en forma de pastillas que liberan progresivamente unos compuestos volátiles muy sospechosos.

20

GUÍA DE LA MUJER EMBARAZADA

Productos alimenticios	**Elegir** – bio – recipientes de cristal, plásticos con el código 2, 4, 5 – productos convencionales, sin los aditivos más dudosos (véase pág. 261) – evitar algunos pescados (véase pág.139)
Productos para el cuidado del cuerpo (jabón, loción, champú...)	**Elegir** – bio – sin perfume, sin colorante sintético – sin triclosán (biocida) – champú neutro con pH 7 – nada de productos con espuma (irritante) para el baño
Prendas de vestir y ropa de cama	**Elegir sin** Antimanchas Antiestático Antifuego Antiencogimiento Antiolor Antibacteriano, antiácaros Carácter inarrugable, impermeabilizado... Impresión plastificada Poliéster Todos estos tejidos, por definición, están impregnados de muchos compuestos químicos más o menos emisivos.

Prendas de vestir y ropa de cama *(continuación)*	El objetivo es el de limitar la exposición a los perfluorados (PFC), alquilfenoles (como los nonilfenoles...), ciertos ftalatos y otros perturbadores endocrinos; algunos colorantes azoicos. **La norma es también empezar por lavar todo téxtil nuevo antes de usarlo** para quitarle el máximo de compuestos químicos que puedan llevar incorporados. **Elegir preferentemente algodón, lana, lino, cáñamo o seda no tratados.**
Mobiliario	Nada de muebles de aglomerado reciente
Abstenerse del bricolaje (pintura, barnices...)	

Índice

Prólogo   9

Introducción   15

1. Referencias   21

2. Aditivos y plásticos alimentarios.
   Los nuevos peligros a evitar   37

3. Los tóxicos. Itinerarios de los venenos   75
   Los pesticidas y sus residuos.   75
   Los perturbadores endocrinos   102
   Los metales traza y elementos mixtos tóxicos.   128

4. El problema del agua . . . . :   153

5. Aire interior. Hábitat, juguetes, limpieza, bricolaje:
   lo que podemos hacer nosotros   181

6. Cosméticos y textiles   209

7. Neutralizar los compuestos químicos.
   Los medios naturales   231

Conclusión. Perspectivas para el futuro   241

Guía de los tóxicos que debemos evitar   255
   1. Los diez mandamientos antitóxicos   257
   2. Proteger el hígado   259
   3. Los aditivos   261

4. Los OGM en vuestro plato 265
5. Los aromas 267
6. Envases y utensilios de cocina 269
7. Lo biológico 271
8. Los perturbadores endocrinos sintéticos 273
9. Los principales metales traza y otros elementos
   mixtos 281
10. Aguas del grifo-aguas embotelladas: el eterno
    dilema 285
11. Esas pequeñas bestias indeseables en vuestro
    hogar 289
12. La contaminación del aire en vuestra vivienda . 291
13. Las pinturas y los papeles pintados 299
14. Los suelos de las viviendas 301
15. Textiles del hogar y colchones 303
16. Guía para elegir los juguetes de vuestros hijos sin
    sentiros culpables 305
17. Los cosméticos 309
18. La ropa 313
19. El automóvil 315
20. Guía de la mujer embarazada 317